皇甫谧针灸

李志锋　著

皇甫谧

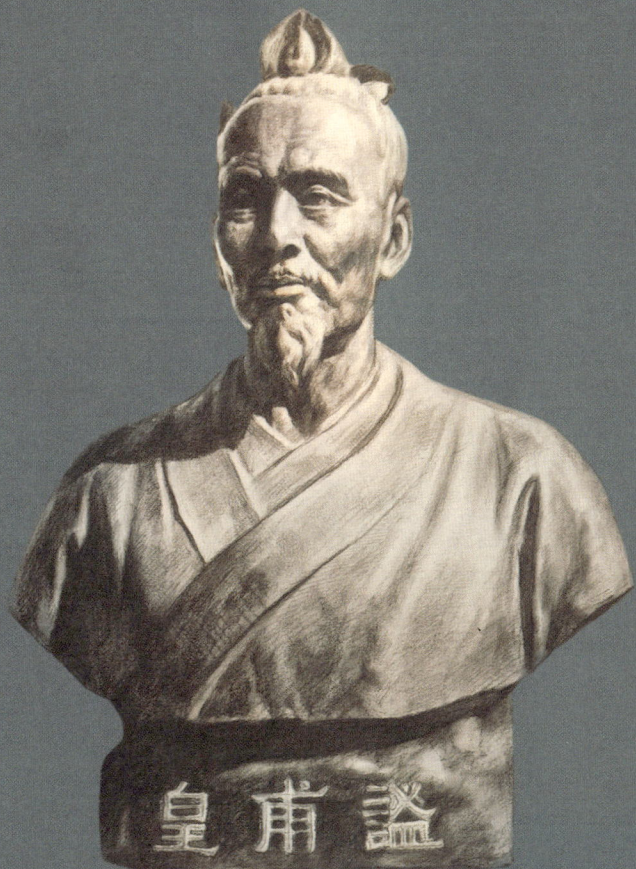

中国出版集团有限公司
China Publishing Group Co., Ltd.
现代出版社

图书在版编目（CIP）数据

皇甫谧针灸 / 李志锋著. -- 北京 ： 现代出版社，
2025. 6. -- ISBN 978-7-5231-1510-7

Ⅰ.R245-53

中国国家版本馆CIP数据核字第2025TE7499号

皇甫谧针灸
HUANGFUMI ZHENJIU

著　　者　　李志锋

责任编辑　　杨学庆
责任印制　　贾子珍
出版发行　　现代出版社
地　　址　　北京市安定门外安华里504号
邮政编码　　100011
电　　话　　(010) 64267325
传　　真　　(010) 64245264
网　　址　　www.1980xd.com
印　　刷　　北京荣泰印刷有限公司
开　　本　　880mm×1230mm　1/32
印　　张　　10
字　　数　　233千字
版　　次　　2025年6月第1版　2025年6月第1次印刷
书　　号　　ISBN 978-7-5231-1510-7
定　　价　　128.00元

2012年8月6—9日，为弘扬"中医针灸"文化遗产，推进中华文化大繁荣，缅怀和纪念现存第一本针灸专著《针灸甲乙经》作者皇甫谧先祖对针灸医学发展做出的巨大贡献。由中国针灸学会主办，甘肃中医学院、中国针灸学会针法灸法分会、中国针灸学会砭石与刮痧专业委员会、平凉市人民政府和灵台县人民政府承办"首届皇甫谧故里拜祖大典暨《针灸甲乙经》学术思想国际研讨会"在灵台县举行。来自中国、美国、法国、俄罗斯、挪威、日本、中国香港地区、中国台湾地区等国家和地区近600名专业代表参会。卫生部副部长、国家中医药管理局局长王国强提出"皇甫谧故里·针灸学源地"的历史定位，皇甫谧被誉为"世界针灸医学鼻祖"。以《针灸甲乙经》为基础的针灸学术思想自隋唐开始，千百年来，誉满华夏，传播海外。例如，杨上善《黄帝内经太素》、孙思邈《千金要方》、王焘《外台秘要》、王惟一《铜人腧穴针灸图经》、杨继洲《针灸大成》等对《甲乙经》均有辑录赞誉。公元5世纪，《甲乙经》传到日本、朝鲜等国，各国先后颁布法令以《针灸甲乙经》为标准医学教材。乃至历代针灸学大家，皆以《甲乙经》为准绳。时至今日，《甲乙经》依然是中医针灸学的范本与教材。

针灸流派，是指针灸医学在流传发展过程中，历代学者对其学术思想观点、技术经验乃至取得的成就等有所偏重，以及传承创新从而形成的派别。从针灸学专著中发展形成的针灸流派，博大精深。例如，浙江衢江以《针灸大成》为主的杨氏针灸学派逐步形成了"浙派中医"代表的中医针灸流派"杨继洲针灸"。2011年11月11日，杨继洲针灸（类别：传统医药，序号：444，编号：Ⅸ－5）入选第四批国家级非物质文化遗产名录。《四库全书总目提要》西方子《明堂灸经》记载："古法多针灸并称，或惟言针以该灸"之故。针灸流派的理论基础主要源自我国早期医学文献《黄帝内经》与现存最早针灸医学专著《针灸甲乙经》。

皇甫谧针灸是在《针灸甲乙经》学术思想基础上发展形成的中国古典针灸医学流派。其理论倡导"针刺本神、重视经脉辨证、突出针灸禁忌、讲求针艾并用、发挥针药并重"的理念。笔者私淑皇甫谧，师承郝定国，在郝定国研究皇甫谧针灸"五步骤""三要领"的基础上，结合对陈淑珍《甲乙经》脉学治则、郑魁山《甲乙经》针刺手法启示的思考及自身实践等针灸学术方面的总结，完成了皇甫谧针灸学术特点研究，具体内容为：五步骤（厘穴、开穴、守穴、解穴、闭穴）、三要领（针刺浅，取穴少，留针时间短）、三治则（常见病态脉象与针灸治则，阴阳盛衰脉象的针灸治则，经脉虚实针灸治则）、四要点（集中精神辨证，全神贯注进针，心手合一候气，体会虚实补泻）、手十二法（切、悬、走、刮、飞、捣、颤、留、抽、点、挑、烧）。

研究皇甫谧针灸，需要明辨《针灸甲乙经》是理论基础，皇甫谧针灸是实践应用。二者密不可分，又有传承创新。我们可以说《黄帝内经》之后针灸流派针灸学术理论研究出自皇甫谧《针灸甲乙经》。但是，不可说针灸流派学术研究出自皇甫谧针灸。

中国中医科学院针灸研究所首席研究员黄龙祥指出：《针灸甲乙经》是魏晋时期著名学者皇甫谧撰集的，该书不仅是《素问》《灵枢》最早传本，而且是《黄帝明堂经》唯一完整传本，对考察古代针灸腧穴的源头具有极高的文献价值。在此之前也有针灸著作，比如在马王堆发掘出土的十一脉灸经，那是关于经脉理论两部专门的针灸文献。历史上记载，老百姓特别熟悉的华佗，他也有针灸经，比华佗再早有曹氏针灸，专门讲灸法。皇甫谧《甲乙经》的特殊意义在于前面的针灸著作都是讲针灸的某一个方面，要么是理论的，要么是穴位的，要么是灸法的，要么是针法的。在他之前没有很系统的关于针灸学各个方面的综合性的既有理论又有实践的书，皇甫谧在前人的基础上构造了针灸学理论的框架和实践相结合的体系，他的《针灸甲乙经》可以称作针灸学第一部针灸经典。同时，中国中医科学院针灸研究所赵京生教授指出：针灸理论知识的初步系统化、结构化，由皇甫谧完成于《针灸甲乙经》。皇甫谧将《素问》《九卷》（《灵枢》）及腧穴经典专著《明堂经》的内容首次按类别范围重新整理编排，以卷篇划分、章节标题和先后顺序的方式，使之条理化和结构化，从而系统呈现针灸医学认识。他在序言中对此有清楚说明，并指明分类对认识事理的意义："撰集三部，使事类相从，删其浮辞，除其重复，论其要，至为十二卷。《周易》曰：'观其所聚，而天地之情事见矣。'况物理乎。事类相从，聚之义也。"皇甫谧所做工作的意义，不仅在《针灸甲乙经》首开类编《黄帝内经》的先河，更重要的是在针灸理论建设进程中为针灸知识系统化奠定了开端。全书内容，划分为基础理论（阴阳、脏腑、气血、津液等）、经络、腧穴、诊察、刺法、发病、证治（外感、内伤、妇科、儿科）等范围。而且，皇甫谧处理针灸理论的经典内容与后出内容的关系和方法，也较为成功，类似的融合后世罕见，对针灸理论体系的现代建设中如何吸收新发展内容有一定借鉴价值。同时，《针灸甲乙经》创立的针灸理论知识的范畴与结构关系的体系，学术影响广泛而深远，在历史上国内外都曾作为官方教材。

通过研究中国中医科学院针灸研究所黄龙祥、赵京生等教授

《针灸甲乙经》学术专著以及学习《针灸古典聚珍》等医学经典，笔者粗浅地认为：皇甫谧针灸是在《针灸甲乙经》学术思想基础上发展形成的中国古典针灸医学流派，是根植于灵台地区、由历代医家私淑皇甫谧传承弘扬《针灸甲乙经》精髓的重要体现，是中医领域具有重要历史渊源和鲜明地域特色的针灸流派之一，是"陇派中医"首批非遗传统医药项目的文化瑰宝和人类非遗"中医针灸"不可或缺的组成部分。

本书辑录笔者发表在学术期刊上知网收录的学术论文，由"皇甫谧文化"与"皇甫谧针灸"及"附录"三部分组成。详细解答了皇甫谧文化与皇甫谧针灸研究中的疑难重点，彰显了皇甫谧针灸学术体系的研究特点。

在此，致敬皇甫谧先师！感谢为皇甫谧文化发展作出贡献的老师们！

李志锋

2009 年 8 月　灵台　起稿
2025 年 1 月　北京　成书
Email：454817198@qq.com

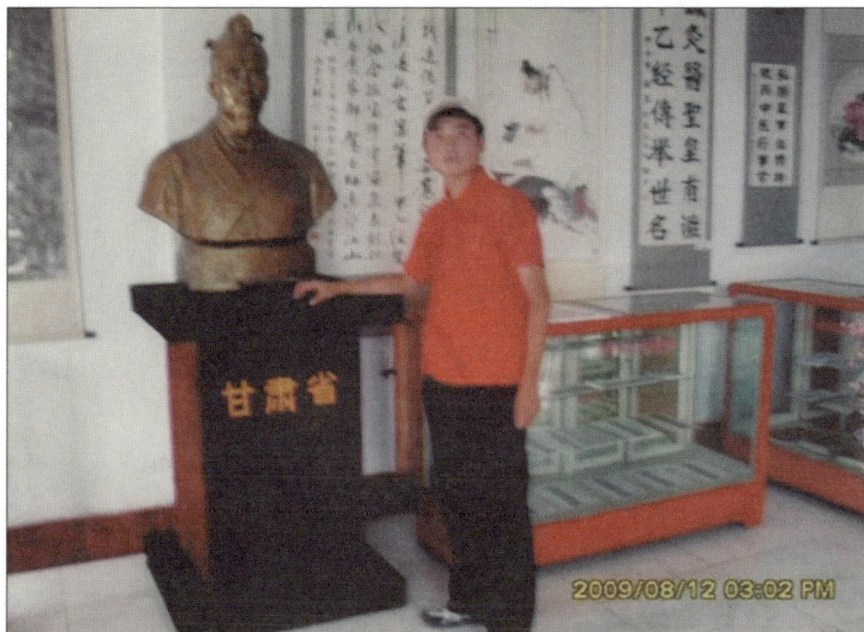

2009年8月12日，李志锋在灵台县皇甫谧文化交流协会留念

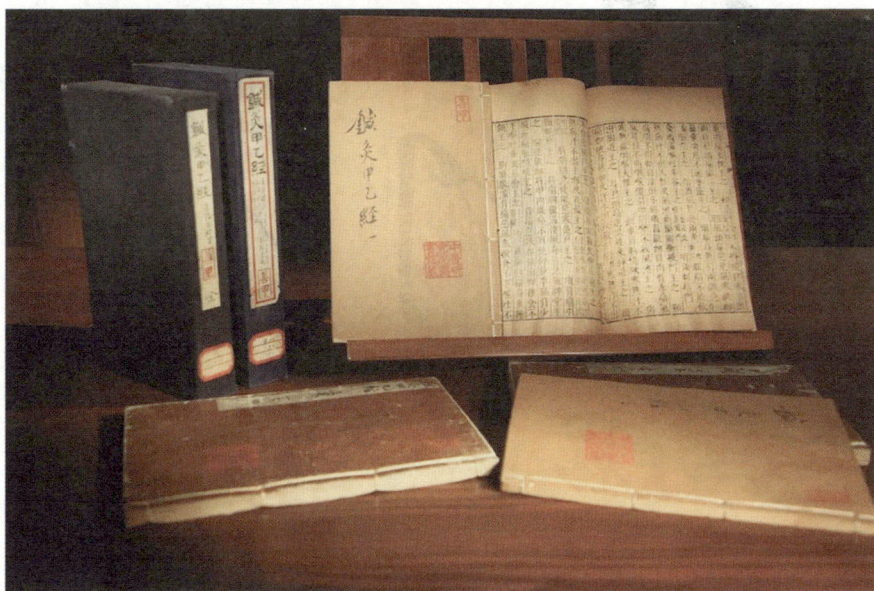

2024年12月16日，《中国中医药报》刊载《针灸甲乙经》书影

月照无私地
清意二门

李夫锋句
壬寅秋月秀之

目　录

第一部分　皇甫谧文化

第二部分　皇甫谧针灸

第三部分　附　录

皇甫谧文化

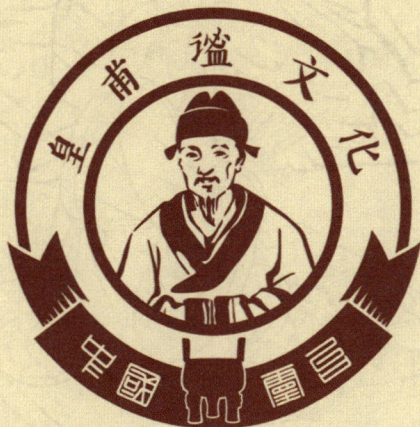

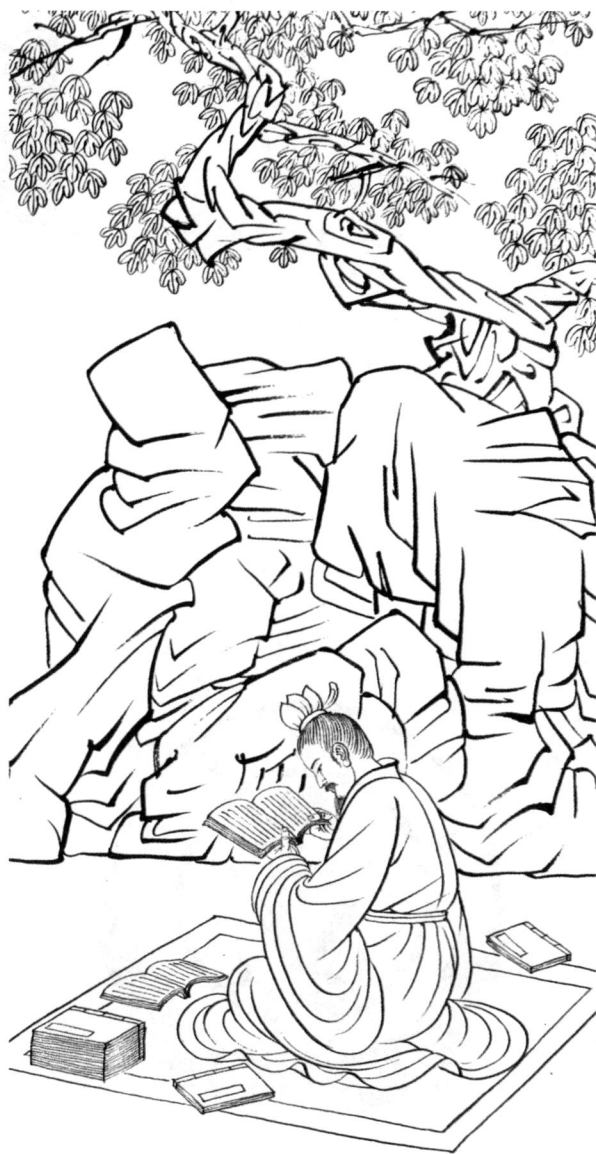

段兼善《皇甫谧读书图》

商周密城与百里洞山大鼎族徽考

李志锋

（甘肃玄晏针灸甲乙经研究有限公司 甘肃省平凉市 744400）

DOI：10.19897/j.cnki.scytz.2025.04.057

【摘要】1972 年，在商周时期密须国、密国属地的古都密城甘肃省灵台县百里公社古城大队洞山北坡西周墓考古出土了一尊大鼎，腹内有"铭文"。笔者研究认为此"铭文"是比甲骨文更早的族徽。本文从密须国与密国的关系以及文王伐密与恭王灭密的性质论述洞山大鼎上的族徽是殷商末期周文王"灵台祭天"与西周初期"分封密国"的历史见证。

【关键词】密须国；密国；洞山大鼎；族徽；毕国；甘肃灵台

一、洞山大鼎上的历史密码

灵台，古属禹贡雍州。依渭滨而连三秦，靠陇上而牵塞北，为关陇要冲。早在远古时期，就有先民在此繁衍生息。商周时期，黄帝后裔建姞姓密须国、密国。秦汉时依境置县。隋大业元年（605），以文王伐密所筑"灵台"名县，沿袭至今。

洞山大鼎出土于今灵台县百里镇洞山北坡，这里是密须国、密国的所在地。洞山大鼎上承载着密须国与密国的历史密码，也见证了古都密城的风雨沧桑。

1. 密须国与密国的关系

密须国与密国的由来，首先考究姞姓密须与姬周密国的姓氏区别。根据《国语·卷十·晋语四》"黄帝之子二十五人"记载：姞姓密须与姬周同出黄帝一脉，姞姓密须应该是姞姓繁衍西迁至今甘肃灵台境内的一个分支。周人早期居住在今天陕甘交界的泾渭流域，今陕西省长武县的先周碾子坡遗址与今甘肃省灵台县的密城遗址流域范围接壤[1]。（图1—1）

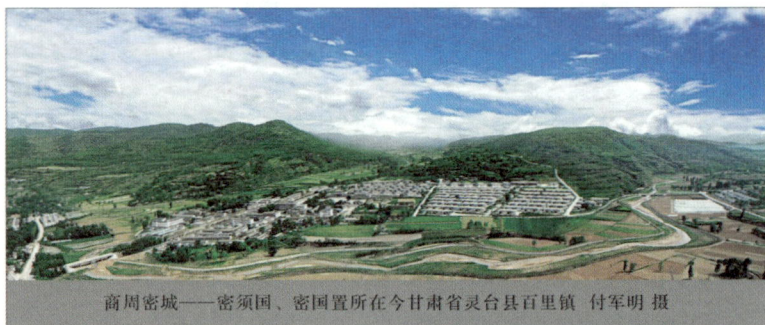

商周密城——密须国、密国置所在今甘肃省灵台县百里镇 付军明 摄

图1—1

关于密须国的史料记载凤毛麟角，根据《史记集解》《后汉书·郡国》《重修灵台县志》等史料，密须国、密国置所在今甘肃省灵台县百里镇。

"密"字记载首见于1977年陕西岐山凤雏村出土的甲骨（H11：80）："王其往密山异"和（H31：5）："密旬城"。岐山甲骨文中所记载的"王其往密山异"综合史学资料，只有岐山周文王伐灭灵台密须国符合此说明。《说文》释"密"谓："山如堂者，从山宓声"，而此处的堂即有"正堂"之意。在今天的百里镇能当为密须"正堂"的靠山只有与洞山相望的吴家山，今人称之为"密山"。

"须"字记载首见于约在公元前 14 世纪至公元前 11 世纪殷商时期的甲骨文。其字形由"页"和"彡"两部分组成，其中"页"表示与人的头部颜面相关，"彡"则象形地描绘了胡须的形状，同时也表示水系地域水草丰美。

密须氏何时立国，至今还没有足够的文献资料证明。从密城遗址以及洞山之北发现的仰韶、早周文化遗存可以推断密须氏很有可能在立国之前作为一个部落聚居在密山之下。因此，"密须"之名可解释为：黄帝姞姓西迁在水草丰美的密山下生活的氏族部落族群[2]。

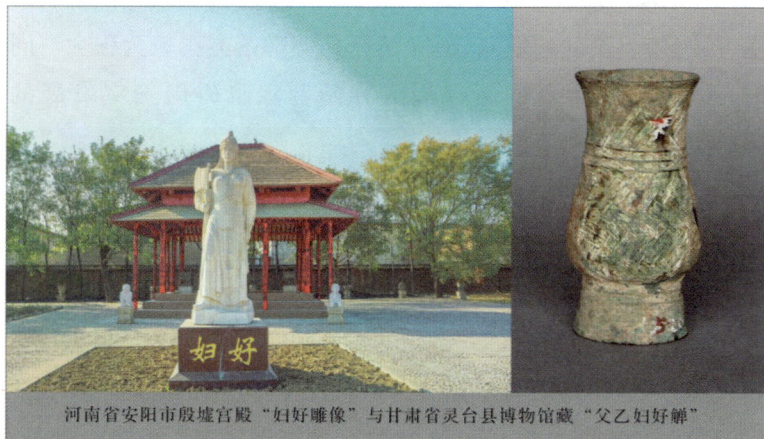

河南省安阳市殷墟宫殿"妇好雕像"与甘肃省灵台县博物馆藏"父乙妇好觯"

图 1—2

武丁时期，殷商势力随着妇好的征战极有可能达到泾水之北。这时泾河流域一带各部族、方国间的斗争开始激烈起来，戎狄与商、殷商与周人、周人与戎狄间的军事斗争时有发生。密须氏在此期间受到攻击较少，乘机发展力量逐渐立国，成为殷商王朝的邦国。1934 年，灵台县出土的"父乙妇好觯"可以佐证这

一学术观点。（图1—2）

《汉书·地理志》《诗经》《读史方舆纪要》等资料记载，姞姓"密须"作为商朝的邦国之一，在文王扩充势力的过程中伐灭。西周建立后又以此国"密"之名封同姓为"密国"，其辖域仍延续姞姓"密须"流域。

2. 文王伐密与恭王灭密的性质研究

（1）文王伐密与灵台祭天

商朝武丁时期，密须氏建国。周人迁岐至周文王时期，密须国比泾水流域的共、阮（泾川），黄、芮（崇信），卢（华亭），虞（陇县），奚（崆峒），彭（镇原）等部落方国较为强大。同时，以周文王为首的新兴周人开始剪除阻碍周王室发展的障碍[3-4]。

《诗经·大雅·皇矣》《尚书大传》《帝王世纪》《今本竹书纪年疏证》等资料对周文王剪除阻碍伐灭密须的战役均有记载。皇甫谧《帝王世纪》对文王伐密的记载，揭示了文王伐密的真实缘由：周文王借密人"侵阮徂共"，以"逆顺"为借口，伐灭密须国。文王伐密，稳固后方，是周人向东扩展的必然选择[5]。

周文王受命三年（约前1057）伐灭密须国。伐密取胜后，在班师回西岐的路上，途经今灵台县城荆山之麓时，举行了盛大的"灵台祭天"仪式。

周文王通过灵台祭天，第一，向天下宣告自己的正统地位，展示周族的强大实力和正义性。他打破了商朝只有天子才能祭天的规定，以此向诸侯展示自己的权威和决心，争取诸侯的支持和归顺。第二，展示了周军的胜利，震慑了其他诸侯国，为后续的伐商行动奠定了基础。第三，进一步传播周人的德化思想，争取民心，为周朝的建立和发展奠定了文化基础。第四，灵台祭天标志着周文王对商朝的挑战和反抗。这一事件不仅展示了周文王的军事和政治才能，也为后来的武王伐纣奠定了政治基础。因此，文王伐密之战是商周政权更替的争夺战。（图1—3）

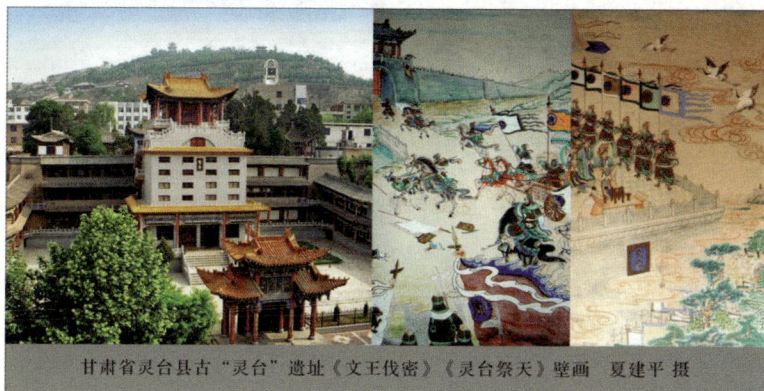

甘肃省灵台县古"灵台"遗址《文王伐密》《灵台祭天》壁画　夏建平　摄

图1—3

（2）鬼方之战与恭王灭密

《左传》篇目：《定公四年》曰："分唐叔以大路、密须之鼓，阙巩（之甲）、沽洗（之钟）；怀姓九宗，职官五正。命以《唐诰》，而封于夏墟，启以夏政，疆以戎索。"《昭公十五年》曰："密须之鼓，与其大路，文所以大蒐也。阙巩之甲，武所以克商也。"《昭公二十八年》曰："兄弟之国十有五人，姬姓之国者四十人"。（图1—4）

公元前1046年，牧野之战，周武王克商，建立周朝。为了巩固周王室的统治，加强对边防地区鬼方等蛮族的控制，周王室在密须故地封同姓诸侯设立"密国"。周初的密国，是姬姓封国之一，也可称之为"姬周密国"。关于密国如何被周王室管理，

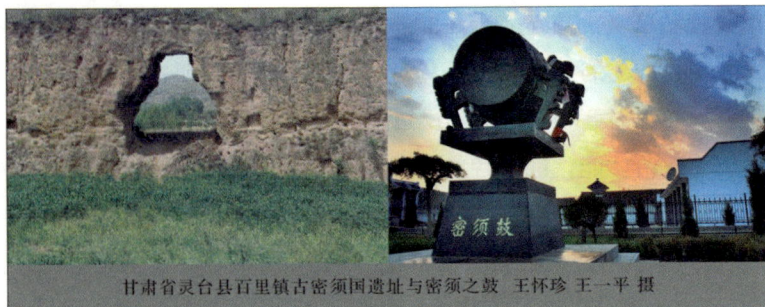

甘肃省灵台县百里镇古密须国遗址与密须之鼓 王怀珍 王一平 摄

图1—4

史料中没有相关记载。

1967年9月，甘肃省博物馆在灵台县西屯公社白草坡大队连续发现9座西周墓，墓葬年代为周康王至周穆王时期。其中，出土于2号墓的"人头銎戟"格外引人注目。此戟刺锋呈人头形，人头颈部为一椭圆形銎，人像浓眉深目、披发蜷须、高耳巨鼻、吻部突出、腮部有线条粗深的唇形纹饰。从外貌上判读此人像不是华夏族，而很有可能是在此地与西周有长期战争的游牧民族，符合此条件的只有"鬼方"。

据毛天哲考证，周王室为了消除边患，周康王命盂率领大军进攻鬼方，鬼方大败。经过两次大规模作战，周军斩杀鬼方4800多人，俘获4名首领及部下1.3万多人，还缴获了很多车马和大量牛羊。清道光初年，陕西岐山县礼村出土的西周小盂鼎铭文记载了周康王命盂伐鬼方之战。铭文曰："王命盂以□□伐鬼方，□□□馘□，执酋三人，获馘四千八百又十二馘，俘人万三千八十一人，俘马□□匹，俘车卅辆，俘牛三百五十五牛，羊卅八羊"。有学者推测，第一次战役，周人将鬼方驱逐至远离镐京与密国接壤的汧陇和岐周以西一带，周王朝西北边境暂时获得安宁。第二次战役，周人攻破鬼方都城。随后，败亡的鬼方远遁、隐匿、迁徙，逐步消失在华夏历史的长河中。据《毛氏西周断代年表》记载，小盂鼎铭文有完整历日"八月既望甲申"即公元前984年7月13日（July 13th, 984 BC），周康王二十四年（小盂鼎铸于周康王二十五年）[6-7]。（图1—5）

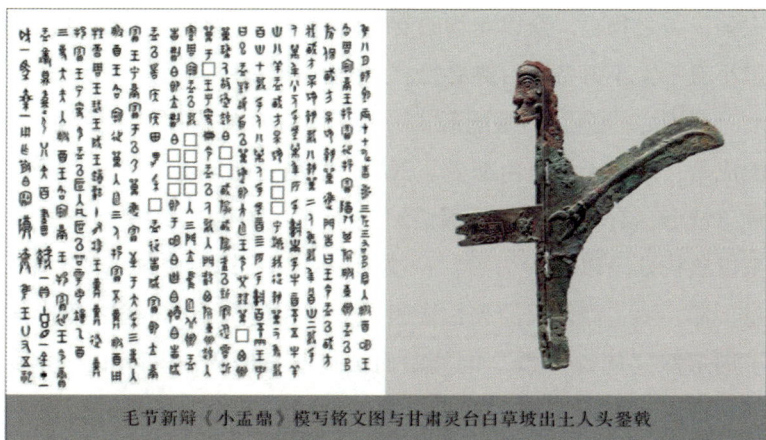

毛节新辨《小盂鼎》模写铭文图与甘肃灵台白草坡出土人头銎戟

图1—5

甘肃灵台白草坡"人头銎戟"的出土说明当时密国对周王室而言，具有相当重要的军事防御性质与政治地位，受到周王室的高度关注。西周在周康王的领导下，出现了"成康之治"繁荣时期。周昭王时期，周王室开始四处扩张。周穆王时期，两征犬戎、西征昆仑、东征徐国。周恭王时期，西周的国力不断下降，统治基础开始动摇，周恭王开始裁撤军队、伐灭密国、基本上不再进行分封，以此来维持周王室的领地。

密国灭亡的传世资料具体记载见于左丘明《国语》卷一《周语》上篇《密康公母论小丑备物终必亡》。此后司马迁《史记》、皇甫谧《列女传》等文献资料多以传录。《国语》中《密康公母论小丑备物终必亡》直指周恭王灭密国之事是密康公纳三彩，大约时间为周恭王元年（前922），周穆王驾崩。

《密康公母论小丑备物终必亡》原文记载：恭王游于泾上，密康公从，有三女奔之。其母曰："必致之于王。夫兽三为群，人三为众，女三为粲。王田不取群，公行下众，王御不参一族。夫粲，美之物也。众以美物归女，而何德以堪之？王犹不堪，况尔小丑乎？小丑备物，终必亡。"康公不献。一年，王灭密。

西周之"奔"乃婚配形式一种，所谓"奔"乃"不由媒氏"的成婚，即今天的自由恋爱。密康公之母的劝诫也不涉及亡国等危急情形，有学者根据《国语》卷十五《周语》篇《富辰谏襄王以狄伐郑及以狄女为后》一文研究指出：鄫、密须、郐、聃、息、邓、罗、卢等国的灭亡皆因"同姓相娶"，认为密康公违背了周王室"同姓不婚"的礼制而被周恭王所灭。实际上，密须国与密国是两个不同的概念。关于"同姓不婚"的周礼，由于史料残缺，此观点仍无法定论。因此，可以推断，周恭王灭密国的根本目的是加强周王室的集权统治[8-9]。

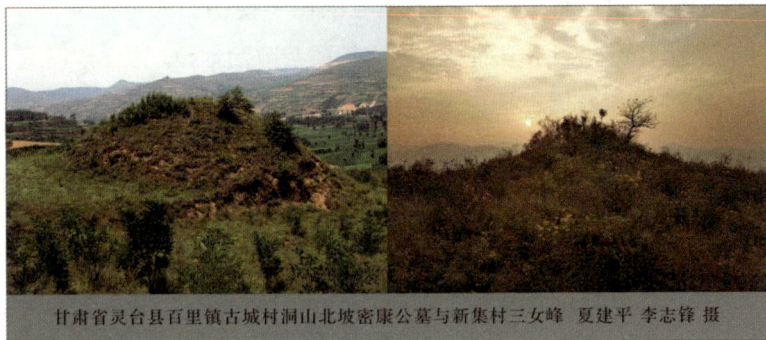

甘肃省灵台县百里镇古城村洞山北坡密康公墓与新集村三女峰 夏建平 李志锋 摄

图 1—6

密国灭亡后，从今天的甘肃省灵台县百里镇迁都到今河南省新密市大隗镇。春秋时，密国被郑国所灭，成为郑的附庸，最终消失在历史长河中。密国的灭亡，毁灭了周王室在西北的屏障，戎狄外患日益严重，为西周灭亡埋下了祸根。

迄今商周密城所在地甘肃省灵台县百里镇还留有"烂牛湾、密康公墓、三女峰"等历史遗存以及"三女殉国""白马化湖"的历史传说。（图1—6）

二、洞山大鼎上的族徽考证

鼎在商周时期是重要的礼器，最初用于烹煮食物，但后来鼎被赋予了神圣至高的象征意义，成为王者之器的代表。同时，也成为国家权力和文化传统的象征。

1972年，灵台县百里公社古城大队洞山北坡西周墓出土了迄今甘肃省最大的铜鼎——洞山大鼎，现藏于甘肃省博物馆。学界多以"西周青铜大圆鼎"命名，简称"灵台西周鼎"。此鼎通高60厘米，口径45.7厘米。青铜质，敛口，折平沿，方唇，对立耳，深弧腹，圜底，三柱足上空通腹。上腹部饰六组饕餮纹，间以扉棱，足上部饰兽面纹、弦纹及扉棱。腹内有"铭文"，笔者与甘肃金石篆刻研究院研究员王大鹏及几位师友一致判断此"铭文"应该是一种图腾，极有可能是比甲骨文更早的"族徽"。百里洞山大鼎上此"铭文"的甲骨文左右为"廾"（供），中间为"周"，底部为"工"也作"壬"来讲，五行属水，为孕育万物之意。当然，商朝时的"工"与"壬"都有二生一的讲义。周人起源于有邰氏，亦可释为：周为天子，众所供之，孕育万物，源远流长。（图1—7）

3000多年前，在灵台大地上，让周人供奉天地而民众仰望的事情，众所周知，唯有"灵台祭天"。考古学界认为，甲骨文

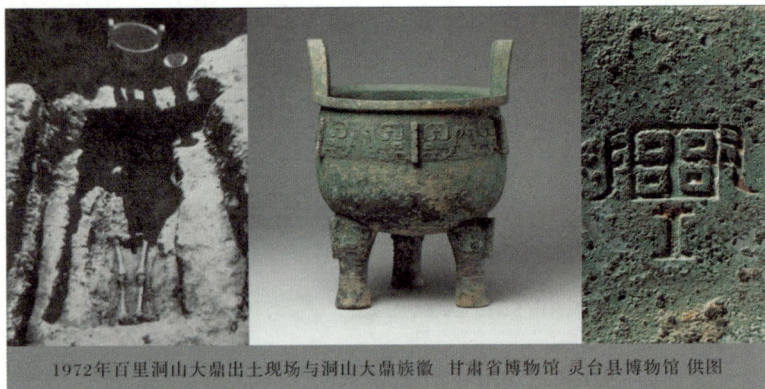

1972年百里洞山大鼎出土现场与洞山大鼎族徽 甘肃省博物馆 灵台县博物馆 供图

图 1—7

不是中国最古老的文字。在商代中期，有一种刻在铜器上的文字叫"族徽"，它是比甲骨文更早的古文字。族徽，是象征着本家族的特殊标志。西周前期，青铜器和少数其他器物上常见的族氏铭文有象征着本家族的特殊标志，其族氏常写得比较象形，因而被称作"族徽"。百里洞山大鼎上的"铭文"是三个甲骨文的组合，这样的组合查遍甲骨文字典以及青铜时代的考古资料，找不到蛛丝马迹，比较接近真相的就是"族徽"。

百里洞山大鼎上的"族徽"，需从密须国与周人的关系说起。郭沫若先生认为，族徽"也就是族名或者国名"，它与家族的称号"氏"有着密切关系。密须与周人同属黄帝后裔，周人源自姬姓，密须源于姞姓，同属黄帝册封的十二姓氏之一，同出一脉。商代末期，地处边陲的密须国称霸一方，一心想要对外扩张，来抑制东面迅速发展的周国。《诗经》与《尚书大传》《帝王世纪》《资治通鉴外纪》等史料均有记载。文王三年，周文王伐灭密须国之后进行了声势浩大的"灵台祭天"，以此拉开了征讨商纣的战争序幕。《大雅·灵台》记载："经始灵台，经之营

之。庶民攻之，不日成之。经始勿亟，庶民子来。"讲述了文王
伐密祭天筑灵台的盛况，而百里洞山大鼎上的"族徽"是对
《诗经》记载这一历史事件的有力佐证。

笔者研究认为，"畀父庚彝""畀父癸斝"上的铭文上半部
分与洞山大鼎上的"供周"铭文相同，只有下半部分不同。可
以推测"畀父庚彝""畀父癸斝"下半部分铭文很有可能出自西
周分封诸侯国的图腾[11]。（图1—8）

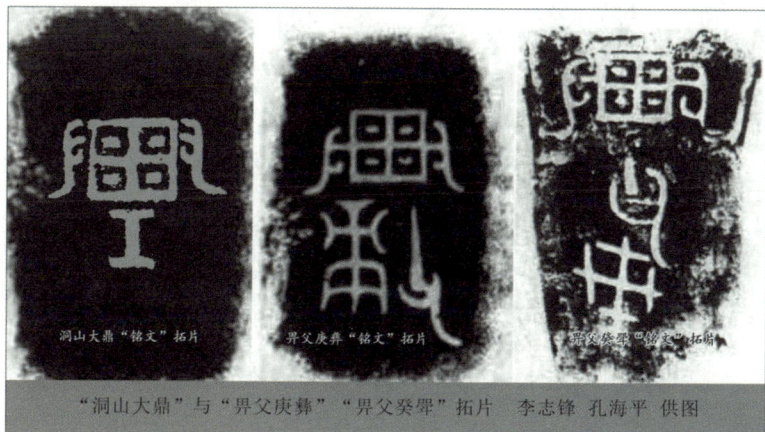

洞山大鼎"铭文"拓片　　畀父庚彝"铭文"拓片　　畀父癸斝"铭文"拓片

"洞山大鼎"与"畀父庚彝""畀父癸斝"拓片　李志锋　孔海平　供图

图 1—8

百里洞山大鼎上"族徽"通俗易懂地可以解释为：列位臣
工仰望周人拱手祭天。故而，此"族徽"为："下位工，中为
周，左右为卄"。在灵台大地上，只有"灵台祭天"诠释此解。
文王伐灭密须国后，其子武王克商建立西周，在密须故地分封密
国，周人在一尊大鼎上篆刻"族徽"，以此来彰显王权至上并激
励镇守边陲密境的主将[10]。

当然，学界对百里洞山大鼎上的"铭文"观点不一。例如，
灵台县文史研究员孔海平先生《解开灵台洞山西周鼎神秘面纱》

一文提出："有学者认为洞山大鼎上的'铭文'为'共工'二字，其上甲骨文'共'字像双手捧着一件物品，表示供奉之意。同时，学界现有'畀壬''周壬''共工'等论述。另外，洞山大鼎上的'铭文'非洞山大鼎所独有，'畀父庚彝''畀父癸斝'仍有此图腾，'灵台祭天'族徽说并不具有排他唯一性。"

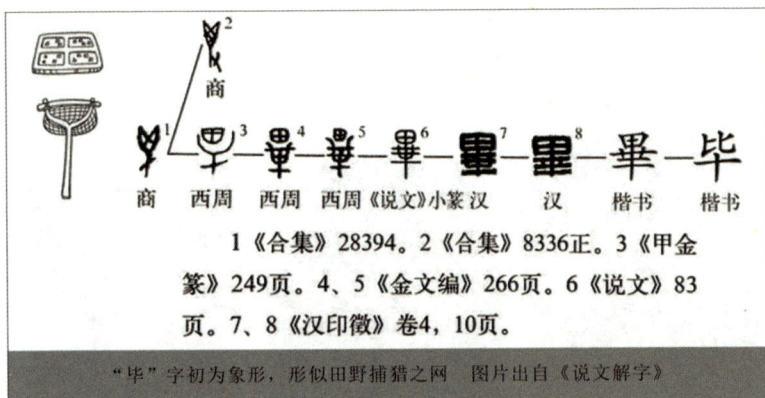

"毕"字初为象形，形似田野捕猎之网　图片出自《说文解字》

图1—9

　　据杜预注《左传正义》、何光岳等学者研究，谢、章、薛、舒、吕、祝、终、泉、毕、过，此十国皆任姓也。商朝时期，商朝嫡系子姓毕国（今陕西省咸阳北毕原）一度强盛，最早是任姓。商末时，为了阻碍岐山周人兴起，商王令毕国监督周人。后来，毕国被周文王所灭。《史记·魏世家》载："武王伐纣，而高封于毕，于是毕姓。"周武王灭商建周后封十五弟姬高于商王武丁之子子毕的故地毕原[12]。而"畀父庚彝""畀父癸斝"上的"畀"通"毕"。甲骨文"畀"释义："禽"的变形，用网具捕鸟。"田"即"畀"的简写，释义：有脚架的透气竹篾垫圈，表示用漏孔的竹罩捕鸟。需要说明的是洞山大鼎"族徽"元素与密须国共存的方国"共"很容易混淆，应当明辨[13]。故而，洞山大鼎"供周"元素下的"工"与畀父庚彝、畀父癸斝二者"供周"元素下的"畀"代表着周王室分封的诸侯国形态[14]。（图1—9、1—10）

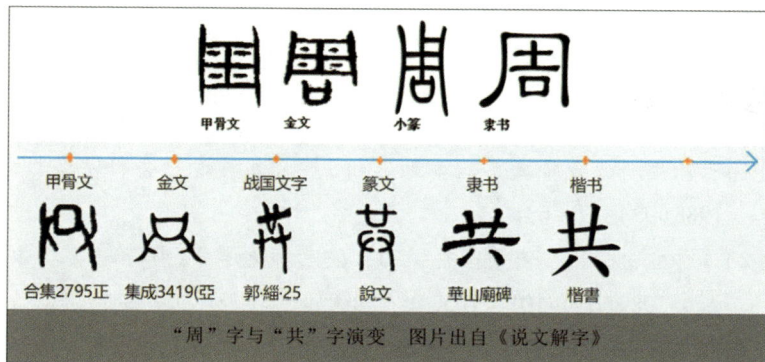

图 1—10

结　论

"姞姓"密须国是殷商时期与"姬周"同出黄帝一脉的商属部落方国，具有相对的独立性，殷商末期威胁到周王室伐商计划而被周文王以密人"侵阮徂共"的借口所灭。同时，文王灭密之战完成了周人震慑西北边陲方国归顺的政治事件"灵台祭天"。

"姬周"密国是西周王室分封的同姓诸侯国，受周王室直接管控。因周恭王时期，西周国力衰退，周王室集权以"密康公纳三彩"为由灭掉密国。

"洞山大鼎"是西周王室对密境实施管控的国家权力象征之物，而大鼎上的"族徽"等同于当今的公章。洞山大鼎与畀父庚彝、畀父癸斝"铭文"上的"供周"元素一脉相承西周分封诸侯国的"族徽"元素。同时，也体现了周王室集权的代表。

周文王作为周王朝的开国君主，周王室以"灵台祭天"的场景形成"族徽"，然后分封诸侯国"族徽"上不变的"供周"元素，从而彪炳周文王的丰功伟绩与周王室的政治地位。

参考文献：

[1]王泽生.析"黄帝之子二十五人"[J].怀化师专社会科学学报.1988(02):57~63.

[2]李仲立,刘得祯.密须国初探[J].陕西师大学报(哲学社会科学版).1989(04):101~105.

[3]杨东晨.周文王征伐的"五国"史探微[J].铁道师院学报.1994(01):27~32+71.

[4]秦玉龙.3000年前平凉境内的十个方国[N].平凉日报.2022-02-13.

[5]皇甫谧,徐宗元.帝王世纪辑注[M].北京:中华书局,1964.

[6]初仕宾.甘肃灵台白草坡西周墓[J].考古学报.1977(02):99~130+199~214.

[7]曹大志.补论周代的单——兼谈小盂鼎记载的征服战争[J].海岱考古.2024(01):150~156.

[8]牛政威.西周密国灭亡史事探微——以《国语》注疏辩正为中心[J].档案.2023(12):40~46.

[9]夏德靠.恭王灭密原因之推测[J].黔西南民族师范高等专科学校学报.2006(01):12~17+33.

[10]李志锋.百里洞山大鼎上的祭天族徽[N].平凉日报.2024-03-17.

[11]王长丰.殷周金文族徽综合研究[J].黄河文明与可持续发展.2021(01):146~193.

[12] 何光岳.毕国的来源和迁徙[J].求索.1997(05):4.

[13] 许慎,吴苏仪.图解说文解字[M].陕西:陕西师范大学出版社.2011.

[14] 黄端胜.西周金文族徽研究现状[J].佳木斯大学社会科学学报.2022,40(03):149～153.

文献来源：

李志锋.商周密城与百里洞山大鼎族徽考[J].收藏与投资.2025(4):62～67.

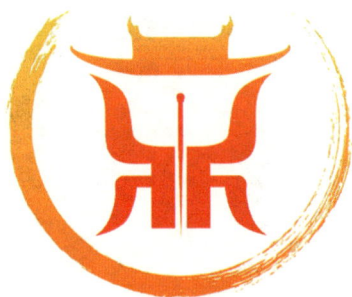

灵台文化

世界历史文化名人皇甫谧研究

李志锋

（甘肃玄晏针灸甲乙经研究有限公司　甘肃　平凉　744400）

DOI：10.20133/j.cnki.CN42-1932/G1.2024.27.005

【摘要】皇甫谧作为中医针灸学之祖，其撰集的我国现存最早的第一本针灸医学专著《针灸甲乙经》，其学术思想体现是根植于灵台地区、由历代医家私淑皇甫谧传承弘扬《针灸甲乙经》学术思想基础上发展形成的皇甫谧针灸流派。本文从《针灸甲乙经》与人类非遗"中医针灸"、国家非遗"针灸"、甘肃非遗"皇甫谧针灸"的关系研究，以及皇甫谧遗著对社会的贡献等方面来论述皇甫谧被誉为"中医针灸学之祖""世界历史文化名人"的缘由。

【关键词】皇甫谧；中医针灸学之祖；世界历史文化名人；皇甫谧针灸；皇甫谧遗著；非物质文化遗产

【中图分类号】K826.2　　【文献标识码】A

【文章编号】2097-2261〔2024〕27-0020-04

《晋书》[1]卷五十一列传第二十一《皇甫谧传》记载：皇甫谧，字士安，幼名静，安定朝那[2]人（今甘肃灵台），汉太尉嵩之曾孙也。出后叔父，徙居新安[3]（今河南义马）。

皇甫谧是我国魏晋时期著名的医学家、文学家、史学家、哲学家，享有"世界针灸鼻祖"的赞誉，是我国古代历史上唯一与孔子齐名于世界文化史的历史人物[4]。

一、从《针灸甲乙经》与针灸非遗论述皇甫谧是世界历史文化名人

《针灸甲乙经》（简称《甲乙经》）[5]是皇甫谧撰集的我国现存最早、"最全"、"最准"[6]的第一本针灸医学专著。562 年，吴人知聪携《明堂图》《甲乙经》及其他医药书一百六十多卷到日本。692 年，新罗从中国引入了《脉经》《甲乙经》等一批医书。701 年，日本律法《大宝律令》规定《黄帝明堂经》《针灸甲乙经》为学习医学的标准教材。公元 1136 年，高丽王国（朝鲜半岛）颁布法令《针灸甲乙经》为标准医学教材[7]。唐代孙思邈[8]《千金要方》、王焘[9]《外台秘要》，清代纪昀[10]《四库全书提要》对《针灸甲乙经》均有极高赞誉。《针灸甲乙经》首次系统构建了针灸学术框架体系[11]，北宋林亿在校注《甲乙经》序言中云："晋·皇甫谧博综典籍百家之言，沉静寡欲，有高尚之志。……取黄帝《素问》《针经》《明堂》三部之书，撰为《针灸经》十二卷，历古儒者之不能及也。"

2006 年 5 月 20 日，"针灸"列入第一批国家级非物质文化遗产名录。

2010 年 11 月 16 日，"中医针灸"被联合国教科文组织列入人类非物质文化遗产代表作名录。

2012 年 4 月 5 日，为弘扬"中医针灸"文化遗产，推进中华文化大繁荣，缅怀和纪念现存第一本针灸学专著《甲乙经》作者皇甫谧先祖对针灸医学发展做出的巨大贡献，中国针灸学会在国家中医药管理局举行"祭拜针灸先祖，弘扬中华文化——首届皇甫谧故里拜祖大典新闻通气会"。8 月 6—9 日，为弘扬"中医针灸"文化遗产，推进中华文化大繁荣，缅怀和纪念现存第一

本针灸学专著《甲乙经》作者皇甫谧先祖对针灸医学发展做出的巨大贡献，中国针灸学会在甘肃灵台主办了"首届皇甫谧故里拜祖大典暨《针灸甲乙经》学术思想国际研讨会"[12]。（图1—11）

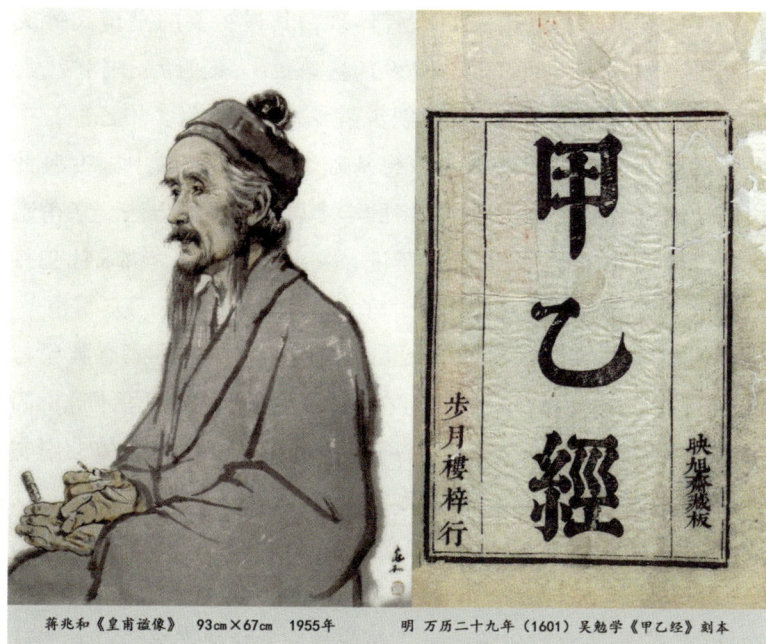

蒋兆和《皇甫谧像》　93cm×67cm　1955年　　明 万历二十九年（1601）吴勉学《甲乙经》刻本

图1—11

二、从《针灸甲乙经》与皇甫谧针灸论述皇甫谧是世界历史文化名人

我国现知最早古典针灸腧穴专著《黄帝明堂经》[13]首见于《针灸甲乙经》。《黄帝明堂经》[14]（简称《明堂经》）撰人不详，原书已佚，后辑录于皇甫谧《针灸甲乙经》及杨上善《黄帝内经明堂》。杨上善引《针灸甲乙经》所注《黄帝内经明堂》原本

已经全部亡佚，仅有日本尊经阁文库古钞本[15]《黄帝内经明堂》序文及卷一肺经部分，日本仁和寺两卷《黄帝内经明堂》[16]手钞本残卷注本。

皇甫谧针灸是根植于灵台地区、由历代医家私淑皇甫谧传承弘扬《针灸甲乙经》精髓的重要体现，其最主要的皇甫氏针灸始见于曹魏甘露年间（256—259）皇甫谧编纂黄帝三书（《素问》《灵枢》《黄帝明堂经》）创新拓展集成的《针灸甲乙经》。

在《针灸甲乙经》学术思想基础上发展形成的中国古典针灸医学流派皇甫谧针灸有其独特的学术思想和操作方法。皇甫谧针灸倡导针刺本神、重视经脉辨证、突出针灸禁忌，讲求针艾并用。以"五步骤（厘穴、开穴、守穴、解穴、闭穴）、三要领[17]（针刺浅，取穴少，留针时间短）、三治则[18]（常见病态脉象与针灸治则，阴阳盛衰脉象的针灸治则，经脉虚实针灸治则）、四要点（集中精神辨证，全神贯注进针，心手合一候气，体会虚实补泻）、手十二法（切、悬、走、刮、飞、捣、颤、留、抽、点、挑、烧）"在针灸界形成了一门独特的针灸疗法。具有方法简单、安全性高、效果确凿等临床特点。2006年9月30日，"皇甫谧针灸"[19]列入甘肃省第一批省级非物质文化遗产名录，并确认两位代表性传承人分别是：孙宏绪、郝定国[20]。

三、从皇甫谧对社会贡献论述皇甫谧是世界历史文化名人

通过对《皇甫谧集：卅四卷》[21]《针灸甲乙经》及《东洋医学善本丛书》等国内外皇甫谧资料的研究，从皇甫谧对皇甫谧遗著对社会的贡献论述皇甫谧是世界历史文化名人。

皇甫谧是中医针灸腧穴学的建立者。皇甫谧在归纳整理前人

腧穴理论的基础上，删繁就简，充实与完善，形成了其独有的经络腧穴理论体系[22]。而且皇甫谧还是中医古典针灸体系的完成者。针灸理论体系的形成分为古今两部分，皇甫谧《针灸甲乙经》与现今高校统编教材《针灸学》为主要代表[23]。皇甫谧也是规范针刺深度安全的先行者。其所著的《针灸甲乙经》中有关针刺禁忌的论述分别从四时节气、机能状态、针刺深浅以及针刺部位等四个方面进行了归纳总结。为现代针灸临床提供了可资借鉴的理论指导，以保证针灸的安全操作[24]。可以说，皇甫谧还是针灸临床确立留针时间的实践者。在其所著的《针灸甲乙经》中，对禁刺、禁灸以及误刺误灸所带来的不良后果，针刺深度，留针时间，艾灸壮数等方面做了丰富而又翔实的实践论述[25]。

皇甫谧还是首创化脓灸法的提出者。化脓灸最早见于《针灸甲乙经》，即"欲令灸发者，灸履偏熨之，三日即发"[26]。皇甫谧是完善针灸禁忌的倡导者。《针灸甲乙经》涉及针灸内容广泛，对针灸禁忌内容有大量记载，保障了针灸的安全、有效，为后世针灸事业的发展做出了突出贡献[27]。而且皇甫谧还是针灸孔穴名称标准化的统一者。他的《针灸甲乙经》问世以后，收载的经穴共有349个（以穴名计算，学界多以348穴定论），针灸逐渐走向专科化，到公元7世纪针灸则确定为一科[28]。

皇甫谧是子午流注针法的倡导者。皇甫谧《针灸甲乙经》卷一《气息周身五十营四时日分漏刻第九》着重指出辨证择时选穴治疗的重要性[29]。不仅如此，皇甫谧还是晕针现象的提出者、滞针学说的验证者。在《甲乙经》卷二《十二经脉络脉支别第一上篇》提出晕针。同时，在《甲乙经》卷一《奇邪血络第十四》对滞针的病因进行了描述[30]。

皇甫谧是针灸郄穴主治规律的归纳者。皇甫谧在《甲乙经》中对郄穴针灸法、郄穴主治规律等进行了论述、归纳、总结[31]。同时，其《妇人杂病篇》作为《针灸甲乙经》中妇科病的一篇专论，含有丰富的妇科针灸临床理论[32]，使其成为针灸治疗妇科、儿科的先导者。

皇甫谧是论述药源性危害的实践者。皇甫谧《寒食散论》详考服石渊源，指明服石危害，制定了服散法度和制解救方药，是我国医学史上较早论述药源性危害的主要著作[33]。《针灸甲乙经》卷九《三焦膀胱受病发少腹肿不得小便第九》首次论述白浊病特征的证候[34]。他还是人体解剖学萌芽的启蒙者。《甲乙经》对人体骨骼体表长度、体表与内脏位置关系及动脉体表触诊和动态取穴等相关内容进行了记载，为腧穴定位及针灸取穴提供了依据[35]。皇甫谧也因此成为针灸学术框架体系构建者。在《甲乙经》中首次系统构建了针灸学术框架体系，阐明了针灸各部分知识及其逻辑关系、学术框架包括针灸基础和临床应用两大部分[11]。

同时，皇甫谧还精通文章结构特征。《甲乙经》的《序例》是皇甫谧《甲乙经》文章结构特征的集中表现。例如，在《敦煌卷子》中有一残页，编号为P3481，原文如下："问曰：脉之缓急小大滑涩之形病何如？对曰：心脉急甚者为瘛，微急为心痛引背……"已知此残页内容分别见于《灵枢》《甲乙经》《太素》，熟读《甲乙经》的人一眼便可看出此文出自《甲乙经》，此文段结构与《甲乙经》中的《序例》文段结构完全一致。《甲乙经》中《序例》曰："诸问，黄帝及雷公皆曰问。其对也，黄帝曰答，岐伯之徒皆曰对……"《序例》是《甲乙经》文章结构特征的识别码，也是《甲乙经》此书的身份证[36]。

此外，皇甫谧更是擅长人口统计学。皇甫谧首次系统整理了从大禹定九州到三国时期各个重要年份的人口统计数字（原著《帝王世纪》[41]已佚，现存为后人辑录整理），并在其基础上分析了人口变动的原因，成为后世许多重要典籍中人口数字的来源[42]。

除了自身的开创，皇甫谧还是《黄帝明堂经》的传承者。东汉班固《汉书·艺文志》未加著录《明堂经》，皇甫谧《甲乙经》将《明堂经》[37]收入，则知《明堂经》成书于秦汉之际[13]，而且是"养生学·治未病"的倡导者。皇甫谧《甲乙经》中论著的"养生学·治未病"有极其丰富的思想性、科学性、指导性和实用性[38]。皇甫谧是《伤寒论》经方研究的推崇者。皇甫谧对张仲景经方进行了深入研究、推崇，开仲景经方研究之先河，明确了寒食散的出处、作用、用法、不良反应，将经方条文引入《针灸甲乙经》并完善了针灸学理论[39]。皇甫谧是《伊尹汤液经》推广第一人[40]。《甲乙经》皇甫谧序记载：仲景论广伊尹汤液为数十卷，用之多验。

除了在针灸医药方面的造诣，皇甫谧还是晋时著书之富第一人。清代李巨来[43]《书古文尚书冤词后》记载："考晋时著书之富，无若皇甫谧者。"另外，皇甫谧在《笃终论》专论葬送之制，其中论及生死观及主张薄葬的朴素唯物主义思想，至今仍颇有积极意义[44]。

以上种种，足可以见皇甫谧是灵台县"针灸学源地"历史地位的奠定者。2012年8月6日，首届皇甫谧故里拜祖大典在甘肃灵台举行[12]。曾担任卫生部副部长、国家中医药管理局局长的王国强提出"皇甫谧故里·针灸学源地"，皇甫谧被誉为"针灸学鼻祖"[45]。

结　论

　　皇甫谧是我国现存最早第一本针灸医学专著《针灸甲乙经》的撰集者，是人类非物质文化遗产"中医针灸"、国家非物质文化遗产"针灸"学术框架体系的构建者，是甘肃非物质文化遗产"皇甫谧针灸"的创始人，是灵台县"针灸学源地"历史地位的奠定者，是当之无愧的中医针灸学之祖、世界历史文化名人。

参考文献：

[1]房玄龄.晋书(全十册)[M].北京:中华书局,1996.

[2]杜斗城.皇甫谧籍贯之考证[N].光明日报,2006 – 03 – 11.

[3]李志锋,方智敏.再次证明! 针灸鼻祖皇甫谧的第二故乡在义马[N].河南日报,2020 – 12 – 22.

[4]武淑梅.皇甫谧人文思想及其思想政治教育价值研究[C].北京民族大学,2016.

[5]皇甫谧.针灸甲乙经[M].北京:人民卫生出版社,1956.

[6]吴晓东.小针藏着大智慧《中国中医药大会》开启《针灸天下》旅程[N].中国青年报,2024 – 04 – 21.

[7]黄龙祥.针灸典籍考[M].北京:北京科学技术出版社,2017.

[8]孙思邈.备急千金要方[M].北京:中医古籍出版社,1999.

[9]王焘.外台秘要[M].北京:人民卫生出版社,1959.

[10]纪昀.四库全书总目提要[M].北京:中华书局,1965.

[11]张建斌.皇甫谧《针灸甲乙经》学术框架的解构[J].中国针灸,2015(1):87 ~ 90.

[12]杨金生.中医针灸传承保护丛书[M].北京:中国中医药出版社,2020.

[13]黄龙祥.黄帝明堂经辑校[M].王雪苔,审定.北京:中国医药科技出版社,1988.

[14]谷田伸治.《甲乙经》を构成する"三部"とは何か[J].汉方临床,1988,36(1):251~256.

[15]小曽户洋.尊経阁文库所藏の「黄帝内经明堂」最善古钞本——判明した卷首の欠字[J].日本医史学会总会抄録,1986(4):87.

[16]小曽户洋.东洋医学善本丛书[M].日本:东洋医学研究会,1981.

[17]黄馨云,李璟,顾侃,等.留针时间初探[J].《中国针灸》,2019,39(4):445~450.

[18]陈淑珍.论《针灸甲乙经》对脉诊的贡献[J].《中医文献杂志》,2010,(2):25~26.

[19]高鼎,于兰兰,贺靓.中国国家地理·风物中国志·平凉[M].湖南:湖南科技出版社,2019.

[20]李志锋.「非遗撷英」皇甫谧针灸术[N].甘肃日报,2023-08-29

[21]栾贵明.皇甫谧集:卅四卷[M].北京:新世界出版社,2016.

[22]石瑜,王鲽,吴志明,等.试论皇甫谧《针灸甲乙经》对腧穴学的贡献[J].云南中医中药杂志,2009(3):14~18.

[23]赵京生.针灸理论体系构建的早期过程与方法分析[J].中国中医基础医学杂志,2014,20(06):807~810.

[24]韩洋,马铁明.浅析《针灸甲乙经》中针刺禁忌[A].见:《针灸甲乙经》学术思想国际研讨会论文集[C].2012:30-32.

[25]刘君奇.浅谈皇甫谧《针灸甲乙经》刺灸学成就及应用[A].

见:《针灸甲乙经》学术思想国际研讨会论文集[C].2012:
32－35.

[26]王富春.刺法灸法学[M].上海:上海科学技术出版社,2009.

[27]王浩然,王爱芸,沈庆思,等.《针灸甲乙经》针灸禁忌浅析[J].
针灸临床杂志,2016(7):57～59.

[28]王雪苔.中国针灸源流考[J].中医杂志,1979(08):59.

[29]司徒玲.皇甫谧祖师是子午流注的倡导者[J].新中医,1983
(12).

[30]殷克敬,王忠华.针灸名词解释[J].陕西中医函授,1985(1).

[31]王湃,孙瑜,高碧霄.浅析皇甫谧对郄穴的贡献[J].四川中医,
2001,19(04):5～6.

[32]苗冲,万健民,赵中玮.《针灸甲乙经》妇人杂病辨证论治规律
的探析[J].中国当代医药,2023(34):92～96.

[33]雒成林.皇甫谧的医学成就内涵剖析[A].见:《针灸甲乙经》
学术思想国际研讨会论文集[C].2012(1):17～20.

[34]王存选,陈力.自淴的出处是《针灸甲乙经》[J].中国医药学
报,2002(10):635.

[35]逢冰,王紫玄.试述《针灸甲乙经》对表面解剖学的贡献[J].中
国针灸,2011(4):371～373.

[36]黄龙祥.中国古典针灸学大纲[M].北京:人民卫生出版
社,2019.

[37]钱超尘.让《黄帝明堂经》重放光彩[J].科技潮,1999(4):29.

[38]郝定国,郝晓明,刘永娥,等.皇甫谧遗著对"养生学·治未病"
的启导[A].见:全国针灸临床适宜技术推广研讨会暨甘肃省
针灸学会2013年学术年会[C].2013:149～160.

[39]赵中玮,万健民,景选龙,等.皇甫谧对张仲景经方运用浅析
[J].中国当代医药,2024(1):93～97.

[40]冯世纶.解读伊尹汤液经[M].北京:学苑出版社,2009.

[41]徐宗元.帝王世纪辑存·星野及历代垦田户口数[M].北京:中华书局,1964.

[42]国家统计局.皇甫谧首次系统整理历史人口数字[DB].2023.

[43]张广英.皇甫谧:特立独行的针灸鼻祖[N].洛阳晚报,2019 - 06 - 11.

[44]孙巧云.皇甫谧及其著述论略[D].西北师范大学,2008.

[45]文碧玲.首届皇甫谧故里拜祖大典暨《针灸甲乙经》学术思想国际研讨会在甘肃省平凉市灵台县隆重举行[J].中国针灸,2012(11).

文献来源:

李志锋.世界历史文化名人皇甫谧研究[J].新楚文化,2024,27(9):20~23.

皇甫谧故里"朝那"地域辨析

李志锋

【导读】安定郡皇甫氏因军功镇守萧关以西并居住安定"西"朝那（今宁夏彭阳县古城镇）。东汉永初五年（111），羌汉战争时期，安定郡县开始了大迁徙。皇甫氏家族因战争等原因随"西"朝那置所一并徙居安定"东"朝那（今甘肃省灵台县朝那镇），被誉为"针灸鼻祖"的皇甫谧诞生于"东"朝那。1958年10月，固原县（彭阳）从甘肃析出划归宁夏回族自治区。而宁夏彭阳县朝那古城与甘肃灵台县朝那镇相距160千米左右，属于同系纽带。

一、安定"朝那"的历史变迁

安定朝那，一个在历史上迁徙东行的地域名。1800多年前，诞生于安定朝那的"针灸鼻祖"皇甫谧，让朝那这个地名熠熠生辉。

《晋书·皇甫谧传》记载："皇甫谧，字士安，幼名静，安定朝那人……"[1]作为郡、县建制的安定郡和朝那县起于何时？首先，我们来论证朝那县。朝那，少数民族方言音译而成。地名不读作"zhāonà 或 cháo nǎ"，而读作"zhūnuò"，宁夏彭阳方言读作"株诺"，甘肃灵台方言将"东朝那"读作"东株老"。战国秦昭襄王三十五年（前272）秦灭义渠戎国设北地郡，置朝那县（宁夏彭阳古城镇境内）。据《汉书·地理志》记载：安定郡是汉武帝元鼎三年（前114）从原北地郡析出设置的新郡，上隶

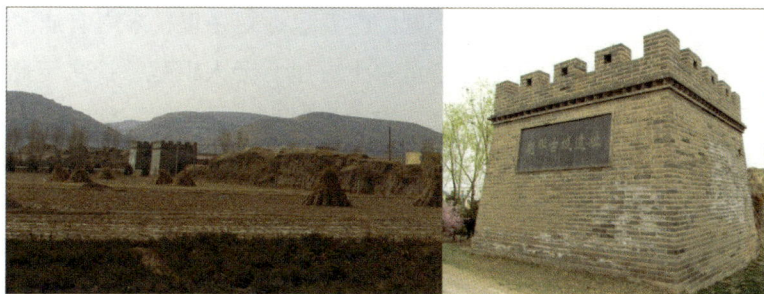

宁夏彭阳县古城镇朝那古城遗址　李志锋　摄

图 1—12

凉州刺史部，下辖21县，"朝那"其属县之一，安定郡的治所在高平城（今宁夏固原市原州区）。以上资料说明，西汉时期安定郡当时所辖朝那县。《史记·孝文本纪》记载："十四年冬，匈奴谋入边为寇，攻朝那塞，杀北地都尉邛。"从这段史料，我们可知朝那塞应是秦长城一处关隘，因位为朝那城，故《史记·孝文本纪》中记载"朝那塞"。[2]（图 1—12）

　　《汉书·地理志》记载："又有湫渊祠"。同书"郊祀志"记"湫渊祠朝那""湫渊在安定朝那县方四十里停水不流冬夏不增不减不生草木"。《后汉书·郡国志》亦是；唐《元和郡县志》记载：湫渊"今周七里，盖近代减耗。"明代《固原州志·古迹·山川》题下记载："东海在州东南四十里，广五里，阔一里，即古朝那湫。"同书还载有元代《重修朝那湫龙神庙记》："开城州东北距三十五里有湫曰朝那，有山环焉。"此文指的朝那湫就是仍流传在今固原和彭阳百姓口头上的"东海子"，也说是"干海子"。为什么"东海子"后来成了"干海子"？

　　据《明一统志》记："朝那湫在固原州东十五里，战国时秦人诅楚于此湫、汉祠。至今岁旱，土人祷雨于此。"万历《固原州志》记："在州东南四十里，广五里、阔一里，东岸有庙。"钱坫曰："朝那湫祠在固原州东十五里，秦人诅楚，投文于此湫。"明末天启二年（1622），固原州发生特大地震，朝那湫东侧山体滑坡，湫水泄露，庙宇坍塌，唯余瓦砾。此资料说明，固原的朝那湫在明末天启二年因为地震漏水而干枯了。而"朝那湫"因"泽"有名，这二者之间究竟有什么联系？历史上的朝那县自秦置未动原址，还是有过变动呢？一个关于东、西"朝那"的谜题就此揭开。（图1—13）

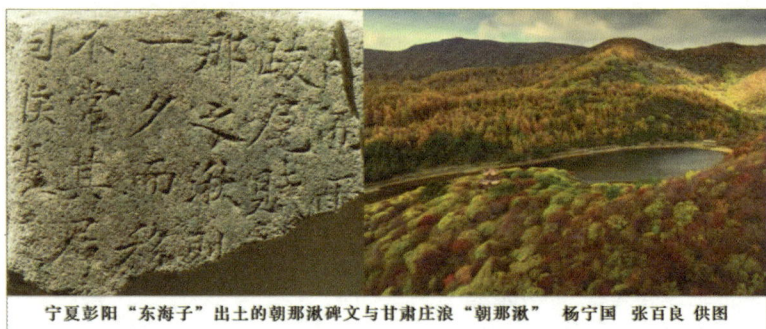

宁夏彭阳"东海子"出土的朝那湫碑文与甘肃庄浪"朝那湫"　杨宁国　张百良　供图

图1—13

有学者这样认为，和皇甫谧同时代的郭璞在《山海经注》中记载："……今泾水出安定朝那县西笄头山，东南经新平、扶风至京兆高陵县入渭。"这段史料描写的是朝那湫的渊源；而笄头山最早见于《史记·五帝本纪》；而《括地志》又云："笄头山一名崆峒山，在原州平高县西百里，禹贡泾水所出。"这里的崆峒是一个大的地名，包括现在的关山。这就论证出了部分史料中所记载的关山深处有雷泽、曰"朝那湫"。

雷泽是上古名，为伏羲的出生地。崆峒山的传说中又有女娲炼石补天的遗留，而伏羲、女娲皆活动在关山附近的大地湾一带，今天的甘肃天水被誉为"羲皇故里"。从新安（今河南义马）返回到故土朝那的皇甫谧，曾在今陕西陇县龙门洞和甘肃平凉崆峒山避召。皇甫谧足迹必经之路都是关山，而雷泽"朝那湫"又在关山之上。皇甫谧又是安定朝那人，"朝那人""朝那湫"，皆因朝那而得名。何况，皇甫谧是当时皇帝征召的天下名士。后来，左思的《三都赋》因皇甫谧所作的《三都赋序》而名满天下，"洛阳纸贵"的典故也由此而生。

这里的朝那便是今天的灵台县朝那镇，而朝那距离华亭的直线距离，也就100多里地。皇甫谧去世时，"风水鼻祖"郭璞6岁。所以，郭璞对于地名的叫法和当时史书的提法应该一致。如今，位于庄浪县关山上的"朝那湫"水光潋滟；华亭市至今还遗留着皇甫谧途经关山时活动过的皇甫山等历史遗迹。

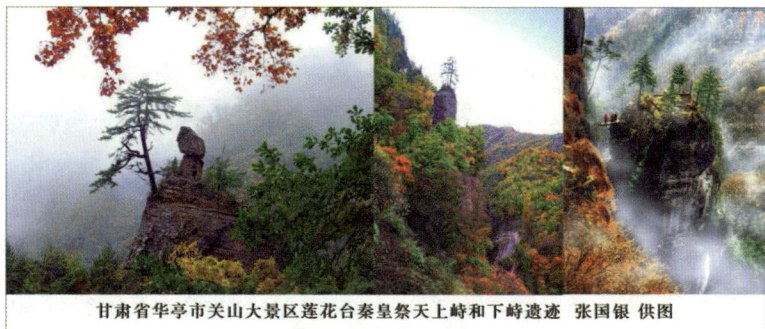

甘肃省华亭市关山大景区莲花台秦皇祭天上峙和下峙遗迹 张国银 供图

图1—14

1979年，在彭阳县古城镇出土了一件"朝那"鼎，系西汉时器物。鼎上铭文有"第二十九，五年，朝那。容二斗二升，重十二斤四两……"铭文中的"第二十九"系记载汉武帝即位至铸鼎时的时间；"五年"指汉武帝元鼎五年（前112），是年冬十月，武帝曾逾陇山，登崆峒，经安定，临祖厉河。"朝那"鼎系专为武帝此行而特铸于当时的朝那城，这是一个有力的物证。以此出土文物证实，彭阳县西的古城镇是秦汉时古城。同时，论证出了秦皇汉武巡边的线路，秦皇（咸阳）汉武（长安）经陕西岐山、陇县，进入甘肃华亭、平凉，后到宁夏彭阳。今天，在甘肃华亭关山莲花台大景区还保留着秦皇祭天的上峙和下峙遗迹；甘肃平凉崆峒山亦有秦皇汉武登临的历史记载。（图1—14）

综上所述，西汉时的朝那县治确在今固原市彭阳县的古城。随着对朝那县初治何地的研究深入，《辞海》1999年版将1979年版对"朝那"词条的释文"平凉西北"修订为"治今宁夏固原东南。"这与中国历史地理学家谭其骧先生主持编纂的《中国历史地图集》对西汉时朝那的标示是一致的。

然而，历史上的"安定朝那"并非像有些人说的从汉至十六国时期"一直存在"原地。《后汉书·孝安帝纪》记载："诏陇西徙襄武，安定徙美阳，北地徙池阳，上郡徙衙。"《后汉书·西羌传》记载："遂移陇西徙襄武，安定徙美阳，北地徙池阳，上郡徙衙。"早在东汉时，安定郡和朝那县就发生了变化。东汉中期，在中原的北部和西部，曾发生过60多年的羌族与汉政权的战争。当时的安定郡乃首当其冲之地，致使安帝永初五年（111）三月，东汉王朝只好"诏陇西，徙襄武，安定徙美阳……"。又过了18年，在东汉顺帝即位不久的永建四年（129）秋八月，尚书仆射虞诩上言："安定、北地、上郡，山川险厄，沃野千里，土宜畜牧，水可溉漕。顷遭元元之灾，众羌内溃，郡县兵荒，二十余年……今三郡未复，……宜开圣听，考行所长"。于是，汉顺帝在羌汉之战远未停息的形势下，于同年"九月，诏复安定……归旧土。"（引自《资治通鉴》卷第四十九、五十一）说是"归旧土"，其实是旧土难归。早在18年前，郡县内迁时，

"百姓恋土，不乐去旧"，官兵则"刈其禾稼，发彻室屋（拆毁房屋），夷营壁，破积聚（将军营、城墙全夷为平地，焚烧存粮及家产）。"加上"旱蝗饥荒，而驱蹙劫掠（遭到官兵抢夺），流离分散，隧道死亡，或弃捐老幼，或为人仆妾，丧其大半。"（引自《资治通鉴》卷第四十九），生逢当时乱世的临泾人王符曾痛心疾首地记述："五洲残破，六郡削迹"（见王符《潜夫论·救边篇》）。事隔不久的皇甫规（规系皇甫谧的祖上）也追述：军士和百姓"饿死沟渠，暴骨中原"。当代史学家范文澜先生概括地说："百姓死亡不可胜数草原上白骨相望"；台湾人文学者柏杨则描述为"整个西部中国，千里一片荒凉，白骨遍野。"因此，迁回的安定郡治只好落脚在临泾（今泾川北）。《元和郡县志》记泾州："（安定郡）至顺帝移今理。"

西汉时安定郡领21个县。《后汉书》收司马彪的《郡国志》是以顺帝永和五年（140）图籍为准，距安定郡迁回仅隔10年时间，这时的安定郡属县减去大半，只剩下8个县。这8个县中的鹑觚原属北地郡，实际上安定郡原有县只剩7个。其中的朝那同高平、三水、乌枝（氏）等县一样，都未回原址，皆治于郡治（临泾）的附近。据陇东史志研究的祝世林先生考证，上述朝那、高平、三水、乌枝都落脚在今泾川、灵台等县一带。安定郡的平均户数、人口由西汉时4.27万户、14.33万人分别减少为6094户、2.90万人，二者减幅都在80%以上。由此可见，朝那县在三郡内迁后未能复归旧地，同郡治一样落脚于靠近中原的今泾川一带（汉泾阳县废并入朝那）。这距离皇甫谧诞生还有150年左右，而皇甫家族的籍贯史，是论证皇甫谧与"朝那县"的关键所在。

皇甫家族是"汉兴自鲁迁茂陵"（见《新唐书·宰相世系

表》）的，"皇甫"的姓氏也是自此确定的；"其后为安定朝那人"（见白居易《皇甫镛墓志》）。要说皇甫氏"祖籍"，应定到"鲁"，即今之山东省境内。皇甫家族能够成为历史上的名门望族，是由将祖先的根移植到安定郡朝那县的皇甫衷、皇甫俊、皇甫棱、皇甫旗，尤其是此后的皇甫规和皇甫嵩的地位、功业和成就为之打下基础的。皇甫规、皇甫嵩在世时，适逢士族大姓形成之初，又经过三国时统治北方的曹魏政权实行"九品中正"的官僚选拔制度，州和郡国的官员各以本郡有声望的人担任，于是强化了大姓豪族的观念，逐渐形成了极重郡望的风气。尽管时移世易，名门世族的后代或因避乱或因政权中心的变迁，或因放官外任，或因出生异地已远离故郡故县，却依旧将自己的身世定位在曾给家族带来荣耀（何况魏晋时，按九品中正制士族享有免除徭役等优待特权）的郡望，因此，姓氏和郡望常常连在一起。如安定（郡）皇甫家族，陇西（郡）李氏家族等都属此类情形。

在东汉羌乱以及随后的三国纷争时期，百姓为兵燹以及灾荒所迫，或群体迁徙，或同宗人流离分散，各寻避乱避难之所，这是不难想象的，零星的史实也确证如此。当经过安帝永初五年郡县内迁之际及度过18年之后离开乔居之地；又于顺帝永和六年（141）安定郡同样为羌所迫再内迁至扶风（史料未载何时迁回）等一系列变乱，作为皇甫氏郡望安定已是山河破碎，城池毁坏，田园杂草丛生，屋舍荡然无存，白骨累累，杳无人烟，其间或者他们中的生者随郡县内迁，在苦熬了漫漫长夜之后，又随郡县返回。迁徙过程中，尤其是在返回途中不能排除驻足散居在当时临泾城附近各地，在如今之灵台、泾川、镇原、华亭等县的一隅，各寻门径，各谋生路，重新安身立命。所以后来皇甫家族中的人在籍贯上就出现了不同记载。如皇甫谧之子皇甫方回流落于荆

皇甫氏家族代表人物

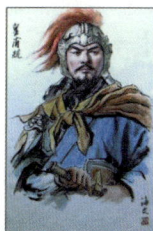

皇甫规
《后汉书·皇甫张段列传》

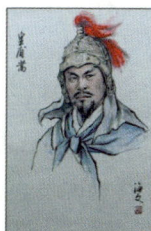

皇甫嵩
《后汉书·皇甫嵩朱儁列传》

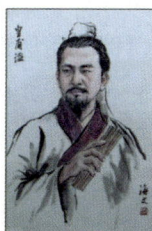

皇甫谧
《晋书·皇甫谧传》

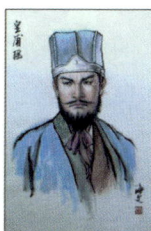

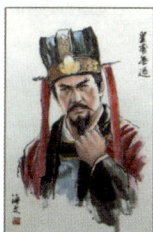

皇甫璠
《周书·皇甫璠传》

皇甫无逸
《旧唐书·皇甫无逸传》

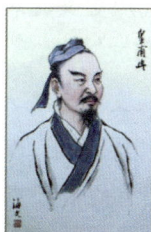

皇甫冉
《新唐书·文艺传》

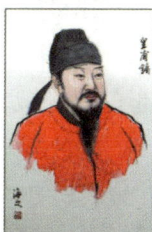

皇甫镈
《新唐书·皇甫镈传》

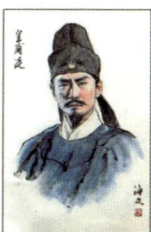

皇甫湜
《新唐书·皇甫湜传》

图1—15

州，但史书仍记他为安定朝那人；再如后世同是皇甫家族一脉的皇甫诞，本传记为安定乌氏（今泾川境）人，其子皇甫无逸传记却记为安定朝那人。《北史》里则记为"安定三水（今灵台良原一带）"人。而距今1500多年前刻立的泾川北魏二碑上记的皇甫氏后裔皇甫慎、皇甫询、皇甫轨（北魏人，非东汉之皇甫规）皇甫□（残缺难辨），却记为"安定人"或"安定皇甫询"。我们不能排除，正是在这种时局因素促成的多种情形下，皇甫谧先辈移至今灵台"东朝那"之地。我们不应忽略，《晋书·帝纪（第三）》记"征处士安定皇甫谧……"，而未写"安定朝那"。

可否认为，晋武帝司马炎在咸宁二年（276）征皇甫谧时，不是着眼于他的出生地及所居之地，而是着眼于他的郡望，以示对他的尊崇，故直称"郡望"之"郡"为安定（郡），而编纂《晋书》的房玄龄亦按惯例袭用原意。《晋书·张轨传》记载："与同郡皇甫谧善，隐于宜阳女几山。"又记载："张轨，安定乌氏人。"那么，这里就合乎情理的可以看出，皇甫谧是安定朝那人，张轨是安定乌氏人；放在今天，也就是说皇甫谧是灵台县人，张轨是泾川县人。而灵台县和泾川县接壤，同属于平凉市，今日，皇甫谧、张轨仍作为平凉市的古代历史文化名人，这与"郡望"之惯例袭用表述一致。[3]（图1—15）

皇甫谧《帝王世纪》记载，周文王借密人"侵阮徂共"，以"逆顺"为借口，伐灭密须国。成书于北宋神宗元丰三年（1080）的《元丰九域志》是一部官修的地理总志，距今已900多年。"九域记"源于唐《十道图》，其取材距今已1200多年。此书增收"古迹"一门，史家评说"尤为难得"（见中华书局1984年版《前言》）。在"古迹"条下记泾州（属县）有"皇甫士安读书台，灵台（古密须国之地）……皇甫士安冢。"这一记载，定有所本。

清雍正四年（1726）成书的《古今图书集成》分别在"平凉府古迹考""平凉府祠庙考""平凉府山川考"之灵台县下记有"晋皇甫士安墓：在县西北十里""读书台：在县东北五里，晋皇甫谧读书处""二贤祠：在郭北街，明万历四十一年教授杨可立为晋隐士皇甫谧、御史巨敬创建"；"书台山，在县北五里，……皇甫元（玄）晏读书处也。"清朝文献为避讳皇甫谧号玄晏与康熙皇帝字玄烨相冲，故而改"玄晏"为"元晏"，这些记载距今也近300年了。还有早于《古今图书集成》的清顺治十五年

（1658）编就的《灵台县志》也记有"皇甫玄晏读书处"等皇甫谧的遗迹。

历史上，今天在平凉市境内及固原市境内的几个县都曾与历史上的朝那有过关联。但是宁夏彭阳的"西朝那"和甘肃灵台的"东朝那"系同郡不同地。事实上，朝那在不同历史时期的辖境大小，或地形的犬牙交错乃至"你中有我，我中有你"的"飞地"现象，致使不同古籍记载有别乃至迥异并造成较为混乱的直接原因。但无论如何，出自皇甫谧，还有灵台县的"古灵台"、皇甫谧读书台，皇甫谧墓明确记载的只有灵台县，这也是无可争辩的事实。[4-6]

迄今，皇甫谧《帝王世纪》中的密须国、《甲乙经》中的"手三里穴"，灵台县境的古密须国遗址，皇甫谧读书台、皇甫谧墓，朝那镇的三里村、皇甫湾、皇甫岭及简化了的"皇室""王室"等地名和传说，无不折射与传承着皇甫谧家族历史文化。

二、彭阳"朝那"鼎证明"西朝那"置于西汉即今宁夏彭阳县

1979年，在彭阳县古城镇出土了一件"朝那"鼎，无盖，通高23厘米，口径17.5厘米，腹径23.5厘米，重2900克，容4200毫升。上腹有三段阴刻铭文：

第一段："第二十九五年朝那容二斗二升重十二斤四两"；

第二段："今（?）二斗一升乌氏"；

第三段："今二斗一升十一斤十五两"。

根据文物考古工作者的判断，此鼎的器型和构造是典型的汉鼎无疑。鼎上铭文中的"第二十九"，指汉武帝即位至铸鼎时的

时间；"五年"指汉武帝元鼎五年（前112），"朝那"在这里很有可能是专指地名，即朝那县。这年冬日，汉武帝西巡，曾翻陇山，登游崆峒，越过六盘山，经安定而临祖厉河。所以，有人已经作文注解此鼎是专为武帝这次西行特铸于西汉的朝那城，作为迎接汉武帝驾临此地的一种最高礼遇的象征，此鼎在当时应该是被看成一种礼器来使用的。而铭文："容二斗二升重十二斤四两""二斗一升""二斗一升十一斤十五两"，又很显然是个计量值。在鼎上铭刻计量单位，只能说明一个问题：此鼎在当时，很可能被当作一种标准的度量器来使用。因为作为度量器，就必须有相应的行政管制机构来进行测量、定制、监刻，这刻在计量值后面的"朝那""乌氏"很可能就是当时的行政机构监测审定后刻制的所在区域地名。（图1—16）

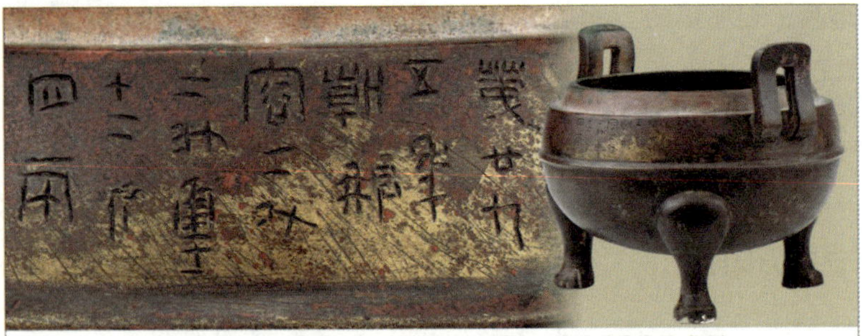

1979年宁夏彭阳县出土的"朝那"鼎与铭文 彭阳县博物馆 供图

图1—16

而这个区域名字证明此鼎的铸造地就是当时的朝那镇。"朝那鼎"的出土，确认了西汉时期朝那的治所是在今宁夏固原市彭阳县的古城。"西朝那"是皇甫氏族著姓的地方，至今彭阳县古城镇的皇甫村还在延续着皇甫氏族的姓氏。

西汉时期的朝那又称"古朝那"或"西朝那"，秦置，当时为羌族先零部落居住，史志记载，西汉时为安定郡所辖，治所在今宁夏固原市。古朝那地理特征有湫渊，民间也有关于湫渊的传说，即现在当地老百姓口头上仍说的"东海子""干海子"，迄今彭阳的湫渊遗址尚存。[7-8]

三、灵台"安定郡库鼎"证明汉安定郡辖今甘肃灵台县

1972 年 5 月，甘肃省灵台县灵百公路上施工，挖出汉代铜鼎数件，全部散失在民工手中，后经县博物馆多方调查，从收购废品中选回铜鼎一件，为汉中早期量器，兹介绍如下：

铜量器为鼎形，球面盖，上有三个菌顶形纽。钦口，子母唇，深腹，两侧有长方形附耳，圜底，蹄足。腹中部有弦纹一周。通高 20.2 厘米、口径 20 厘米、腹径 21 厘米、腹深 14 厘米。盖上及口沿有阴刻铭文："安定郡库鼎一、容二斗、重十八斤、二年、冶工偷镶"。经实测，鼎盖重 1100 克，容小米 815 毫升；鼎身 3400 克，容小米 2960 毫升。（图 1—17）

铜量鼎铭文中的"安定郡库鼎"当为器名，"一"为编号，

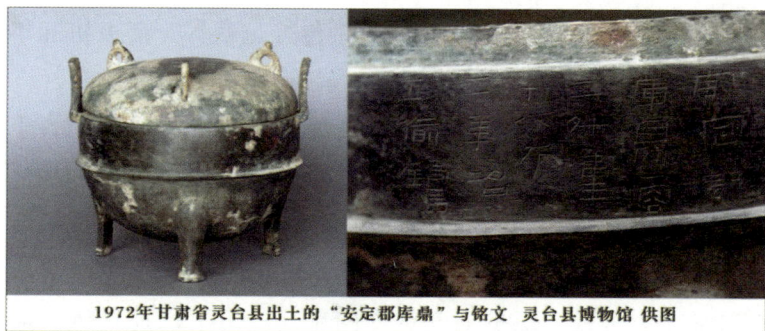

1972年甘肃省灵台县出土的"安定郡库鼎"与铭文 灵台县博物馆 供图

图 1—17

"容二斗"为鼎身、盖的总容量,"重十八斤"为全鼎重量。"二年"指铸鼎年代。"冶工偷镌"当为冶铸工人名偷镌刻。从造型及铭文风格上来看,当为西汉中早期。鼎身、盖重、记容刻铭,为研究中国数学史和西汉度量衡制度提供了实物资料。据实测数据,每汉斤折合今 250 克,每汉斗折合 1.888 公升,一升合今 188.75 毫升。

据汉代史籍记载,西汉元鼎三年(前 114),析北地郡置安定郡,治高平县(今宁夏固原县),领临泾(今镇原县东南)、安武(今镇原县西南)、彭阳(今镇原县东)、抚夷(今镇原县北)、参峦(今环县西北)、祖厉(今靖远县和靖乡的河包口)、鹑阴(今靖远县水泉乡陡城堡东)、阴密(今灵台县西南)、泾阳(今平凉市西北)、乌氏(今平凉市西北)、爱得(今泾川县东)、安定(今泾川县北)12 县。灵台县当时为阴密县,属安定郡辖之。[9]

四、东汉中期羌人叛乱,安定郡屡次东迁,皇甫氏家族随之东迁

东汉中期,羌人起义迫使安定等 3 个郡治东迁。据《资治通鉴·卷四十九》和《后汉书·西羌传》记载,安帝永初五年(111),安定郡、北地郡、上郡被迫东迁。安定郡先迁临泾(今泾川北),再迁扶风郡的美阳(今陕西武功境内)。18 年后,于顺帝永建四年(129)又迁回临泾。唐地理总志中的《元和郡县志》记泾州:"(安定郡)至顺帝移今理。"安定郡在迁回临泾后的第二年,即公元 130 年,羌众又起,安定郡又再迁扶风,之后还迁临泾。因此,历史上安定郡的东迁经历了二迁扶风(美阳),三迁临泾的复杂迁移过程。

从公元 111 年安定郡开始东迁，到西魏大统元（535）约 400 多年的历史中，大多数权威性史志文献都未提及朝那东迁一事，而是认为在 535 年"西朝那"才发生迁移，《太平寰宇记》《辞海》等如是说。由于史志文献缺乏东汉时期朝那和皇甫谧家族迁移的记述，这就给后人考证朝那的变迁以及皇甫谧的生卒地带来许多困惑和争议。但历史事实证明，在安定郡东迁时，皇甫谧族人也同时发生了迁移。因为东迁时期的皇甫氏族已是望族，以皇甫规、皇甫嵩为代表的皇甫氏先贤，已经胜任安定郡或国家要职，此时的朝那也因皇甫氏族的名望而成为望郡。从逻辑上分析，皇甫谧家族应与安定郡同时迁移，现泾川保存的皇甫氏遗存可以佐证。[3]

五、东汉皇甫氏家族先迁临泾，再迁美阳，后迁朝那

皇甫谧的五世祖是皇甫规，四世祖是皇甫嵩，能够证明皇甫谧族人在东汉时期迁移的最好证人就是皇甫规和皇甫嵩。皇甫规和皇甫嵩生活的年代（103—195），恰好正是安定郡东迁时期，他们作为朝那皇甫望族的代表人物，不仅兴旺了皇甫氏族，而且还亲自参与了东迁的全过程，最终，他们把自己的家眷和族人安居在郡治临泾（今泾川）一带。迄今还遗存在泾川的皇甫规妻墓、皇甫规妻庙、皇甫嵩读书台以及泾川的北魏石碑就是很好的证明。

在今泾川县完颜村九顶梅花山之巅，有保存完好的皇甫规妻墓冢，有墓碑。在县北，相邻的永丰庄、杨家店、完颜村，3 村共有 3 座皇甫圣母庙（又称皇甫规妻庙）。清《古今图书集成》平凉府部载："贞烈祠，在治城北二十里，祀东汉皇甫规妻。"

贞烈祠即指皇甫规妻庙，民国《泾川县志》等史志亦有类似记载。当地百姓还把农历七月十九定为传统的皇甫圣母庙会，流传至今。[10]

泾川西北 20 里的皇甫头曾有皇甫嵩读书台。《古今图书集成》载："皇甫头，在州西北二十里，即皇甫嵩所居处，有皇甫嵩读书台。"《四库全书·大清统志》载："皇甫头，在州西北二十里，有皇甫嵩读书台。"民国《泾川县志》记："皇甫头，在治西北二十里，即皇甫和（泾州治中）所居处，有皇甫嵩读书台，久废；见《通志》。"

泾川城原址为古"泾州城皇甫店"。皇甫店是目前确知的皇甫氏在泾州的主要聚居区。民国《泾川县志》："安定故城……即今县治也。"《平凉古代史考述》："现在的泾州城在未迁泾州前，旧名皇甫店。"

泾川保存的两块北魏石碑，即嵩显寺碑和南石窟寺碑，两碑的碑阴记载了北魏宣武帝永平二年与三年（509—510）泾州的有关人员。惜已残缺不全，其中可辨认者有："别驾从事皇甫轨，字文则，安定人""平凉太守朝那男皇甫□，字文选，安定人""司马敷西男安定皇甫慎""祭酒从事安定皇甫恂"，以上所记 4 位皇甫氏人物都是安定人。此实物证明，在公元 510 年（北魏）以前皇甫氏族仍然在泾川居住。

以上泾川的皇甫氏遗存说明，早在皇甫规和皇甫嵩生活的年代，确切地讲是在安定郡东迁后到皇甫规去世（130—173），即皇甫谧出生（215）前 42 年，皇甫规家眷和皇甫氏族就已经迁至郡治临泾（今泾川北）一带。皇甫头、皇甫店就是其主要居住地。在皇甫谧出生前至北魏，皇甫氏一族就一直安居在泾川、灵台一带。灵台县的皇甫湾、皇甫岭等历史遗迹是最好的佐证。

通过史料考证，自汉至晋，朝那皇甫谧家族世系可知：皇甫
衷——皇甫儁——皇甫棱——皇甫旗——（皇甫节、皇甫规）；
皇甫节——皇甫嵩——（皇甫叔献、皇甫坚寿）；皇甫叔献——
皇甫叔候——皇甫谧——（皇甫童灵、皇甫方回）。

六、关于皇甫谧书窑的点滴见证

2002 年 8 月，郭明德等人创办皇甫谧研究院创刊《皇甫谧
研究》冯旭东《关于皇甫谧书窑点滴见证》一文记载，冯旭东
本人回忆：

1975 年深秋，闻日本友人有一医学考察团要来拜谒皇甫谧
之墓。我当时还在灵台县独店人民公社工作，奉命前去通知当地
的生产大队负责人。

我骑自行车疾驰大队部，一经询问才知大队负责人正在农田
基本建设工地组织全大队社员进行改土大会战，工地就在皇甫谧
墓冢附近。我沿村舍道路，直奔皇甫谧墓冢前。

那时还没有陵园，只有一个小土堆。虽然经过了轰轰烈烈的
"文化大革命"的冲击，老百姓并没有把墓地平掉，仍然保存
完好。

墓冢附近有一株龙爪槐，还有数棵柏树。龙爪槐茂密的叶子
快要落完了，从远处看仍像一把大伞，相当气魄，用当地老百姓
的话说，这是他们这块地方的"风脉树"。那柏树郁郁葱葱，从
容不迫，四周田野里的冬小麦苗，一片嫩绿。

此日秋高气爽，凉风习习。我来到墓旁停立了片刻，沿墓东
侧的一条小路继续前行，走三四百米路，下小坡在其东侧有块东
西横着的较长的平台地，这就是改土工地。社员们正在台地上修

梯田。

我看见一种情景，使我大为震惊：台地北面的土壁上，有十三个面朝南的窑洞，一字摆开，有的窑洞已经坍塌，有的因取土已被挖毁坏，还有几个完好的和刚刚开挖的窑洞。

我进去一看，窑洞里面全是白粉壁墙，有一些小片状的斑驳脱落，其上有壁画。壁画的颜色虽不十分鲜艳，但依然清晰可辨。壁画主要是图案、书籍、文房四宝、花卉花瓶之类，没有人物。图案大多是以黑色粗细并行的线条画的方框呈长方形，方框内画有书案、书籍，有的书放置书套中，有的书打开放在旁边，还有笔墨纸砚等。花卉花瓶在画中位置摆放恰当，错落有致，浑然一体，是一幅完美的静物写生画。

我向一位老者询问，此为何地？为何如此？

他告诉我：此为皇甫谧读书窑遗址。据老一辈人说，很久很久以前，此窑洞经常有文人举子秀才参观游览，并在此奉敬皇甫谧。后来因地震坍塌，窑洞口被封，前面的院子不平了，也就无人来参拜了；此次改土又挖了出来。

我记得当时曾向有关的人提出要求，保留此窑洞，以供日后研究之用。因为"文化大革命"尚未结束，许多人则怕保存"四旧"受到牵连，窑洞终被毁于一旦，荡然无存。我向大队负责人说明我的来意，临走时，一位长者指给我看小坡西侧前方的一沟圈，三四亩大，说是"皇家花园"遗址。里面的残垣断壁依稀可辨；因年久失修，已无上下可行之路了。他又说，这地方是皇甫谧当年为了治病救人开辟的药圃；这里种的中草药每年都有各种各样的鲜花盛开，人们习惯把此地叫"皇家花园"。

27年过去了，关于皇甫谧书窑之事仍然历历在目，记忆犹新，难以忘怀。然而十分遗憾的是，书窑从那时起就永远地消失了，仅仅留在了记忆之中。

在平凉地区皇甫谧研究院成立之际，我把这件事如实地写出来，其一是对这一重大事件表示纪念，并预祝皇甫谧研究院不断成长壮大，长成一棵参天大树；其二是把遗失的这一点小资料补回来，并想谨告人们，文物是不能再生的，务必十分珍惜。[10]

七、宋代《元丰九域志》所载皇甫谧墓考究

如前文所述，在皇甫谧出生前至少42年，皇甫谧家族就已经迁至泾川、灵台一带，因此皇甫谧的出生地是在"东朝那"，而不可能是在"西朝那"。皇甫谧从小过继给叔父，随之徙居新安（今河南义马），晚年又回到他的出生地。现今在灵台保存的皇甫谧古墓和皇甫谧遗存，证明皇甫谧的生卒地是在灵台。

灵台县东北14千米张鳌坡有"皇甫谧陵墓"，仍然是考证皇甫谧生卒地的重要线索。该墓于1960年3月被列为"甘肃省重点文物古迹保护单位"，编号：366号。1974年甘肃省文化厅协同当地县文化主管部门对该墓进行了勘探。结果在墓西侧发现墓道，并确定为晋代古墓。为保护古墓的完整性，故暂未做彻底清理。1983年7月经甘肃省卫生厅签发的"皇甫谧碑文"中记皇甫谧为"灵台县朝那镇三里村人"。在成书于北宋神宗元丰三年（1080）的《元丰九域志》中的灵台条下有"皇甫士安冢"的记述。这比清雍正四年（1726）成书的《古今图书集成》中灵台有"晋皇甫士安墓"的记述年代提前了700—1000多年，说明早在唐宋时期，灵台的皇甫谧墓就已经得到世人的确认。

甘肃省新医药学研究所副主任医师曲祖贻回忆：1981年7月12日，甘肃省针灸委员会委派两名同志一行来平凉市灵台县

考察皇甫谧遗迹，来到灵台第一个目标就是先去皇甫谧墓地。在县委、县卫生局协助下，甘肃省针灸学会同志和平凉、灵台县文化馆同志，一起乘车从灵台县城出发，向西北车行约十华里，来到独店公社张鳌坡大队，下车顺小路西行约一华里，清楚望见在前方平整墓地上，有一座巍峨高大的古墓。张鳌坡队长罗兆明说："这就是皇甫谧的坟墓。'文革'中原有省级文物保管的标志已毁，幸好墓地尚完整。"

"这么一座庄严的古墓？还是黄土堆？"

大家正在沉思中，灵台县文化馆刘得祯同志介绍说："为弄清这座古墓，一九七四年甘肃省、地、县文物主管部门联合进行了一次勘探。一队从东往西，一队经南向北，在挖掘中，突然在墓西侧发现了墓道，确定了这是一座古墓。"为了保护好古物完整，经研究决定，将墓道重新填好。暂不作清理。"他们马上将这段话录好音，同时拍了正侧基照两张。此事的经过发表于1982年中华中医学会针灸委员会甘肃分会主编的《晋代针灸学家皇甫谧》一书中。（图1—18）

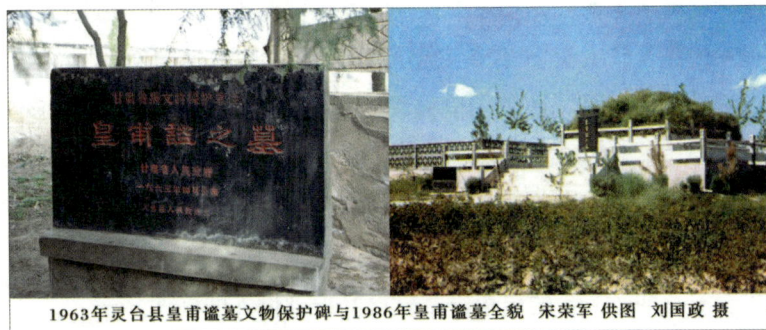

1963年灵台县皇甫谧墓文物保护碑与1986年皇甫谧墓全貌　宋荣军　供图　刘国政　摄

图1—18

1983 年中共灵台县委副书记朱建唐回忆说："关于皇甫谧墓，灵台县人历代相传，就是今张鳌坡塬边的'皇甫古冢'。清代修撰的省、府、县志也都是这样记载的。1963 年，甘肃省人民政府公布为省级文物保护单位。1974 年，省、地、县文物管理部门做过联合勘查，探坑证明这是一座墓葬（一个探坑探到墓道），并非土堆；根据回填土层和瓦砾，推断为南北朝以前的古墓。如上有关记载和传说，张鳌坡皇甫谧墓的真实性似无可怀疑。1982 年，灵台县人民政府对古墓进行了规模较大的修葺，树立了碑记，种植了树木花草，已成为游人必到之地。"此事的经过发表于 1983 年甘肃省中医院编辑的《甘肃医药》一书中。

2019 年《风物中国志·平凉》一书中《皇甫谧，要把金针度与人》一文记载：1975 年，中日邦交恢复正常的第四个年头，张鳌坡村的田野里来了 15 个奇怪的日本人，他们穿着紧腿的裤子，挂着相机，对着一个长满荒草的坟丘，毕恭毕敬地拜祭。周围的老百姓围着他们七嘴八舌地讨论："他们说的什么话，怎么一句也听不懂？""裤子腿那么紧，晚上睡觉咋个脱下来呀？"日本人浑不在意，拜祭完了，趁着和煦的风，居然放起了风筝。69 岁的巩满才回忆起当时的场景，坚持认为他们是在放风筝，因为有两个人扯着线跑来跑去。有人纠正他，那不是放风筝，是航拍。真正的答案已无从知晓，那是日本人第一次组团来拜祭针灸鼻祖皇甫谧的墓冢，并没有留下详细的资料，只有这样模棱两可的印象。[12]（图 1—19）

至于，也有专家所言的皇甫谧不树不封，根本找不到墓的说法，这里笔者保留个人意见，因为，这里我们忽视了一个细节，作为皇甫谧门徒的前凉开国君主张轨能把《甲乙经》带到"西域"之地今天的武威、敦煌而传播，其影响力不容小视，而当时

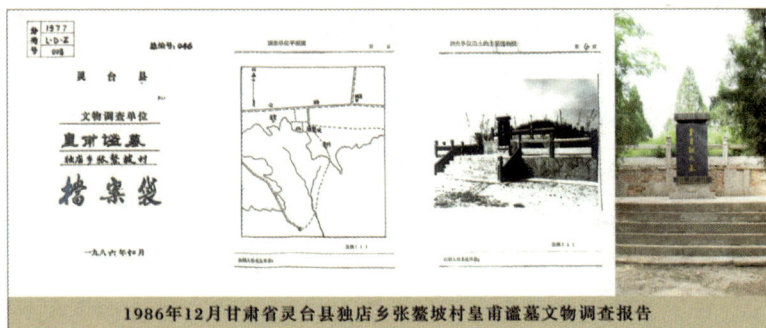

1986年12月甘肃省灵台县独店乡张鳌坡村皇甫谧墓文物调查报告

图 1—19

的皇甫谧病卒地在张轨的统辖范围之内，作为皇甫谧的门徒，从张轨最后去世资料显示，张轨依旧遵守了皇甫谧《笃终论》的遗志。作为皇甫谧的门徒，张轨拜谒皇甫谧墓地的可能性极大，而当时的张轨影响力已经很大了，而皇甫谧也是声名鹊起的魏晋名士。因此，皇甫谧不树不封的墓乡人逐年堆起，时间久了，就堆成了一个黄土堆，这也是为什么皇甫谧墓历来被邑人称为"皇甫冢子"的由来，"冢子"的本意是高大的坟墓，而"子"这个字，无不显示出灵台人民对皇甫谧先师的敬仰，也是对皇甫谧作为"灵台之子"的挚爱！

今灵台县西偏北约43千米有以"朝那"命名的"朝那镇"；灵台县东北5里的麦垛山有皇甫谧曾经学习过的地方"皇甫谧读书台"（书台山）；在张鳌坡一带有皇甫谧曾居住过的"皇甫书窑"，种过草药的"皇甫花园"和耕耘稼穑的"皇家坪"；在灵台县朝那镇三里村有皇甫谧的出生地"皇甫湾"。

上文中，我们提到了皇甫谧读书台。皇甫谧读书台无论是北宋的《元丰九域志》还是灵台的历代县志中均有记载，同时，自灵台县志始皇甫谧读书台作为"灵台八景"之一"书台月朗"。灵台历代县令及名人以读书台为题材来景仰先贤皇甫谧的诗词颇多，以清代灵台县令苏履吉作《皇甫古台怀古》为代表。更为有幸的是中华民国二十三年（1934）灵台县县长张东野与邑人陇东绥靖司令杨渠统（字子恒）在编纂《灵台县志》的时候拍摄了皇甫谧读书台的照片并且作注解释。因此，从历代典籍记载皇甫谧墓及皇甫谧读书台的真实性以及皇甫谧故里人氏及其国外人士对皇甫谧的朝拜，无不显示出灵台县皇甫谧墓与皇甫谧读书台的真实性。（图1—20）

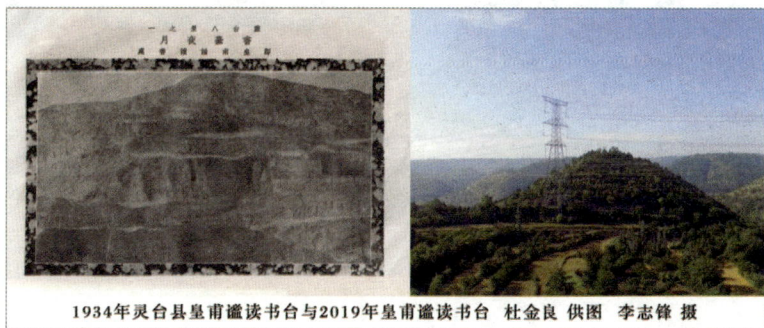

1934年灵台县皇甫谧读书台与2019年皇甫谧读书台 杜金良 供图 李志锋 摄

图1—20

以上灵台的皇甫谧遗存，均有省、州、县志记载，并有其相关丰富的民间传说，说明历史上的灵台与东朝那、灵台与皇甫谧曾经发生过密切联系。结合皇甫规、皇甫嵩等皇甫氏在泾川的遗存，证明东迁后的安定郡就迁移在今泾川县北，而灵台县的朝那镇就是迁移后的东朝那治所。[13]

八、叠看古代地图与现代卫星地图，用测绘学原理分析东朝那地理坐标，确定东朝那即今灵台县朝那镇

中国著名历史地理学家谭其骧先生主编的《中国历史地图

集》，在东汉雍州部明确将迁移后的朝那标记在今泾川东南约40千米处如下：

东朝那：东经107°16′，北纬35°06′。

今灵台：东经107°38′，北纬35°05′。

以上坐标说明东朝那与今灵台两者坐标基本相符，说明距今1800多年以前，迁移后的朝那县就在今甘肃灵台。（图1—21）

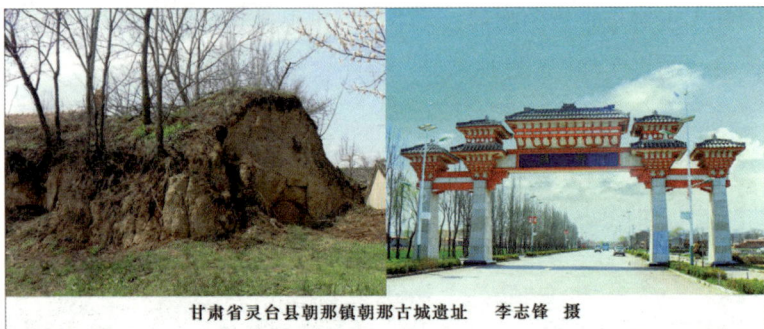

甘肃省灵台县朝那镇朝那古城遗址　李志锋　摄

图1—21

关于古临泾与泾州、今泾川与灵台的地理位置关系，泾州即临泾，东汉、魏、晋为安定郡治所。

古泾州：东经107°20′，北纬35°30′。

今泾川：东经107°20′，北纬35°20′。

古泾州与今泾川两地距离仅约6公里，泾川距离灵台约40公里，泾川距离平凉约75公里，平凉距离彭阳约42公里。可见，历史上关于皇甫谧故里的争论始终就在这方圆100多公里的范围内持续着。这里，我们来看从汉代到西晋时期的安定郡辖置。

东汉安定郡属凉州，改治临泾县，领6县，原领临泾、彭阳、泾阳、祖厉、乌支（乌氏更名）4县，另置阴盘、朝那

2 县。

东汉永初五年（111）由于羌族攻入安定郡内，郡治徙美阳
（今陕西扶风县法门镇）。

三国魏安定郡属雍州，治临泾县（今镇原县南），领临泾、
彭阳、泾阳、泾阴、阴密、乌支、朝那 7 县。

西晋安定郡仍属雍州，治安定县（今泾川县北），领安定、
临泾、乌氏（乌支复名）、阴密（今灵台县西南）、鹑觚、朝那、
都卢 7 县。

通过对比，我们根据上面的地理坐标，确定东朝那在今甘肃
灵台朝那镇。[3]

结　论

皇甫谧是生于斯，后又落叶归根，终于斯的灵台朝那人。
1958 年 10 月，宁夏回族自治区成立，原本由甘肃省管理的中卫
县、固原县（彭阳）、西吉县、海原县、隆德县、泾源县等 17 个
县，划入了新成立的宁夏回族自治区管理。时至今日，还有很多
地方，如宁夏固原、泾源，河南新安，甘肃灵台、平凉、泾川、
华亭、镇原等地，都不同程度地留有皇甫谧族人的踪迹。通过地
理坐标及灵台皇甫谧墓等历史遗存表明，皇甫谧与东朝那有直接
关系。今天，无论是在宁夏彭阳县古城镇皇甫谧文化广场前驻
足，还是在甘肃省灵台县朝那镇皇甫谧雕像前仰望。这两尊同出
一脉的"朝那"皇甫谧雕像无不诉说着皇甫氏家族在安定"朝
那"历史变迁中的郡望。地域有别，真心无界。人能弘道，非道
弘人。甘宁"朝那"古属一家，皇甫谧文化是属于中国的，更
是属于世界的。无论何方，只要发心传承，将皇甫谧文化中的针

灸康养文化转化为服务于民的康养大道，这才是发掘弘扬皇甫谧文化的核心价值所在。[14-16]（图1—22）

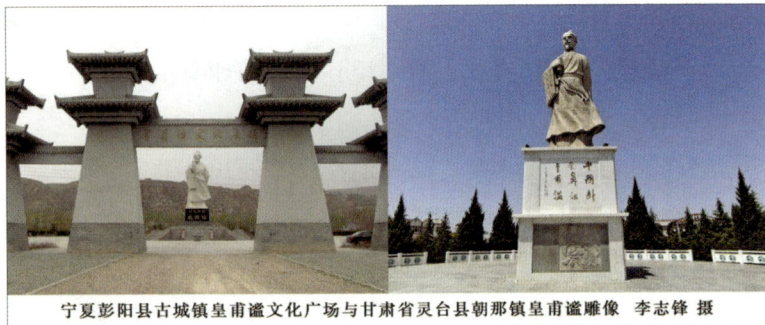

宁夏彭阳县古城镇皇甫谧文化广场与甘肃省灵台县朝那镇皇甫谧雕像　李志锋　摄

图1—22

参考资料：

[1]房玄龄.晋书(全十册)[M].北京:中华书局,1996.

[2]母尚帆.也谈彭阳县秦汉时称"朝那"的音义[J].宁夏师范学院学报,2024,45(08):43~49.

[3]邓慧君.皇甫谧·皇甫氏·朝那[N].甘肃日报,2021-02-03.

[4]刘文英,王凤刚.走进皇甫谧[M].银川:宁夏人民出版社,2007.

[5]张多勇.泾河中上游汉安定郡属县城址及其变迁研究[J/OL].西北师范大学,2008(07).

[6]宁越.皇甫谧籍贯朝那考辨[J].甘肃中医学院学报,1987(01):53~54+64.

[7]杨宁国.彭阳县文物志[M].银川:宁夏人民出版社,2003.

[8]杨宁国.彭阳历史文物[M].银川:宁夏人民教育出版社,2016.

[9]晓南.甘肃灵台县出土西汉中早期量器[J].中国科技史料,1992(03):90.

[10]王文元.甘肃第一位女书法家 善写草书 怒斥董卓被害[N].兰州晨报,2020 – 07 – 31.

[11]冯旭东.关于皇甫谧书窖的点滴见证[J].皇甫谧研究,2002,8:29.

[12]朱艳坤.皇甫谧,要把金针度与人[A].见:高鼎,于兰兰,贺靓.中国国家地理·风物中国志·平凉[M].湖南:湖南科技出版社,2019.

[13]夏庆.皇甫谧与朝那和灵台[J].中国针灸,2007(06):450～452.

[14]杜斗城.皇甫谧籍贯之考证[M].光明日报,2006 – 03 – 11.

[15]张有堂,徐银梅.皇甫谧籍贯考[J].宁夏社会科学,2006(03):105～107.

[16]张有堂,杨宁国.再谈皇甫谧籍贯——兼与杜斗城、李并成教授商榷[J].固原师专学报,2006(05):58～62.

文献来源:

李志锋.古今"朝那"地名与皇甫谧籍贯考证辨析[J].皇甫谧研究,2020.15(2):211～223.

皇甫谧徙居新安（今河南义马）的历史追踪

李志锋[1]　方智敏[2]

（甘肃玄晏针灸甲乙经研究有限公司　甘肃灵台　744400）

【摘要】针灸鼻祖皇甫谧在义马生活了四十多年时间，完成了他人生中的大部分著作。其中在义马起笔、灵台成书的《针灸甲乙经》是我国现存最早的一部针灸医学专著，本文由此得出义马是"皇甫谧第二故乡"的结论。

【关键词】皇甫谧；灵台县；张鳌坡村；新安县；义马市；礼召村

一、皇甫谧其人

皇甫谧（215—282），幼名静，字士安，自号玄晏先生，安定郡朝那县（今甘肃省灵台县朝那镇）[1]皇甫湾人，东汉名将皇甫嵩曾孙。幼年随叔父徙居新安（今河南省义马市）[2]。中国魏晋时期集文、史、医、哲于一身的文化圣人，为魏晋时期学术成就最高、著述最为丰富的文化学者，是河洛文化的代表性人物[3]，被学术界尊为千古学者。（图1—23）

皇甫谧一生以著述为业，中年身患风痹之症，犹手不释卷。晋武帝时累征不就，自表借书，武帝赐书一车。先后编撰了《帝

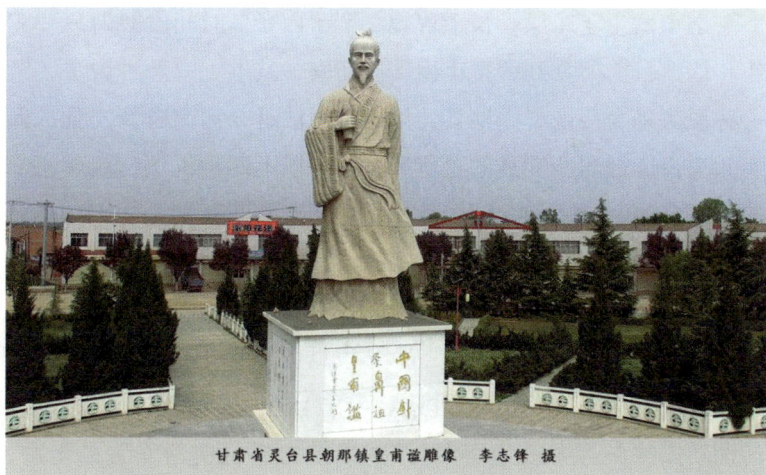

甘肃省灵台县朝那镇皇甫谧雕像　李志锋　摄

图1—23

王世纪》《年历》《高士传》《逸士传》《列女传》等书，著述了《玄守论》《释劝论》《笃终论》等哲学著作，写下了"以礼拒召"的《让征聘表》，亲身试针、试药，研究撰集《论寒食散方》《针灸甲乙经》等医学典籍[4]。尤其是《针灸甲乙经》（简称《甲乙经》）堪称旷古医书，在中医针灸学发展史上及世界医学史上占有很高的学术地位。李巨来《书古文尚书冤词后》赞皇甫谧云："考晋时著书之富，无若皇甫谧者。"钱熙祚《帝王世纪·序》云："皇甫谧博采经传杂书以补史迁缺，所引《世本》诸子，今皆亡逸，断璧残圭，弥堪宝重。"

二、皇甫谧幼年徙居新安何以在义马

《晋书》[6]卷五十一列传第二十一《皇甫谧传》记载："皇甫谧，字士安，幼名静，安定朝那人，汉太尉嵩之曾孙也。出后叔父，徙居新安"。

皇甫谧生于东汉、长于曹魏、卒于西晋。时间段即215—282年。依据目前所见到的皇甫谧徙居新安，基本上有两种说法，第一种说法是今河南省渑池县，第二种说法是今河南省新安县。但实际皇甫谧徙居新安县的置所并不符合以上两种说法。康熙三十三年（1694）《新安县志》卷二《沿革志》谓新安，"秦置郡县，始名新安，属三川郡"。秦始皇二十六年（前221），始置新安县，取新治安宁之意，故址在今渑池境内，属三川郡。（见：1939年张钫主编《新安县志》）又根据乾隆十一年（1746）《渑池县志》卷上《地理志·古迹》有"新安县，治东十五里，世传谓新安故县，今改为塔泥村"。以上史料说明新安置县于秦，但县城位置不在今址。

司马迁《史记·项羽本纪》记载："楚军夜击坑秦卒二十万于新安城南。"根据2012年8月9日义马市档案信息网《楚坑遗址》篇显示：公元前206年，项羽坑杀20万秦军降卒于河南省义马市千秋镇二十里铺村西李杏湾村，俗称万人坑。皇甫谧《帝王世纪》记载："十余年间，百姓死没，相锺于路。陈、项又肆其余烈，故新安之坑，二十余万，彭城之战，沮水不流"。皇甫谧在这里所写的新安之坑正好与司马迁《史记·项羽本纪》中记载"楚军夜击坑秦卒二十万于新安城南"相吻合，而这个新安之坑就是现在河南义马千秋镇二十里铺村西李杏湾村的楚坑遗址。李泰《括地志》记载："新安故城在洛州渑池县东一十三里，汉新安县城也。即坑秦卒处"。而渑池县东一十三里所置的汉新安县城正是今天河南省义马市西南三公里的千秋镇二十里铺村。由此说明，汉代的新安县在今天的河南省义马市境内。

潘安仁《西征赋》述其奉命为长安县令，赴任时将路途经历，录而为《西征赋》，其赋中有"夭赤子于新安，坎路侧而瘗之。亭有千秋之号，子无七旬之期"，这一段记事。潘安仁的《伤弱子序》一文中，亦有"三月壬寅，弱子生。五月，之长安。壬寅，次于新安之千秋亭。甲辰而弱子夭，乙巳，瘗于亭东"。

千秋亭即今义马市之千秋古村，是晋代新安县城附近的一个亭。亭是秦统一六国后，实行郡县制，县下设亭，为最基层的行政管辖单位。汉高祖刘邦，曾任泗水亭长。据此两则记载，晋时之新安县城，有可能在今义马之千秋镇一带。

李吉甫《元和郡县图志》卷五《新安县》条目中，谓："新安县，畿。东至府七十里。"这与现在新安县城距洛阳市的里程是相符合的。又谓："本汉旧县，属弘农郡。晋改属河南郡，后魏属新安郡。周武帝保定三年（563），省新安郡，又于今县置中州。建德六年（577）省中州，又置新安县，隋开皇十六年（596）改置谷州，贞观元年（627）省谷州，新安属河南府"。又云："县城本名通洛城，周武帝将东讨，令陕州总管尉迟纲筑此城，以临齐境"。这则记载较为系统地列述了新安县历代建置称谓及所属郡国州府情况。由于李吉甫编著此书时距周、隋仅二百来年，故所载事实较为可信。

今天的新安县城原名通洛城，是周武帝于保定五年东讨北齐时，命陕州总管尉迟纲在函关城的基础上又筑建的，在周武帝保定三年以前归新安郡管辖。保定三年将函关城改置为中州，州治即函关城，保定五年将函关城改为通洛城，到了建德六年，省免中州，又置新安县。新安县治（城）何处未详。隋开皇十六年复于中州城改置为谷州。唐贞观元年撤谷州后，建立新安县城至今。

通过上文分析，我们可以认为汉晋时期的新安县城位于今河南省渑池县或义马市境内。

从今天的地理位置而言，义马市是渑池县中的县中市。20世纪70年代中后期，国家进行文物普查时，确定了今义马市二十里铺石河村西南约1.5公里处涧河北岸、古崤函古道边缘处一个巨型大坑，为公元前206年项羽坑杀秦卒二十万处。楚坑遗址确定。1978年，在楚坑附近今义马市二十里铺石河村考古发掘，发现一个约20万平方米的古城遗址。20世纪80年代再次进行考古发掘，确定石河村古城遗址为上述史籍、史料记述的新安县原始古城。2000年9月25日，河南省人民政府确定新安故城为河南省重点文物保护单位。2019年10月19日，新安故城被国务院确定为全国重点文物保护单位[7]。（图1—24）

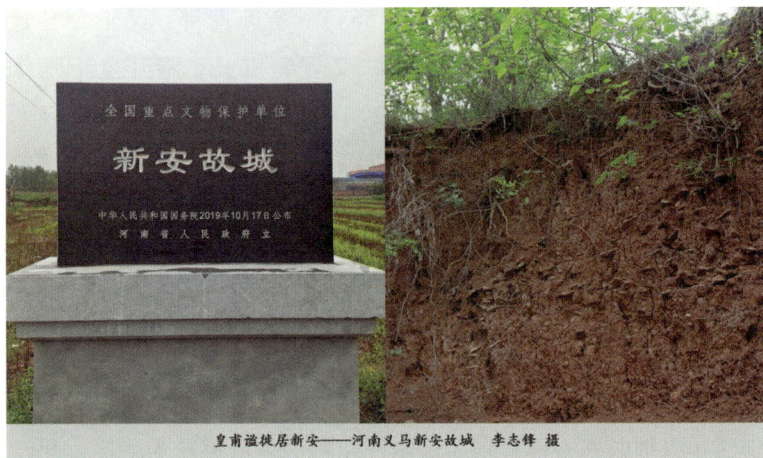

皇甫谧徙居新安——河南义马新安故城　李志锋　摄

图1—24

然而，翻阅渑池县的文献资料，很少有在渑池置古新安县的记载，《渑池县志》记载："渑池，秦时置黾池县，属三川郡。西汉黾池亦名彭池，属弘农郡。三国魏始改县名为渑池，属恒农郡。晋代属弘农郡"。

新安县因历史朝代更迭，行政区划历经变迁。从公元前221年设立，直至公元605年新安东迁，以义马市石河村新安县县治为中心，存在了826年。渑池县自西汉设县，同时并存。皇甫谧幼年随其叔父迁徙新安，即今义马市石河村新安县县治境内。

隋朝建立后，新安县东迁，即今天河南省新安县址。原新安县区域划归渑池县管辖。

1970年7月，成立义马矿区，将原属渑池县管辖的义马公社的石佛、马庄、南河、常村、河口、苗元、程村、湾子、霍村、义马、千秋、礼召、二十里铺、马岭、裴村、郭庄、付村、石门、梁沟、三十里铺等20个大队，分设千秋公社、常村公社和义马镇，为义马矿区管辖。1981年4月4日，经国务院批准在义马矿区基础上设立义马市，管辖区域不变。

今人之所以把皇甫谧徙居的新安之地误定为今天的河南省渑池县或者新安县，这与新安县和渑池县的历史变迁，以及义马从渑池析出设市，而又未能深入考证是密切相关的。

综上所述，可以确定，皇甫谧幼年迁徙之新安，为今义马市石河村新安故城无疑。

三、皇甫谧徙居新安居所何以为今义马礼召村

在义马市10个行政村中，有一个别致的村名"礼召"村。自古以来，很少人能说清来龙去脉。这源于皇甫谧以后的时代，在以崤函古道为走廊的洛阳与长安之间，经历了西晋的八王之乱、五胡乱华的南北朝时期，数百年的征战厮杀，南北朝对峙，朝代的多频次更迭，原有的土著居民，早已四散逃亡，而官府留下的文字资料早已泯灭。礼召之名，不可考究。

然而，在中国魏晋南北朝时期官员选拔中，九品中正制是朝廷沿袭的制度。九品中正制又称九品官人法。公元220年，曹丕用吏部尚书陈群建议，立九品官人之法。它的主要内容是，在各州郡选择有识见、有名望，善识别人才的官员任"中正"，查访评定州郡人士，将他们分成上上、上中、上下、中上、中中、中下、下上、下中、下下九等，作为吏部授官的依据。而被查访到符合朝廷做官的人，上报朝廷，皇帝下诏，以礼征召其到朝廷做官。这便是"礼召"的本意。

据《晋书·皇甫谧传》等资料[4]记载，215年（东汉建安二十年），皇甫谧出生安定朝那。230年（曹魏太和四年），随叔父徙居新安（今河南义马）。20岁受到叔母教诲，浪子回头，发愤学习，手不释卷，带经而农，时人称其为"书淫"。241年（曹魏正始二年），始著《帝王世纪》《年历》等。255年（曹魏正元二年），皇甫谧40岁，因叔父"弱子既冠，丧所生后母，遂归本宗"即回到安定朝那（今甘肃灵台）。256年（曹魏甘露元年），因蜀国姜维进击魏国陈仓（今陕西宝鸡），甘肃灵台成为魏蜀两国交战之地，遂再次回到义马[8]，开始撰集《针灸甲乙经》[9]（《皇甫谧传》叔母叱止其因服寒食散痛苦意欲自杀，可得佐证）。260年，魏相司马昭征召，皇甫谧作《释劝论》，不仕。267年（西晋泰始三年），晋武帝续诏不仕。269年（53岁），武帝频下诏敦逼其到朝廷为官，皇甫谧上疏自称草莽之臣乃不仕。270年（54岁），又举其举贤良方正，不起，作《让征聘表》，自表就帝借书，武帝送书一车，后前往女几山（今河南宜阳）授张轨等门徒[6]（见：《晋书·张轨传》；图1—25）；274年，为左思作《三都赋序》。277年（61岁），晋武帝又诏封为太子中庶、议郎、著作郎等，皆不应。278年（西晋咸宁四年），

皇甫谧为平阳（今山西临汾）太守刘泰治寒食散病，为躲避朝

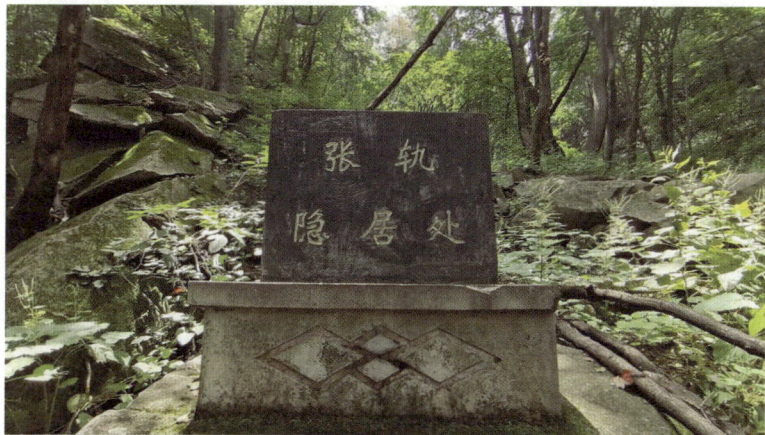

河南省洛阳市宜阳县西南部女几山"张轨隐居处"　李志锋　摄

图 1—25

廷征召，著惊世骇俗的《笃终论》[10]，遂返回故乡安定朝那。先后前往今陕西陇县龙门洞、甘肃平凉崆峒山避诏，在崆峒山上撰《问青牛士说养生法》[4]。280 年，《三都赋序》引发"洛阳纸贵"。282 年（西晋太康三年），《针灸甲乙经》成书，皇甫谧病逝张鳌坡村（今甘肃省灵台县独店镇张鳌坡村皇甫谧墓），享年68 岁。但是，根据陈寿《三国志》记载：西晋太康八年（287），李密卒于保胜龙安（今四川省眉山市彭山区保胜乡龙安村），好友安东将军胡罴与皇甫士安主持葬仪，师弟陈寿在《三国志》中为其列传。故而，按照《三国志》的论述，皇甫谧生卒年份，学界存有争议。

　　皇甫谧如此多地征召，均因自身疾病和形象，以礼拒召。朝廷以礼征召，他以礼拒召，在当时产生了巨大影响。皇帝征召必然要到他居住的地方。因此，他居住地方便与"礼召"产生了

千丝万缕的联系。

今天的礼召村，位于新安故城涧河（古称渑水）南岸，崤岭蒿梨山下。与新安故城仅一河之隔。隔河与新安故城（今石河村）相望。礼召村，风景秀丽幽雅，依山傍水，远离市井繁杂，最适宜于耕读传家，著书立说。又距离县城不远，过河即到。这必然是皇甫谧著书立说，成家立业的最佳选择地。更重要的是，因其当时的盛名，唯有他那样的人物，才可能得到皇帝的礼遇和征召。查遍义马历史人物，除却皇甫谧，无第二人。"礼召"之名，逐渐在历史的烟云中演化为地名和村名。这是对"礼召"村名来历的最好解释。同时村名也证实了皇甫谧在义马的生活居住地。

皇甫谧《玄晏春秋》记载，"与从姑子梁柳等击壤于路，或编荆为盾，执获为戈""又好桑农种藏之事，且养鸡鹜""新安寺有槐，而鹊巢之。雄鸡夺而栖焉。永安令繁琏，予之族姑子也"等自述来看，礼召村南靠蒿梨山，荆条比比皆是，北临涧河（古称渑水），涧河在这里向北向东拐了个大弯，是芦苇（芦苇杆称获）的最佳生长地和养育鸭子（古称鹜）地。皇甫谧《玄晏春秋》中记载的新安寺所在地正是涧河向东北拐大弯的地方，即今天义马市的义马村。而礼召村也完全符合这一环境地理特征。同时，皇甫谧在其《高士传》中，撰写了闵贡与周党的故事，而周党正是今渑池县东汉时期的隐居名士，皇甫谧将闵贡与周党的故事收列在其撰著的《高士传》中，可见当时他对当地人物的熟知程度。皇甫谧《高士传》载记载："闵贡，字仲叔，太原人也，世称节士，虽周党之洁清自以弗及也。党见仲叔食无菜，遗以生蒜，仲叔记载：'我欲省烦耳，今更作烦邪！'受而不食。"

据渑池县历史沿革表民国十七年（1928）《渑池县志》，证实东汉至晋，渑池县治在今洛宁县西北，今渑池韶山、周党隐居的不召寨当时均在新安故城的管辖范围。据渑池县考古发现，在汉魏时期渑池县火车站附近，曾是一个冶铁打造农具的地方，渑池博物馆收藏的在此出土的汉魏时期的铁铧犁等农具上铸造有篆书"新安"二字。可见这里当年也曾是新安故城管辖范围。况且，通过对新安、渑池、义马等地村名查询，唯有义马有个"礼召"村，其他地方均无"礼召"之名，也符合皇甫谧"以礼拒召"作《让征聘表》之意。

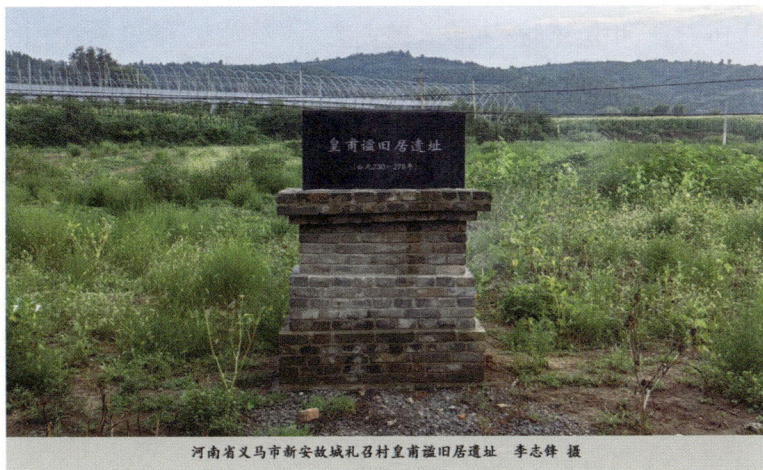

河南省义马市新安故城礼召村皇甫谧旧居遗址　李志锋 摄

图 1—26

根据史料考证，皇甫谧终其一生（215—282），在义马礼召大约生活了45年（230—278年，其中255—256年归还本宗在甘肃灵台），义马市被誉为"皇甫谧第二故乡"。据此，可以基本认定义马市礼召村为皇甫谧徙居新安的居住地。[2]（图1—26）

概　述

　　皇甫谧（215—282），幼名静，字士安，自号玄晏先生。安定朝那人，幼年随叔父徙居新安。魏晋时期，著述颇丰，号称"洛阳名士"，有《帝王世纪》等作品传世，是我国人口统计学第一人。[5] 为左思作《三都赋序》，留下了广为流传的"洛阳纸贵"。[3] 其中年身患风痹，结合《黄帝内经》撰集的《针灸甲乙经》是我国现存最早第一部针灸学专著，为后世中医针灸学树立了教科书级的典范，位列中国古代十大名医之一。[11] 2010 年 11 月 16 日，"中医针灸"被联合国教科文组织列入人类非物质文化遗产代表作名录，皇甫谧被誉为"世界针灸医学鼻祖、世界历史文化名人"；灵台县被誉为"皇甫谧故里·针灸学源地"。[12]

参考文献：

[1] 张选. 纪念晋代针灸学家皇甫谧逝世 1701 周年暨学术交流会在兰州举行[J]. 中医杂志,1983(11):12.

[2] 李志锋,方智敏. 再次证明！针灸鼻祖皇甫谧的第二故乡在义马[N]. 河南日报,2020 - 12 - 22.

[3] 文化巨匠皇甫谧[Z]. 见:洛阳市地方史志办公室. 图说洛阳系列丛书[M]. 河南:大象出版社,2003.

[4] 栾贵明. 皇甫谧集:卅四卷[M]. 北京:新世界出版社,2016.

[5] 国家统计局. 皇甫谧首次系统整理历史人口数字[DB].2023.

[6] 房玄龄. 晋书(全十册)[M]. 北京:中华书局,1996.

[7] 中国政府网. 国务院关于核定并公布第八批全国重点文物保护单位的通知[E]. 〔2019〕22 号.2019 - 10 - 07.

[8]陈寿.三国志[M].北京:中华书局,2011.

[9]张全爱,李彤,张天生.《针灸甲乙经》成书考略及学术贡献[A].见:首届皇甫谧故里拜祖大典暨《针灸甲乙经》学术思想国际研讨会论文集[C],2012:6-8.

[10]王云.皇甫谧归根张鳌坡村与灵台"谧艾"节.[DB/OL].灵台县人民政府网,2022-04-19.

[11]李志锋.皇甫谧针灸学术特点研究[J].中医药研究前沿,2024,6(2):16~18.

[12]文碧玲.首届皇甫谧故里拜祖大典暨《针灸甲乙经》学术思想国际研讨会在甘肃省平凉市灵台县隆重举行[J].中国针灸,2012(11).

作者简介:

李志锋,男,汉族,1989年11月生,甘肃灵台人,甘肃非遗皇甫谧针灸传承人、乙针道创始人。研究方向:皇甫谧针灸。

方智敏,男,汉族,1966年3月生,河南义马人,原义马市政协文史委主任、皇甫谧文化研究学者。研究方向:皇甫谧文化。

文献来源:

李志锋,方智敏.皇甫谧徙居新安(今河南义马)的历史追踪[J].中国故事,2024,(12):74~78.

甘肃玄晏针灸甲乙经研究有限公司

编号：20200405

申 请 函

中共义马市委宣传部、义马市政协：

为全面开发保护传承诞生于魏晋时期安定朝那（今甘肃省灵台县朝那镇）世界针灸医学鼻祖皇甫谧的文化遗产，确定皇甫谧生平行迹的准确性。自 2019 年起，我公司对皇甫谧幼年迁居地新安先后进行了两次大规模的考证研究，经考证皇甫谧幼年迁居的新安之地系今河南省义马市二十里铺社区石河村新安故城遗址处。

现需贵单位就古新安（义马市）、渑池县、新安县的历史变迁及其由来开具官方证明公函，以确定我公司考究皇甫谧幼年迁居的新安之地系今河南省义马市二十里铺社区石河村新安故城遗址处属实。

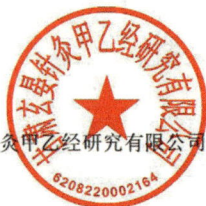

甘肃玄晏针灸甲乙经研究有限公司

2020 年 4 月 5 日

政协义马市委办公室

复　函

甘肃玄晏针灸甲乙经研究有限公司：

　　来函收悉！

　　现就你公司提出的古新安历史变迁及皇甫谧幼年迁居的新安，系义马市二十里铺社区石河村新安故城遗址有关情况，复函如下：

　　根据《史记》、《帝王世纪》、《晋书》、《旧唐书》、《水经注》、《资治通鉴》及西晋文学家潘岳《西征赋》，历代《渑池县志》、《义马市志》等史学典籍和文学记述和描述，古新安县始建于公元前221年秦始皇统一后，实行郡县制所为，是当时设置全国三十六郡之一的三川郡下的一个县。意为"新设县治，永久安宁"。

　　上世纪70年代中后期，国家进行文物普查时，确定了今义马市二十里铺社区石河村西南约1.5公里处涧河北岸、古崤函古道边缘处一个巨型大坑，为公元前206年项羽坑杀秦卒二十万处。楚坑遗址确定。

　　1978年，在楚坑附近今义马市二十里铺社区石河村考古发掘，发现一个约20万平方米的古城遗址。上世纪八十年代再次进行考古发掘，确定石河村古城遗址为上述史籍、史料记述的新安县原始古城。2000年9月25日，河南省人民政府确定为河南省重点文物保护单位。2019年10月19日，被国务院确定为全国重点文物保护单位。

新安县因历史朝代更迭,行政区划历经变迁。从公元前221年设立,直至公元605年新安东迁,以义马市石河村新安县县治为中心,存在了826年。渑池县自西汉设县,历东汉魏晋同时并存。魏晋时期安定朝那(今甘肃省灵台县)针灸鼻祖皇甫谧,随其叔父迁徙之新安,当为今义马市石河村新安县县治境内。

隋朝建立后,公元605年,新安县东迁,即今天河南省新安县址。原新安县区域划归渑池县管辖。

1970年7月,成立义马矿区,将原属渑池县管辖的义马公社的石佛、马庄、南河、常村、河口、苗元、程村、湾子、霍村、义马、千秋、礼召、二十铺、马岭、裴村、郭庄、付村、石门、梁沟、三十里铺等20个大队,分设千秋公社、常村公社和义马镇,为义马矿区管辖。1981年4月4日,经国务院批准在义马矿区基础上设立义马市,管辖区域不变。

据此,经我市文史工作者和考古工作者研究确定,魏晋时期皇甫谧迁徙新安,为今义马市石河村新安故城无疑。

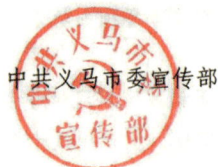

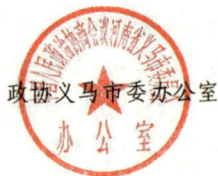

中共义马市委宣传部   政协义马市委办公室

2020 年 4 月 8 日

今日义马　　2020年12月22日 星期二　专版 ③

针灸鼻祖皇甫谧的第二故乡为何会在河南义马

皇甫谧徙居新安后居所何以为今之礼召社区

皇甫谧幼年徙居之新安何以在义马

皇甫谧《针灸甲乙经》中义马地理文化元素

皇甫谧表弟梁柳与城阳故城考

李志锋

（甘肃玄晏针灸甲乙经研究有限公司　甘肃省平凉市　744400）

【摘要】 皇甫谧表弟梁柳，天水人，字洪季，先后任职城阳太守、弘农郡守、阳平太守。本文从西晋皇甫谧《玄晏春秋》与唐代房玄龄等主编的《晋书·皇甫谧传》对梁柳任职城阳太守的城阳故城进行考究论述。

【关键词】 皇甫谧；梁柳；城阳太守；城阳故城；河南信阳

安正发《皇甫谧交游考》一文中表述，梁柳（？—306），字洪季，天水人，皇甫谧姑母之子。唐代房玄龄等主编的《晋书·皇甫谧传》记载："城阳太守梁柳，谧从姑子也，当之官，人劝谧饯之。谧曰：柳为布衣时过吾，吾送迎不出门，食不过盐菜，贫者不以酒肉为礼。今作郡而送之，是贵城阳太守而贱梁柳，岂中古人之道，是非吾心所安也。"[1-2]

唐代欧阳询《艺文类聚》卷七十二也有类似文字。北宋李昉、李穆、徐铉等学者主编的《太平御览》卷六百七引皇甫谧《玄晏春秋》记载："十七年，予长七尺四寸，未通经书，与从姑子梁柳等击壤于路，或编荆为楯，执杖为戈，分阵相刺，有若习兵"。其中的"十七年"，当指皇甫谧十七岁，梁柳为其外弟，从两人一起嬉戏游玩等情形来看，知皇甫谧与柳年龄相当且稍长。梁柳的籍贯及字号，唐代孔颖达《尚书正义》"虞书"下引《晋书·皇甫谧传》记载："姑子外弟梁柳边（处）得《古文尚书》，故作《帝王世纪》，往往载《孔传》五十八篇之书。"《晋书》又云："晋太保公郑冲以古文授扶风苏愉，愉字休预；预授天水梁柳字洪季，即谧之外弟也；季授城阳臧曹字彦始；始授郡守子汝南梅赜字仲真，又为豫章内史。遂于前晋奏上其书而施行焉。"唐代孔颖达所引非今本二十四史中的《晋书》。出孔颖达的叙述可知，梁柳曾研习、传承古文《尚书》，皇甫谧写作《帝王世纪》时曾作为重要的参考资料。孔颖达还指出："晋世皇甫谧独得其书，载于《帝纪》，其后传授乃可详焉。但古文经虽然早出，晚始得施行，其辞富而备，其义弘而雅。"

上海社会科学院历史研究员杨善群认为："自西汉、东汉以至魏晋，《古文尚书》一直在民间流传，曾有不少学者见过其书"，他还列举了司马迁、刘歆、郑玄、应劭、韦昭、皇甫谧等大学问家都曾见过古文《尚书》并一再加以引用的证据。最后得出结论："古文《尚书》在魏晋之际完备成集，形成清楚、可靠的传授关系"。皇甫谧作《帝王世纪》多处引述梁柳提供的古文《尚书》，说明他们不仅年轻时是游玩的伙伴，后来在治学上也是志同道合、相互切磋、相互帮助的好朋友。梁柳除了担任城阳太守，还曾做弘农太守与阳平太守，政绩卓著。

《晋书·武帝纪》记载："十年夏四月，以京兆太守刘霄、阳平太守梁柳有政绩，各赐谷千斛"。唐代虞世南《北堂书钞》卷三十九引王隐《晋书》："阳平太守梁柳，治绩尤异，赐粟千斛，秩中二千石。"时间在太康十年（289）四月。梁柳还曾做过城门校尉，最后做到镇西将军。关于梁柳的卒年，汉字学家蒋善国《尚书综述》根据《晋书·河间王颙传》"以太弟太保梁柳为镇西将军，守关中。马瞻等出诣柳，因共杀柳于城内"的记载认为"这是永熙元年的事情"。也就是说梁柳卒于永熙元年。

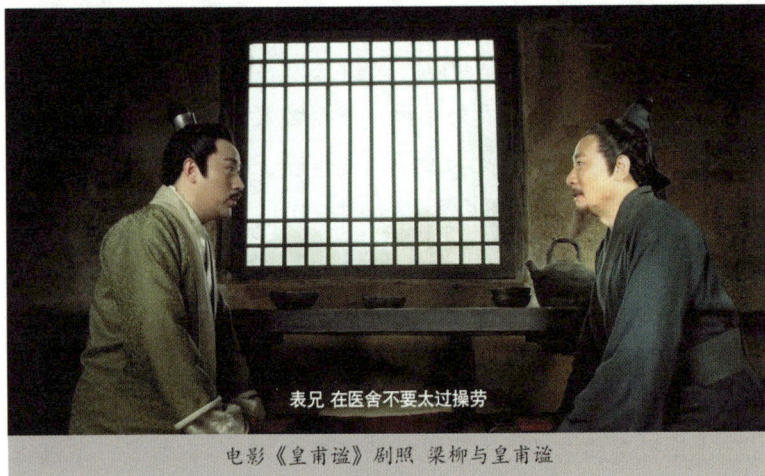

表兄 在医舍不要太过操劳

电影《皇甫谧》剧照 梁柳与皇甫谧

图1—27

历史学家李学勤也同意蒋善国的意见，他说："蒋氏称梁柳以忠贞清正著称，定其卒年在晋惠帝永熙元年（290），都是对的。"然考查北宋司马光《资治通鉴》及唐代房玄龄等人主编的《晋书》相关记载，梁柳被司马颙手下的马瞻所害在光熙元年（306）而非永熙元年（290），是在"八王之乱"中司马越与司马颙的争斗中被司马颙的部下马瞻所杀[3]。（图1—27）

根据史料考究，梁柳任职城阳太守的城阳置所在今河南省信阳市平桥区城阳城址国家考古遗址公园。城阳城址国家考古遗址公园是全国重点文物保护单位，是中国现存的六座楚王城中保存最好、规模最大、具有重要考古价值的一座古城址。该城建于春秋早期，是楚国北攻东进的军事据点，楚郢都被秦军所破后，楚顷襄王曾流掩于此，把城阳城作为临时国都，采用庄辛"亡羊补牢"之策，收复大片失地，延续楚国历史 55 年，秦汉魏晋时为城阳县、郡，是当时的文化政治经济中心，隋唐以后逐渐废弃，前后繁华 1000 多年。[4]

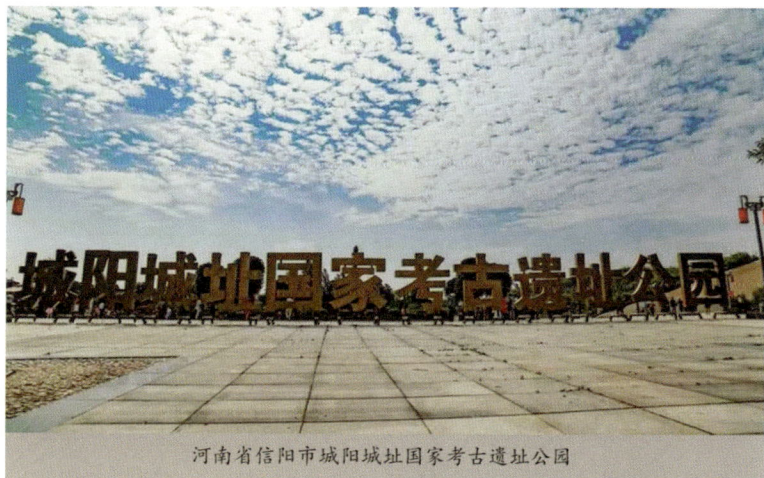

河南省信阳市城阳城址国家考古遗址公园

图 1—28

2001 年 6 月 25 日，城阳城址被中华人民共和国国务院公布为第五批全国重点文物保护单位。2013 年，城阳城址国家考古遗址公园被国家文物局正式列入立项名单。2023 年，晋升为国家 4A 级旅游景区。（图 1—28）

参考文献：

[1]安正发.皇甫谧交游考[J].宁夏社会科学,2008(06):168
　～171.

[2]房玄龄.晋书(全十册)[M].北京:中华书局,1996.

[3]栾贵明.皇甫谧集:卅四卷[M].北京:新世界出版社,2016.

[4]贾连敏,武志江,张玲,等.河南信阳市城阳城址2009—2011年考古工作主要收获[J].华夏考古,2014(02):3~9+2+169.

文献来源：

李志锋.皇甫谧表弟梁柳与城阳故城考[J].皇甫谧研究,2020,15(2):245~247.

电影《皇甫谧》幕后花絮：

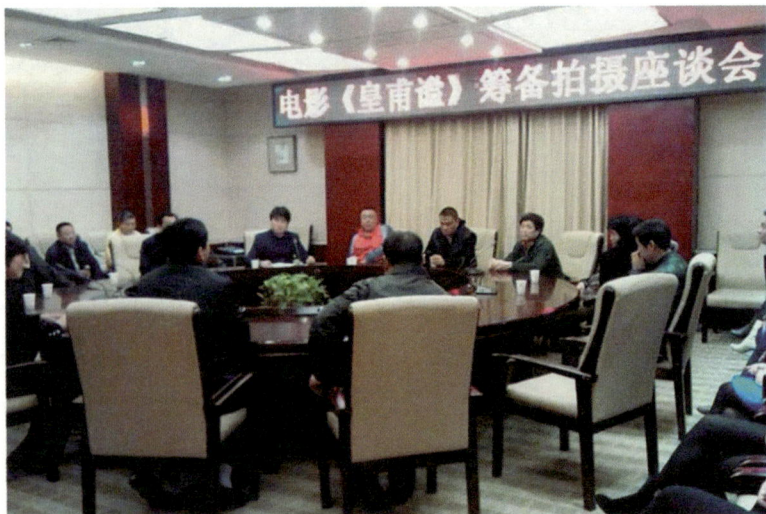

2014年3月22日，灵台县皇甫谧文化开发有限责任公司总经理曹润奎在灵台宾馆主持召开电影《皇甫谧》座谈会。灵台县委宣传部领导，导演涂京江、摄影刘卫伟，电影《皇甫谧》原著作者李志锋等人发表了个人意见。

CCTV6（电影频道）1905电影网：电影《皇甫谧》根据李志

锋电影剧本《皇甫谧》改编而成，讲述了公元 268 年西晋名医皇甫谧受皇帝司马炎之召，进宫施以针灸绝技挽救了病重的皇后杨艳的生命。而后拒官还乡，为民行医，努力研文，历经辛苦磨难，终于完成了针灸学奇书《针灸甲乙经》的故事。

制作单位：潇湘电影集团有限公司、灵台县皇甫谧文化开发有限责任公司

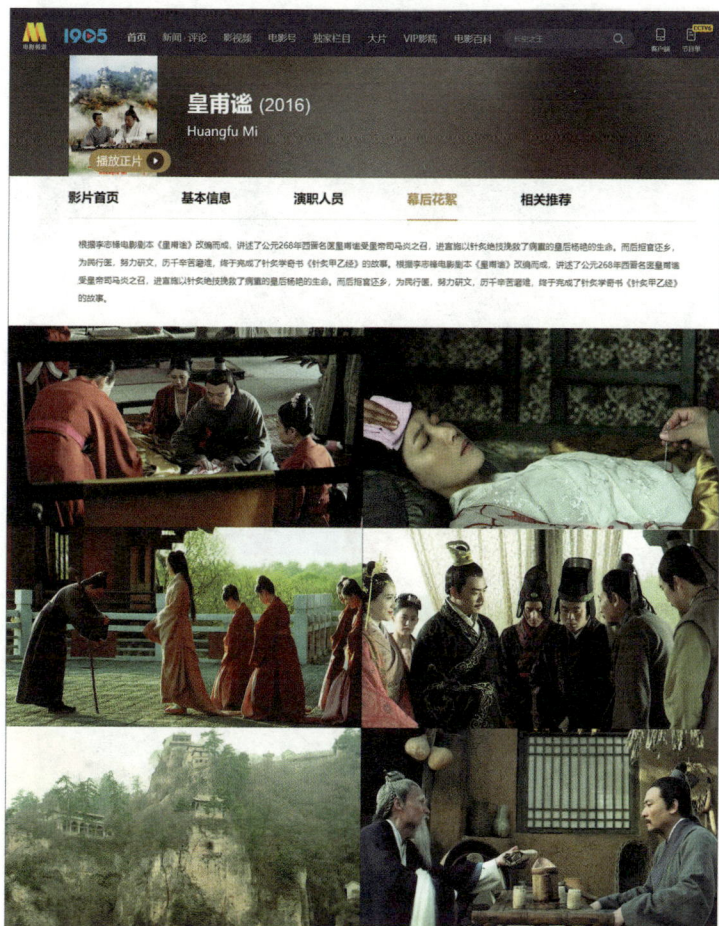

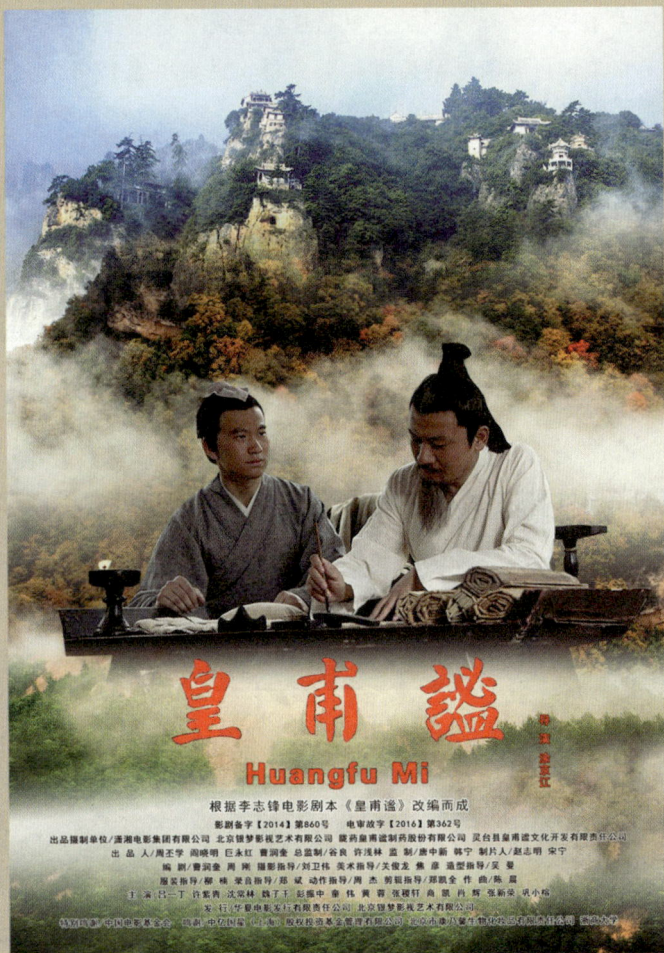

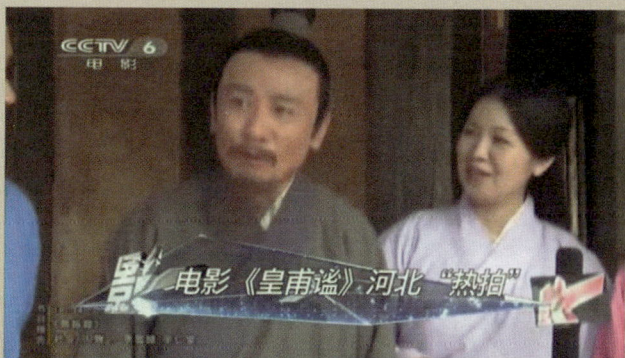

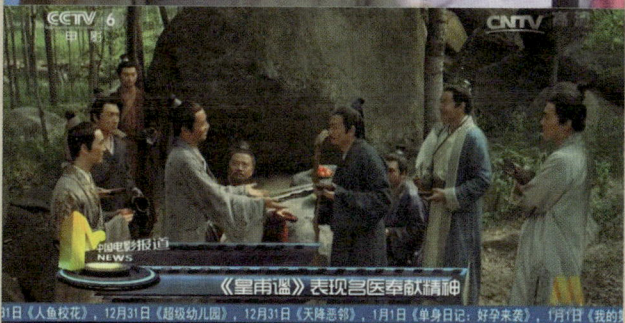

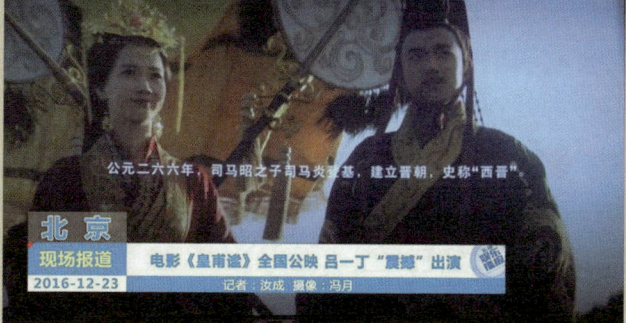

尘缘明性做山草

熬得半壶暖人间

二零二四年二月二十四日

李志锋於麟遊縣酒房镇卞坡村

感悟而作

九華堂製

皇甫谧针灸师父与华佗关系考究

李志锋

（甘肃玄晏针灸甲乙经研究有限公司　甘肃省平凉市　744400）

【摘要】 曹操杀华佗，华佗《青囊书》《枕中灸刺经》是否失传？华佗的弟子吴普、樊阿何许人也？皇甫谧亲身试针，撰著《针灸甲乙经》，他的针灸师父是何人？本文从现存稀缺资料论述皇甫谧的针灸师父极有可能是华佗的弟子樊阿。

【关键词】 皇甫谧；华佗；樊阿；针灸；《解服散说》；《针灸甲乙经》

陈寿《三国志》记载："广陵吴普、彭城樊阿皆从佗学。普依准佗治，多所全济"。公元 208 年（汉献帝建安十三年），华佗因治曹操头疼病而入狱，狱卒吴押狱很敬重华佗的为人，每天拿着酒食给监狱的华佗吃。华佗非常感激，告诉吴押狱："我快死了，遗憾的是我的那本《青囊书》还没有传到世上。现在你的深情厚谊，无可报答；我写一封书信，你可派人送到我家，取来《青囊书》赠给你，这样你就可以继承我的医术了"。吴押狱非常高兴地说："我如果得了这本书，就不干这个差使了，去医治天下病人，使先生的医德继续流传"。华佗当即写了书信交给吴押狱。吴押狱到了金城，拿到了《青囊书》，回到狱中，华佗检看后就把书赠给了吴押狱。吴押狱拿回家藏起来。十天之后，华佗死在了狱中。吴押狱买棺葬了华佗，辞了差役回家，想拿出《青囊书》学习，却见他的妻子正在那里焚烧那本医书。吴押狱大吃一惊，连忙抢夺过来，可是全书已被烧毁，只剩得最后一两页。吴押狱非常生气，怒骂他的妻子。他的妻子说："纵然学得与华佗一般神妙的医术，又能怎样？最后像华先生一样死在大牢之中，要它何用！"吴押狱唯有连连叹气。因此《青囊书》没有流传下来，后世所传的一些阉鸡、猪的小医术，正是烧剩下的一两页中所记载的。[1]

据陈寿的《三国志》记载，华佗倾毕生经历所作之书为《青囊书》。此书将华佗的毕生心血、行医经验详细记载，但传说由于徒弟保护不力，此书最终被焚毁。也因此《青囊书》失传，当时只抢救出来几页，因此才有了初、高中历史书上的"五禽戏""麻沸散"等。以上资料所言，吴押狱是华佗的弟子之一，吴普可能是吴押狱的代称。《七录著录》记载：华佗弟子吴普本草六卷，《隋志》曰："亡"。《旧唐志》有"吕氏本草因六卷，吴普撰"。《新唐志》则作"吴氏本草因六卷，吴普"。可见"吕"字为"吴"字之误。《后汉书·华佗传》中有普之记事。蜀本草之陶序注曰："普，广陵人也。华佗弟子，撰本草一卷"。《嘉祐本草所引书传》曰："吴氏本草，魏广陵吴普撰。修神农本草，成四百四十一种。《旧唐书·经籍志》尚存六卷，今广内不复有，惟诸子书多见引录，其说药性寒温、五味，最为详悉"。本草纲目卷一："吴氏本草，其书分记神农、黄帝、岐伯、桐君、雷公、扁鹊、华佗、弟子李氏，所说性味甚详，今亦失传"。

吴普（约149—约259），广陵郡人（今江苏扬州一带）。吴普曾经跟随华佗学医，擅长五禽戏，著有《吴普本草》，其书分记神农、黄帝、岐伯、桐君、雷公、扁鹊、华佗、弟子李氏，所说性味甚详，今亦失传。华佗的弟子吴普擅长五禽戏，著有《吴普本草》；而并无针灸医学一说。

樊阿（约164—约272），彭城人（今江苏徐州）。曾跟随华佗学医，擅长针灸并勇于探索。《三国志·魏书二十九·方技传第二十九》记载："广陵吴普、彭城樊阿皆从佗学。……阿善针术。凡医咸言背及胸藏之间不可妄针，针之不过四分，而阿针背入一二寸，巨阙胸藏针下五六寸，而病辄皆瘳"。从《三国志》这段史料我们就可以看出，樊阿曾经跟随华佗学医，擅长针灸并勇于探索，一般的中医在病人胸和背部用针灸治疗病时，只敢扎进去不超过4分，而樊阿敢扎进去好几寸，并且针到病除；又《隋书·经籍志》记有"华佗枕中灸刺经"一卷，已失传。日本《医心方》中又载《华佗针灸经》《解服散说》。由此可见，华佗针灸并没有完全失传，尤其是他的弟子樊阿在针灸方面有相当高的造诣，包括进针的尺寸等都有考究。

据《晋书·皇甫谧传》等资料记载，皇甫谧（214—282），幼名静，字士安，自号玄晏先生。魏晋名士、针灸医学家；安定朝那人（今甘肃灵台人）。幼年随叔父徙居新安（今河南义马）。华佗去世后6年皇甫谧出生，其撰著的《针灸甲乙经》在针灸学史上，占有很高的学术地位，是我国第一部针灸学的专著。因此，我们初步认为皇甫谧间接看过华佗针灸方面的针书籍，然后通过自己亲身实践，总结经验，著述《甲乙》，才成为针灸鼻祖。或许皇甫谧可能得到华佗的徒弟樊阿的传授。但是，这只是初步认为，根据皇甫谧《甲乙经》自述，得知谧著《甲乙》，阅读典籍、集《黄帝》三部，删其浮辞，除其重复，论其精要、亲身实践而成书。我们再考究对比樊阿、皇甫谧的生卒年份，樊阿与皇甫谧几乎生活在同一时期，而且，史料记载皇甫谧少年受书席坦，饱读诗书，后著述颇丰，谓之"书淫"，而樊阿是当时的针灸名医，皇甫谧中年患得风痹之症，针灸治疗，又服寒食散，著《解服散说》，曾身在洛阳附近的皇甫谧不可能不知道樊阿。[2-3]

结 论

皇甫谧的文史典籍以及《针灸甲乙经》中为何没有记载樊阿，这里我们不再做论证，我们只推测两点：第一点，樊阿的师父华佗被曹操所杀，樊阿不想再提及医学之事；第二点，魏晋时期，皇甫谧拒诏不仕著述《甲乙》，樊阿只传皇甫谧医术，而不书名，成了隐姓埋名的高人[4]。

参考资料：

[1]陈寿.三国志[M].北京:中华书局,2011.

[2]房玄龄.晋书(全十册)[M].北京:中华书局,1996.

[3]栾贵明.皇甫谧集:卅四卷[M].北京:新世界出版社,2016.

[4]王立群.千古中医故事(二)《华佗》之华佗之死(百家讲坛)[EP/OL]央视网,2010-02-26.

文献来源：

李志锋.皇甫谧针灸师父与华佗关系考究[J].皇甫谧研究,2020,15(2):264~266.

皇甫谧《解服散说》中提及的兄长考究

李志锋

（甘肃玄晏针灸甲乙经研究有限公司　甘肃省平凉市　744400）

【摘要】皇甫谧家族世系表中我们看到皇甫谧是独子。而根据《晋书·皇甫谧传》的记载，皇甫谧从小过继叔父，按照中国传统文化，这不符合人之常理，那么，事实真是如此吗？本文从皇甫谧遗著《解服散说》考究皇甫谧兄长皇甫士元。

【关键词】皇甫谧；《皇甫谧传》；《解服散说》；皇甫士元

《晋书·皇甫谧传》记载：皇甫谧，字士安，幼名静，安定朝那人，汉太尉嵩之曾孙也。出后叔父，徙居新安。《晋书·皇甫谧传》中提及两个地名，一个是安定朝那，一个是新安；这两个地方历史早有定论，这里我们不深入研究，安定朝那，指的是今甘肃省灵台县朝那镇；新安，指的是今河南省义马市新安故城。

通过这段文字我们得知，安定朝那（今甘肃灵台）皇甫谧是东汉太尉皇甫嵩的曾孙，小时候过继给了叔父而搬迁去了新安居住（今河南义马）。[1-2]

《诸病源候论》卷六引皇甫谧《解服散说》（或称《皇甫谧、曹翕论寒食散方》）曰：当吾之困也，举家知亲，皆以见分别，赖得三兄士元，披方得三黄汤方，合使吾服，大下即瘥。自此常以救急也。又《诸病源候论·解散病诸候（凡二十六论）》曰：咸宁四年（278），平阳（今山西临汾）太守刘泰，亦沉斯病，使使问余救解之宜。先时有姜子者，以药困绝，余实生之，是以闻焉。然身自荷毒，虽才士不能书，辩者不能说也。苟思所不逮，暴至不旋踵，敢以教人乎？辞不获已，乃退而惟之，求诸《本草》，考以《素问》，寻故事之所更，参气物之相使，并列四方之本，注释其下，集而与之。匪曰我能也，该三折臂者为医，非生而知之，试验亦其次也。[3]

魏晋时期服用寒食散成为一种时尚，在上流社会比较流行，刘泰也参与其中，刘泰（曹魏明帝时为通事、西晋时为平阳太守）服用寒食散苦不堪言得知皇甫谧有解救之方，特请皇甫谧开方解救自己服散之痛苦。皇甫谧在给晋武帝的《让征聘表》记载：又服寒食药，违错节度，辛苦荼毒，于今七年。隆冬裸袒食冰，当暑烦闷，加以咳逆，或若温虐，或类伤寒，浮气流肿，四肢酸重。于今困劣，救命呼嚏，父兄见出，妻息长诀。《晋书·皇甫谧传》记载：初服寒食，性与之忤，每委顿不伦。尝悲恚，叩刃欲自杀。叔母谏之而止。《千金翼方·卷二十二·服诸石药及寒食散已违失节度发病疗之法合四十五条第三》记载皇甫谧被寒食散所毒害之情形时说：当困时，举家亲知莫能解救，赖三兄士元披方得三黄汤令服，大便下即瘥。《医心方》记载：皇甫唯欲将冷，廪丘欲得将石药性热。多以将冷为宜，故士安所撰，偏行于世。[4-6]

可惜皇甫谧《解服散说》原著早已亡佚，其相关内容在隋代巢元方《诸病源候论》及日本丹波康赖所著的《医心方》中有部分保存。

从以上资料以及皇甫谧的自述得知，皇甫谧不仅博学多才，而且他的医术也很高超，作为医学家的皇甫谧因自己服用寒食散而苦不堪言，历经凶险，他也摸索出了治疗寒食散的办法，并惠及世人，解除服散者的痛苦，故而写下《解服散说》一书。

<h2 style="text-align:center">概　述</h2>

从《晋书·皇甫谧传》与隋代巢元方《诸病源候论》等典籍文献中我们得知皇甫谧的兄长不止三人，皇甫谧的三兄长名叫皇甫士元，这也说明皇甫谧并不是今人所说的独子，皇甫谧当有兄长，皇甫谧小时候过继给叔父，也理应在有兄长的前提之下，这也符合人之常情。

参考资料：

[1] 房玄龄.晋书(全十册)[M].北京:中华书局,1996.

[2] 李志锋,方智敏.皇甫谧徙居新安(今河南义马)的历史追踪[J].中国故事,2024(12):74~78.

[3] 巢元方.诸病源候论[M].中华中医药学会,编.北京:华夏出版社,2008.

[4] 栾贵明.皇甫谧集:卅四卷[M].北京:新世界出版社,2016.

[5] 孙思邈.千金翼方[M].焦振廉,注解.北京:中国医药科技出版社,2011.

[6] 丹波康赖.医心方[M].高文铸,校注研究.北京:华夏出版社,2009.

文献来源：

李志锋.皇甫谧《解服散说》中提及的兄长考究[J].皇甫谧研究,2020,15(2):234~235.

皇甫谧授徒张轨与"平凉"之名考究

李志锋

【导读】皇甫谧在女几山授徒张轨等人。张轨是前凉政权的奠基者，公元376年，前秦苻坚灭前凉，置平凉郡，意为平定凉国，"平凉"之名见于史册。

《晋书·皇甫谧传》记载："皇甫谧，字士安，幼名静，安定朝那人，汉太尉嵩之曾孙也。出后叔父，徙居新安。""谧所著诗赋诔颂论难甚多，又撰《帝王世纪》《年历》《高士》《逸士》《列女》等传、《玄晏春秋》，并重于世。门人挚虞、张轨、牛综、席纯，皆为晋名臣。"又《晋书·张轨传》记载："张轨，字士彦，安定乌氏人，汉常山景王耳十七代孙也。家世孝廉，以儒学显。父温，为太官令。轨少明敏好学，有器望，姿仪典则，与同郡皇甫谧善，隐于宜阳女几山。泰始初，受叔父锡官五品。"

从《晋书》中得知，皇甫谧与张轨同是安定郡人，皇甫谧是安定朝那人即今甘肃省平凉市灵台县人，张轨是安定乌氏人即今甘肃省平凉市泾川县人；皇甫谧幼年徙居新安即今河南义马，张轨与皇甫谧隐于宜阳女几山即今河南宜阳女几山；甘肃灵台县与泾川县接壤，河南义马与宜阳接壤；皇甫谧与张轨都是在曹魏西北战事动乱时，从今天的西北甘肃平凉迁居到中原帝都洛阳附近的新安、宜阳生活，以确保生活环境的平安。再者，从《晋书

·皇甫谧传》中我们知道，张轨年少聪明好学，很有才能声望，姿态仪表文雅端庄，与同郡人皇甫谧关系很好，隐居在宜阳郡女几山。西晋泰始初年（265），继承叔父恩荫的五品官。由此，我们得知，皇甫谧门徒挚虞、张轨、牛综、席纯，皆为晋名臣，其授徒的地方应为河南宜阳女几山一带，即今天宜阳县花果山森林公园。[1-2]

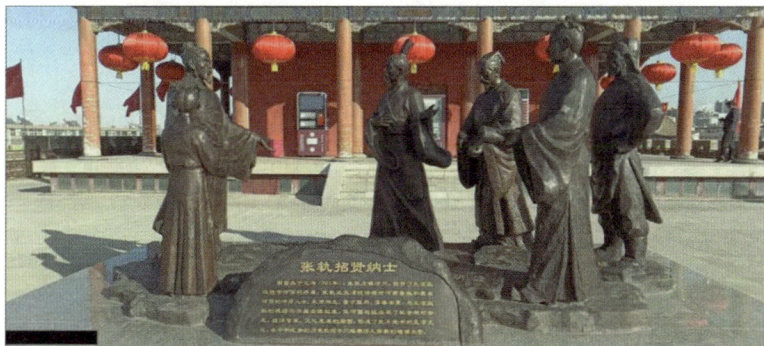

甘肃省武威市五凉文化博物馆"张轨招贤纳士"群雕

图 1—29

崔鸿《十六国春秋别本》记载："张轨以晋永宁九月辛巳岁牧凉州，至天锡败亡之岁，岁在丙午，八主，七十六年。"即从晋惠帝永宁元年（301）张轨出任凉州刺史前凉肇基，建都姑臧（今甘肃省武威市）。始至前秦建元十二年（376）张天锡出降前秦止。（图 1—29）

皇甫谧门徒张轨是前凉政权的建立者。张轨在河西地区任职期间，执政有方，成功抵御了汉赵的进攻，保卫了晋室的安全，并促进了河西地区经济和文化的发展，被后世誉为"五凉文化"的奠基者。张轨及其子孙据河西之地 70 余年，使河西成为经济文化繁荣之地。公元 376 年，前秦苻坚灭前凉，随后置平凉郡，

意为平定凉国，"平凉"之名见于史册，甘肃省平凉市的名字由此而来。[3-6]

参考资料：

[1]房玄龄.晋书(全十册)[M].北京:中华书局,1996.

[2]洪涛.张轨建立前凉及其统治措施[J].青海师专学报,1989(03):11~15.

[3]秦玉龙.平定凉国:平凉地名诞生于1600年前[N].平凉日报,2017-01-18.

[4]吕军强.前凉末代帝王张天赐归隐故里[A].见:李世恩.春秋逸谭:平凉历史掌故选(人文平凉系列)[M].北京:人民文学出版社,2018.

[5]徐兆寿,李元辉.话说五凉[M].甘肃:甘肃人民美术出版社,2020.

[6]景颢.平凉史地述略[M].陕西:西北大学出版社,2021.

文献来源：

李志锋.皇甫谧授徒女几山考究[J].皇甫谧研究,2020.15(2):248~249.

皇甫谧后裔与皇甫氏家族姓氏变迁考究

李志锋

（甘肃玄晏针灸甲乙经研究有限公司　甘肃省平凉市　744400）

【摘要】 多年以来，很多皇甫谧研究学者来到灵台一直在好奇一个问题，为什么皇甫谧故里甘肃灵台今天没有皇甫氏家族后裔？皇甫谧的后人究竟去了哪里？本文从史料考究等方面论述皇甫谧后裔与皇甫氏家族姓氏变迁的过程。

【关键词】 皇甫谧；甘肃灵台；皇甫氏；姓氏变迁；皇甫方回

《晋书·皇甫谧传》记载："谧，太康三年卒，享年六十八岁，子童灵、方回等遵其遗命……"又皇甫谧《笃终论》记载"故吾欲朝死夕葬，夕死朝葬……择不毛之地，穿坑深十尺，长一丈五尺，广六尺，坑讫？谪？讹，举床就坑，去床下尸。"从这段史料，我们得知，皇甫谧68岁卒，简葬。[1]

查阅资料，最早记载皇甫谧墓葬的书籍是北宋神宗元丰三年（1080）王存等编纂的《元丰九域志》，这是一部官方修订的地理总志。而"九域志"源自唐代的《十道图》，此书增收"古迹"一门，1984年中华书局出版的《元丰九域志》前言，史家评说"此书，尤为难得。"在"古迹"条下记泾州（属县）有"皇甫士安读书台，灵台（古密须国之地）……皇甫士安冢。"这一记载，定有所本。清顺治十五年（1658）灵台县令黄居中编纂的《灵台县志》与清雍正四年（1726）出书的《古今图书集成》分别有皇甫谧读书台与皇甫谧墓的记载。1985 年魏明安《魏晋思潮与皇甫谧》等资料记载，皇甫谧在张鳌坡去世，其子童灵、方回，尊父遗训，简葬其父于张鳌坡塬边，世人称之为"皇甫冢子。"而此处所说的张鳌坡"皇甫冢子"正是今天灵台县独店镇张鳌坡村皇甫谧文化园中的皇甫谧墓。[2-4]

以此论述，皇甫谧在 282 年简葬时有两个儿子，分别是长子皇甫童灵、次子皇甫方回；这里，我们来分开论证皇甫谧的两个儿子。长子童灵只有《晋书·皇甫谧传》有提及，以后的皇甫谧文化研究学者也都遵循此记载，很多史料对皇甫童灵的记述是失载。

次子方回，北宋司马光《资治通鉴·晋纪十三晋元帝太兴二年（319）》记载："……访以猗本中朝所署，加有时望，白王敦不宜杀，敦不听而斩之。初，敦患杜曾难制，谓访曰：'若擒曾，当相论为荆州。'及曾死而敦不用。王在荆州，多杀陶侃将佐；以皇甫方回为侃所敬，责其不诣己，收斩之。"[5]

《晋书·皇甫谧传》附载其子《皇甫方回传》记载："皇甫方回，皇甫谧子，安定朝那人。少遵父操，兼有文才。永嘉初，博士征，不起。避乱荆州，闭户闲居，未尝入城府。蚕而后衣，耕而后食，先人后己，尊贤爱物，南土人士咸崇敬之。刺史陶侃礼之甚厚。侃每造之，著素士服，望门辄下而进。王敦遣从弟暠代侃，迁侃为广州。侃将诣敦，方回谏曰：'吾闻敌国灭，功臣亡。足下新破杜弢，功莫与二，欲无危，其可得乎！'侃不从而行。敦果欲杀侃，赖周访获免。暠既至荆州，大失物情，百姓叛暠迎杜弢。暠大行诛戮以立威，以方回为侃所敬，责其不来诣己，乃收而斩之。荆土华夷，莫不流涕。"又《晋室东迁之八：

王导失宠与王敦上疏》记载："东晋大兴三年八月，敦因皇甫方回遵刺史陶侃，而杀荆州……太宁二年，王敦卒。"这里我们通过以上资料论述，尤其是"大兴三年，敦因皇甫方回遵刺史陶侃，而杀荆州……太宁二年，王敦卒"得知，皇甫方回于东晋大兴三年八月，320 年 8 月被王敦的从弟王廙在荆州杀害。也有学者考证，公元 318 年（东晋建武二年），皇甫方回被害。而根据《中国行政区划通史·三国两晋南朝卷》记载"三国两晋的荆州古荆州包括现在的湖南，湖北全部，四川，江西一部。"也就是说皇甫谧的次子方回这一部分皇甫氏家族生活在了两湖、江浙等区域。[6-8]

　　清乾隆二十九年（1764）蘅塘退士（原名：孙洙）主编，金性尧注释《唐诗三百首新注》记载："皇甫冉（公元 716—769 年），字茂政，安定临泾人。曾祖时已移居丹阳。天宝进士，任无锡尉。大历初入河南节度使王缙幕。官中左拾遗，补阙。"又 1992 年，张瑞君《李嘉祐皇甫冉生平事迹补证》记载："皇甫冉，晋代高士皇甫谧之后，10 岁能属文，深受张九龄器重。"根据宋刻元明递修本《晋志》记载考证，唐代安定临泾是今甘肃泾川一带，丹阳是今安徽当涂东北一带。也就是说，安定郡的皇甫氏家族在两晋时期逐步南迁。[9-10]

　　2011 年《西部地理：灵台双堠子一位中唐诗人的最后归宿》记载："灵台城外，双堠子，据说那里是中唐诗人皇甫松兄弟的最后归宿之地……皇甫松，字子奇，自号檀栾子，睦州新安（今浙江淳安）人。他是工部侍郎皇甫湜之子，宰相牛僧孺之外甥。"根据《牛僧孺研究》等资料记载，牛僧孺，安定鹑觚人，今甘肃灵台人。由此，可以看出，灵台城外，双堠子，据说那里是中唐诗人皇甫松兄弟的最后归宿之地也不是空穴来风。也许是皇甫松兄弟从江南到安定鹑觚来省亲舅舅牛僧孺，因为某种原因而卒于此，但是，这里我们缺乏史料论证，不做研究说明。可以说明的是，在唐代，灵台的皇甫氏家族还是名门望族。[11]

<h2 style="text-align:center">概 述</h2>

综上所述，皇甫谧故里并不是没有皇甫氏家族的后裔，只是随着历史的变迁，安定郡朝那县居于西北，战乱频繁等诸多原因，皇甫氏家族逐步迁居中原、江浙，西北只留下了部分皇甫氏族人，在岁月的民族大融合中，渐渐由复姓"皇甫"融入了"黄""付""白""王"等姓氏长河中。

今天，河南皇甫姓氏研究学会依旧来灵台县皇甫谧文化园拜祖，这也符合《晋书·皇甫谧传》中所记载的皇甫谧幼年徙居新安（今河南义马）。同时，我们也可以推测今天河南的皇甫氏家族可能跟皇甫谧长子皇甫童灵一脉有关。

参考资料：

[1]房玄龄.晋书(全十册)[M].北京:中华书局,1996.

[2]王存.元丰九域志[M].北京:中华书局,1984.

[3]陈梦雷,编纂.蒋廷锡,校订.古今图书集成[M].北京:中华书局,1985.

[4]魏明安.魏晋思潮与皇甫谧[J].兰州大学学报,1985(01): 44-62.

[5]司马光.资治通鉴[M].北京:中华书局,1984.

[6]栾贵明.皇甫谧集:卅四卷[M].北京:新世界出版社,2016.

[7]魏俊杰.两晋十六国政区新探[M].北京:国家图书馆出版

社,2021.

[8]胡阿祥.中国行政区划通史(三国两晋南朝卷)[M].见:周振鹤,主编.中国行政区划通史[M].上海:复旦大学出版社,2014.

[9]金性尧.唐诗三百首新注[M].上海:上海古籍出版社,1980.

[10]张瑞君.李嘉祐皇甫冉生平事迹补证[J].山西师大学报(社会科学版),1992(04):54~55.

[11]李润强.牛僧孺研究[M].兰州:甘肃人民出版社,2002.

文献来源:

李志锋.皇甫谧后裔与皇甫氏家族姓氏变迁考究[J].皇甫谧研究,2020,15(2):288~291.

皇甫谧遗著与《针灸甲乙经》刊本源流考

李志锋

（甘肃玄晏针灸甲乙经研究有限公司　甘肃省灵台县　744400）

DOI：10.12361/3029-1658-02-02-135879

【摘要】"中医针灸学之祖"皇甫谧是我国古代历史上唯一与孔子齐名的世界历史文化名人，是我国魏晋时期著名的医学家、文学家、史学家、哲学家。本文从皇甫谧遗著以及《针灸甲乙经》刊本源流考究论述皇甫谧在文、史、医、哲等方面为人类社会做出的巨大贡献。

【关键词】皇甫谧遗著；《针灸甲乙经》；源流考究；历史文化

《晋书》[1]卷五十一列传第二十一《皇甫谧传》记载：皇甫谧，字士安，幼名静，安定朝那[2]人（今甘肃灵台），汉太尉嵩之曾孙也。出后叔父，徙居新安[3]（今河南义马）。

清代李巨来《书古文尚书冤词后》一书中赞皇甫谧："考晋时著书之富，无若皇甫谧者。"

皇甫谧（215—282）逝世距今已经1700多年，随着时光的流逝，其大部分遗著散失、残缺，甚至流传海外[4]。本文从海内外资料收集汇总、分析研究，尽可能地彰显皇甫谧遗著全貌以及现存源流[5]。（图1—30）

一、皇甫谧遗著存佚现状

1.《针灸甲乙经》，十二卷，见：明代王肯堂辑录、吴勉学

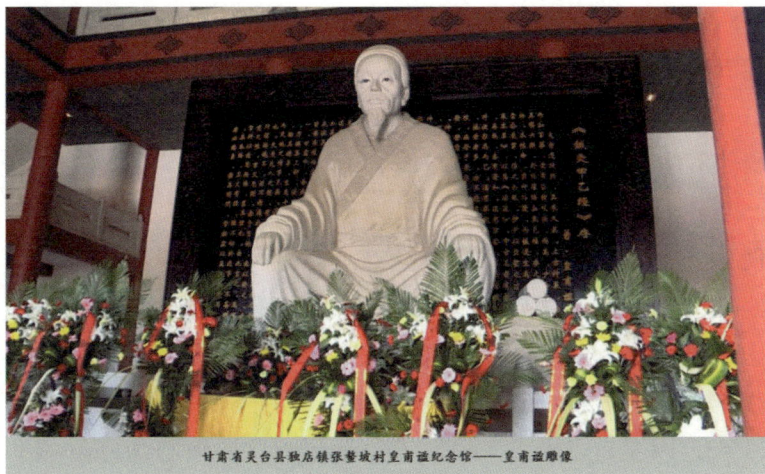

甘肃省灵台县独店镇张鳌坡村皇甫谧纪念馆——皇甫谧雕像

图1—30

刊刻《古今医统正脉全书》以后刊本数十种。

2.《依诸方撰》，一卷，见：唐代魏徵等撰《隋书·经籍志》存目。

3.《脉决》，佚，见：北宋王惟一《难经集注》存残句。

4.《论寒食散方》，二卷，存片段，见：隋代巢元方《诸病源候论·寒食散发候》等书保留部分。

5.《高士传》，六卷，今流传本分为三卷，见：明代吴琯《古今逸史·逸记》《广汉魏丛书·别史》《四部备要·史部传记》等十余种版本。

6.《帝王世纪》，十卷，存辑本，见：清代钱熙祚《指海》、杨调元《训纂堂丛书》（清代宋翔凤辑本），民国王云五《丛书集成初编》（顾观光辑本）。

7.《年历》，六卷，存片断，见：《玉函山房辑佚书》（清代马国翰辑本一卷）。

8.《玄晏春秋》，三卷，存片断，见：明代陶宗仪《说郛》卷五十九（残本一卷）。

9.《逸士传》，一卷，存片断，见：清代王仁俊《玉函山房辑佚书补编》（辑本一卷）。

10.《列女传》，六卷，存片断，见：明代陶宗仪《说郛》，佚名《五朝小说大观》等数种书存一卷残本。

11.《庞娥亲传》，一卷，存，见：清代许容监修《甘肃通志》卷四十八、吴敬梓《绿窗女史·节侠部义烈》等书，民国张东野主编《灵台县志》。

12.《皇甫谧集》，二卷，佚，见：唐代魏徵等撰《隋书·经籍志》存目。

13.《韦氏家传》，三卷，佚，见：唐代魏徵等撰《隋书·经籍志》存目。

14.《帝王经界纪》，一卷，存片断，见：清代王谟《重订汉唐地理书钞》有清代王谟辑本一卷。

15.《地书》，未知，存残句，见：唐代李大师、李延寿《北史》卷八十八与唐代魏徵《隋书》卷七十七之《崔颐传》存残句，清代丁国钧《补晋书艺文志》存目。

16.《朔气长历》，二卷，佚，见：清代丁国钧《补晋书艺文志》存目。

17.《鬼谷子注》，三卷，佚，见：近代文廷式《补晋书艺文志》谓"日本国见存书目尚有此书。"

18.《达士传》，未知，存片断，见：北宋李昉等编撰《太平御览》四九六引《达士传·缪斐》。

19.《圣真》，未知，佚，见：唐代房玄龄等编撰《晋书》卷五十一列传第二十一《皇甫谧传》记载：皇甫谧著《礼乐》

《圣真》之论。

20.《礼乐》，未知，佚，见：唐代房玄龄等编撰《晋书》卷五十一列传第二十一《皇甫谧传》记载：皇甫谧著《礼乐》《圣真》之论。

21.《玄守论》，一篇，存，见：唐代房玄龄等编撰《晋书》卷五十一列传第二十一《皇甫谧传》，民国张东野主编《灵台县志》。

22.《释劝论》，一篇，存，见：唐代房玄龄等编撰《晋书》卷五十一列传第二十一《皇甫谧传》。

23.《笃终论》，一篇，存，见：唐代房玄龄等编撰《晋书》卷五十一列传第二十一《皇甫谧传》、王钦若等编撰《册府元龟》卷九百七《总录部·薄葬》。

24.《光武论》，一篇，存，见：北宋李昉等编撰《太平御览》九十。

25.《答辛旷书》，一篇，存，见：唐代欧阳询等编撰《艺文类聚》三十七。

26.《女怨诗》，一篇，存，见：曹魏刘劭等编撰《北堂书钞》八十四，唐代徐坚撰《初学记》十四，明代冯惟讷编撰《诗纪》二十三。

27.《诗》，一篇，存，见：曹魏刘劭等编撰《北堂书钞》十四。

28.《让征聘表》，一篇，存，见：唐代房玄龄等编撰《晋书》卷五十一列传第二十一《皇甫谧传》，北宋李昉等编撰《太平御览》、王钦若等编撰《册府元龟》卷九《总录部·疾诊》。

29.《三都赋序》，一篇，存，见：南朝萧统《昭明文选》卷四十五《三都赋序注》，民国张东野主编《灵台县志》。

30. 《问青牛士说养生法》，一篇，存，见：唐代《毗陵沙门湛然述·止观辅弘决卷第四之四》。

31. 《自序》，未知，存残句，见：北宋李昉等编撰《太平御览》七百三十七。

32. 《阙题》，未知，存残句，见：北宋李昉等编撰《太平御览》二百四十引《皇甫谧集》。

33. 《玄晏先生问凤》，一篇，存，见：唐末马缟编撰《中华古今注》卷下。

34. 《解散消石大凡说》，一篇，存，见：北宋唐慎微编撰《经史证类备急本草》卷三。

35. 《节度论》，一篇，存，见：日本丹波康赖《医心方》卷十九《服石反常性法第一》。

36. 《救解法》，一篇，存，见：日本丹波康赖《医心方》卷十九《服石四时发状第五》。

37. 《发动救解法》，一篇，存，见：日本丹波康赖《医心方》卷十九《服石反常性法第一》。

38. 《皇甫谧曰其一》，未知，存片断，见：唐代法琳《辩证论》卷七、道宣《广弘明集》卷十三。

39. 《皇甫谧曰其二》，未知，存片断，见：蜀汉陈寿撰《三国志》卷十一《魏书·列传第十一》，西晋傅玄撰《傅子补遗》。

40. 《皇甫谧曰其三》，未知，存片断，见：唐代法琳《辩证论》卷六。

41. 《皇甫谧曰其四》，未知，存片断，见：南朝萧统《昭明文选》卷四十五《三都赋序注》。

42. 《皇甫谧曰其五》，未知，存片断，见：唐代房玄龄等编撰《晋书》卷五十一列传第二十一《皇甫谧传》，北宋王钦若等编撰《册府元龟》卷七九八《总录部·勤学》。

43.《皇甫谧曰其六》，未知，存片断，见：唐代房玄龄等编撰《晋书》卷五十一列传第二十一《皇甫谧传》。

44.《皇甫谧曰其七》，未知，存片断，见：唐代房玄龄等编撰《晋书》卷五十一列传第二十一《皇甫谧传》。

45.《皇甫谧曰其八》，未知，存片断，见：曹魏刘劭等编撰《北堂书钞》卷第五九《设堂官部一一·尚书》。

46.《皇甫谧曰其九》，未知，存片断，见：清末陈康祺撰《朗潜纪闻》二笔卷八《阁百诗题柱语》。

47.《皇甫谧曰其十》，未知，存片断，见：北宋李昉等编撰《太平御览》卷五一零《逸民部一零·逸民一零》。

48.《皇甫谧曰其十一》，未知，存片断，见：日本丹波康赖《医心方》卷十九《服石反常性法第一》。

49.《皇甫谧曰其十二》，未知，存片断，见：日本丹波康赖《医心方》卷十九《服石反常性法第一》。

50.《皇甫谧曰其十三》，未知，存片断，见：日本丹波康赖《医心方》卷十九《服石发动救解法第四》。

51.《皇甫谧曰其十四》，未知，存片断，见：日本丹波康赖《医心方》卷十九《服石禁忌法第六》。

二、《针灸甲乙经》刊本考究

《针灸甲乙经》（简称：《甲乙经》），晋·皇甫谧撰。《隋书·经籍志》称《黄帝甲乙经》十卷，注曰音一卷，梁十二卷，不著撰人姓名。考此书首有谧自序，称《七略·艺文志》："《黄

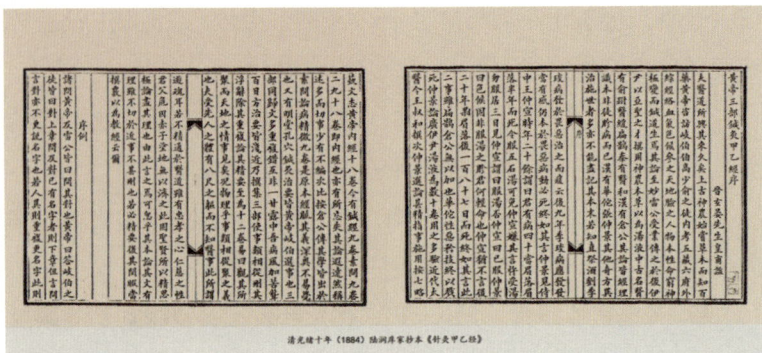

清光绪十年（1884）陆润庠家抄本《针灸甲乙经》

图 1—31

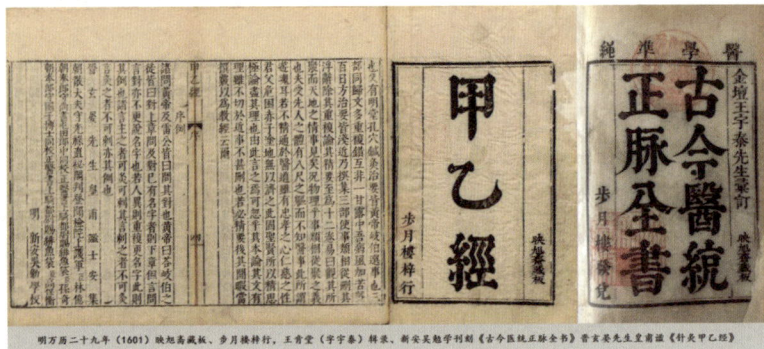

明万历二十九年（1601）映旭斋藏板、步月楼梓行，王肯堂（字宇泰）辑录，新安吴勉学刊刻《古今医统正脉全书》晋皇甫先生皇甫谧《针灸甲乙经》

图 1—32

帝内经》十八卷，今有《针经》九卷，《素问》九卷，二九十八卷，即《内经》也。"皇甫谧提出当时流传的《素问》和《针经》（亦称：《九卷》《灵枢》）就是《汉书·艺文志》所著录的《黄帝内经》[6]，奠定了《黄帝内经》的历史地位。《新唐书·艺文志》既有《黄帝甲乙经》十二卷，又有皇甫谧《黄帝三部针经》十三卷，兼袭《隋书·经籍志》《新唐书·艺文志》二志之文，称此书凡一百一十八篇，通过对《甲乙经》中"内十二经脉络脉支别篇、疾形脉诊篇、针灸禁忌篇"等研究分析，实一百二十八篇。句中夹注，多引唐代杨上善《黄帝内经太素》、孙思邈《千金方》、王冰《重广补注黄帝内经素问》、王惟一《针灸铜人腧穴图经》，参考异同。其书皆在皇甫谧之后，系北宋高保衡、孙奇、林亿等校正《甲乙经》所加，并非皇甫谧《甲乙经》原貌。清代纪昀《四库全书总目提要》"子部·医学类"辑录《甲乙经》并评云：此书"至今与《内经》并行，不可偏废，盖有由矣。"据《针灸甲乙经》皇甫谧自序，该书集于魏甘露年间（256～259）。梁阮孝绪《七录》最早著录此书，南朝宋陈延之《小品方》则是最早引录《针灸甲乙经》的医书。该书在流传过程中经历两次较大的整理。第一次是北宋校正医书局林亿等校注本，刊行于宋熙宁二年（1069），此后南宋、金、元均未见重刊。第二次是明万历年间吴勉学刊《医学六经》收入此书，《医学六经》后被收入吴氏刊刻的医学丛书《古今医学正脉全书》，因后者流传较广，前者反而鲜为人知。此外，清代藏书家陆心源《皕宋楼藏书记》载有明代蓝格钞本《黄帝三部针灸甲乙经》一部，陆氏藏书后为日本人所购，今藏日本静嘉堂文库。《针灸甲乙经》宋版今或亡佚，据《中国中医古籍总目》，现存版本有明万历二十九年（1601）吴勉学刻《古今医统正脉全书》本、清光绪十年（1884）陆润庠家钞本等。日本静嘉堂文库现存的九种《甲乙经》古籍，分别为：正统重刻本、《医统正脉》本（两种）、蓝格钞本、汲古阁本、四明存存轩本（两种）、两淮盐政采进本、陆润庠家钞本、行素草堂本（两种）、江左书林印本（两种）[7]。公元5世纪，《甲乙经》流传到朝鲜、日本等国。根据我国历代针灸学史料以及《东洋医学善本丛书》[8]等海外资料，中国现存皇甫谧《针灸甲乙经》具有一定影响力的基本上有以下28个版本：（图1—31、图1—32）

1. 北宋熙宁二年（1069）刊本（《汲古阁珍藏秘本书目》）。

2. 明正统二年（1437）重刊本（《经籍访古志》）。

3. 明嘉靖年间刊本（《黄帝内经太素》）。

4. 明万历二十九年（1601）《古今医统正脉全书》（吴勉学本）。

5. 明钞本（《日本访书志》）。

6. 清初金陵蕴古堂重印（《古今医统正脉全书》）。

7. 清乾隆四十七年（1782）《四库全书》刊本。

8. 道光五年（1825）刊本（《扬州吴氏测海楼藏书》）。

9. 光绪十年（1884）陆润庠家钞本。

10. 光绪十一年（1885）四明存存轩刊本（《中国医学书目》）。

11. 槐庐全书本。

12. 光绪三十三年（1907）京师医局重刊（《古今医统正脉全书》）。

13. 民国元年（1912）上海江左书林石印本。

14. 民国十二年（1923）北京中医学社补刊（《古今医统正脉全书》）。

15. 民国二十五年（1936）上海大东书局刊《中国医学大成》所收本。

16. 民国三十年（1941）上海中华书局刊《中国医药汇海》所收本。

17. 1955 年上海商务印书馆排印铅印本。

18. 1956 年人民卫生出版社影印（《古今医统正脉全书》）。

19. 1962 年人民卫生出版社排印本。

20. 民国六十一年（1972）台联国风出版社石印本。

21. 民国六十四年（1975）新文丰出版公司影印（《古今医统正脉全书》）。

22. 民国六十五年（1976）宏业书局石印本。

23. 民国六十七年（1978）新文丰出版公司影印《中国医药汇海》所收本。

24. 1979 年人民卫生出版社排印校释本（山东中医学院）。

25. 1996 年人民卫生出版社徐国仟、张灿玾校释本。

26. 2006 年人民卫生出版社黄龙祥整理本。

27. 2020 年中国科学院影印明钞本。

28. 2023 年线装书局《四库全书》刊本。

结 论

"考晋时著书之富，无若皇甫谧者。"截至 2024 年 7 月 1 日，皇甫谧遗著现存种类、残句，片断基本上合计 51 种（含《甲乙经》）。《甲乙经》主要版本中，以明万历二十九年（1601）《古今医统正脉全书》辑录版（简称"医统本"）影响力最大。另有明英宗正统二年（1437）重刊的"正统本"，及明蓝格钞本，其书末题有"熙宁二年四月二十三日进呈奉圣旨镂版施行"，现收录于日本《东洋善本医学丛书》。北宋熙宁二年（1069）初版已失传，明蓝格钞本"校序"后列有高保衡、孙奇、林亿、王安石、曾公亮、赵抃、富弼，可窥见初版雏形，而其他版本"校序"仅列高保衡、孙奇、林亿三人。沈相辉于核心期刊《文献》发表的《宋刊典籍中所见题衔考略》有详述。

研究皇甫谧遗著与《针灸甲乙经》沈相辉于核心期刊《文献》发表的《宋刊典籍中所见题衔考略》有详述。刊本源流有助于"皇甫谧针灸"非遗传承创新的文献研究[9]。有利于皇甫谧文化的研究。同时，夯实了灵台作为"皇甫谧故里·针灸学源地"的历史地位[10]。

参考文献：

[1]房玄龄.晋书(全十册)[M].北京:中华书局,1996.

[2]杜斗城.皇甫谧籍贯之考证[N].光明日报,2006－03－11.

[3]李志锋,方智敏.再次证明！针灸鼻祖皇甫谧的第二故乡在义马[N].河南日报,2020－12－22.

[4]李志锋.《针灸甲乙经》与《黄帝明堂经》《黄帝内经明堂》关系研究[J].预防医学研究,2024,6(4):5～7.

[5]栾贵明.皇甫谧集:卅四卷[M].北京:新世界出版社,2016.

[6]刘鹏.《黄帝内经》通识[M].北京:中华书局,2024.

[7]黄龙祥.针灸典籍考[M].北京:北京科学技术出版社,2017.

[8]小曾户洋.东洋医学善本丛书[M].日本:东洋医学研究会,1981.

[9]李志锋.皇甫谧针灸学术特点研究[J].中医药研究前沿,2024,6(2):16～18.

[10]李志锋.皇甫谧针灸与《针灸甲乙经》关系研究[J].基础医学理论研究,2024,6(3):142～144.

文献来源：

李志锋.皇甫谧遗著与《针灸甲乙经》刊本源流考[J].艺术人文与社科前沿,2024,2(2):4～7.

《針灸古典聚珍》全四十二冊

總體設計
系統研究
把握歷史
精雕細部

主編◎王雪苔
副主編◎黃龍祥
副主編◎王宗欣

中國科學技術出版社

作者簡介

主編：王雪苔
中國中醫科學院資深研究員，中國中醫科學院原副院長，世界針灸學會聯合會副主席，第一批，傳統醫藥國家級非物質文化遺產項目代表性傳承人。

副主編：黃龍祥
中國中醫科學院首席研究員，現任國家中醫藥管理局重點學科針灸學術史學術帶頭人，腧經重點研究室，針灸理論與方法學，研究室主任，第六批，傳統醫藥國家級非物質文化遺產針灸項目代表性傳承人。

副主編：王宗欣
中國醫藥科學院圖書館研究館員

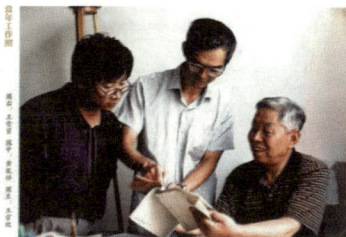

攝影　王雪苔（左）黃龍祥（研究員）王宗欣

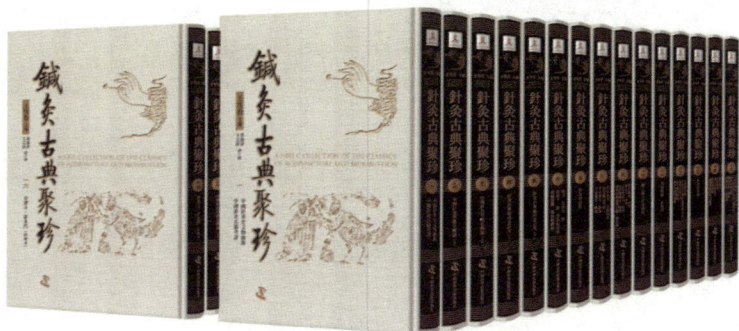

鍼灸古典聚珍

【按】：
① 其他，即「其佗」。
② 景颜，官名。

《黄帝三部针灸甲乙经》序

晋·玄晏先生皇甫谧

夫医道所兴，其来久矣。上古神农始尝草木而知百药。黄帝咨访岐伯、伯高、少俞之徒，内考五藏六府，外综经络血气色候，参之天地，验之人物，本性命，穷神极变，而针道生焉。其论至妙，雷公受业传之于后。伊尹以亚圣之才，撰用《神农本草》以为《汤液》。中古名医，有俞跗、医缓、扁鹊，秦有医和，汉有仓公。其论皆经理识本，非徒诊病而已。汉有华佗、张仲景。其他①奇方异治，施世者多，亦不能尽记其本末。若知直祭酒②刘季琰病发于畏恶，治之而瘥。云：「后九年季琰病应发，发当有感，仍本于畏恶，病动必死。」终如其言。仲景见侍

黄帝三部鍼灸甲乙經序
晉玄晏先生皇甫謐

夫醫道所興其來久矣上古神農始嘗草木而知百藥黄帝咨訪岐伯伯高少俞之徒内考五藏六府外綜經絡血氣色候參之天地驗之人物本性命窮神極變而針道生焉其論至妙雷公受業傳之於後伊尹以亞聖之才撰用神農本草以爲湯液中古名醫有俞跗醫緩扁鵲秦有醫和漢有倉公其論皆經理識本非徒診病而已漢有華佗張仲景其他奇方異治施世者多亦不能盡記其本末若知直祭酒劉季琰病發於畏惡治之而瘥云後九年季琰病應發發當有感仍本於畏惡病動必死終如其言仲景見

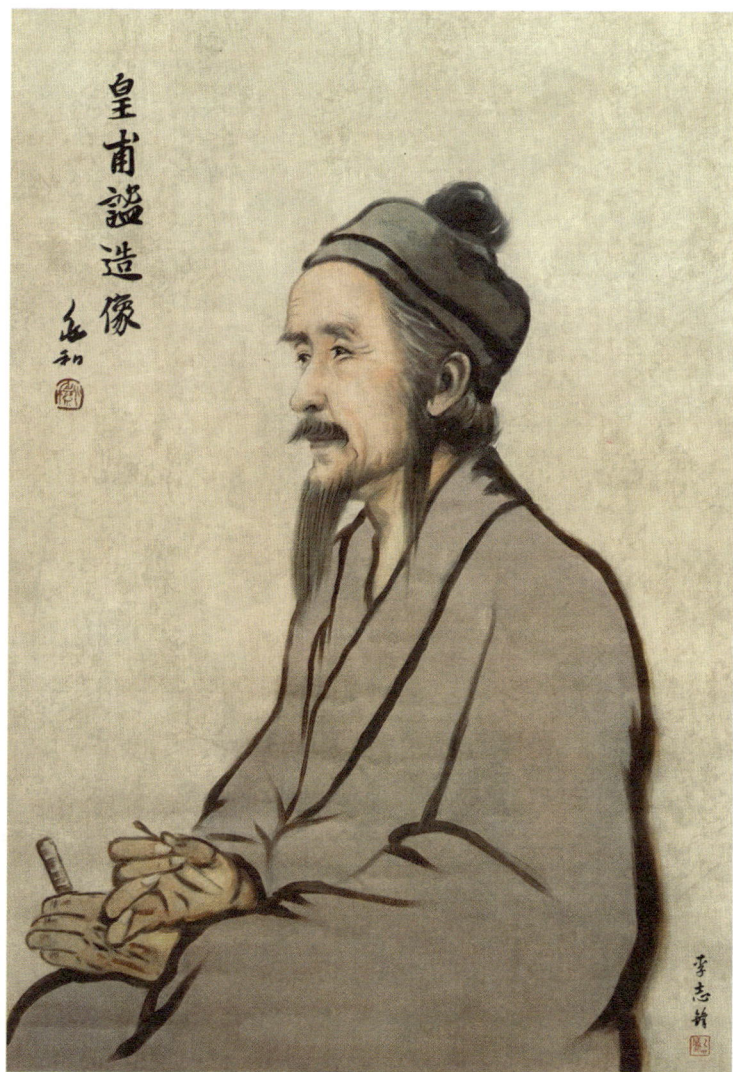

皇甫谧造像

李志锋《皇甫谧造像》　油画　60CMX40CM　参考文献：蒋兆和画集

皇甫谧正統

針灸學開端

敬針灸鼻祖李志鋒撰

庚辰之秋墨耕任繼賢書

从《左传》《甲乙经》论医缓与医和对中医针灸的影响

李志锋

（甘肃玄晏针灸甲乙经研究有限公司　甘肃省平凉市　744400）

【摘要】据皇甫谧《针灸甲乙经·序》记载，医缓、医和为春秋时期秦国在雍城（今陕西凤翔）的医官。医缓诊晋景公以"膏肓"论病位深隐（《左传·成公十年》），其表述可能为后世针灸病位深浅刺法奠定了基础；医和提出"天有六气"（阴、阳、风、雨、晦、明）致病说（《左传·昭公元年》），关联自然与疾病成因，对巫术病因观有所突破，为针灸"天人相应"理论提供了思想资源，该学说后经《内经》发展为"六淫"致病理论。二者从病位与病因认知层面贡献了早期医学理论的雏形。然其与《黄帝内经》理论体系间的直接承继关系，尚需更多文献与实证支持。

【关键词】《左传》；医缓；医和；皇甫谧；《针灸甲乙经》；《黄帝内经》

引　言

魏晋时期著名医学家、文献学家皇甫谧在《针灸甲乙经·序》（简称《甲乙经》）中明确记载："中古名医有俞跗、医缓、扁鹊，秦有医和，汉有仓公。"这一记载佐证了魏晋时期对医缓、

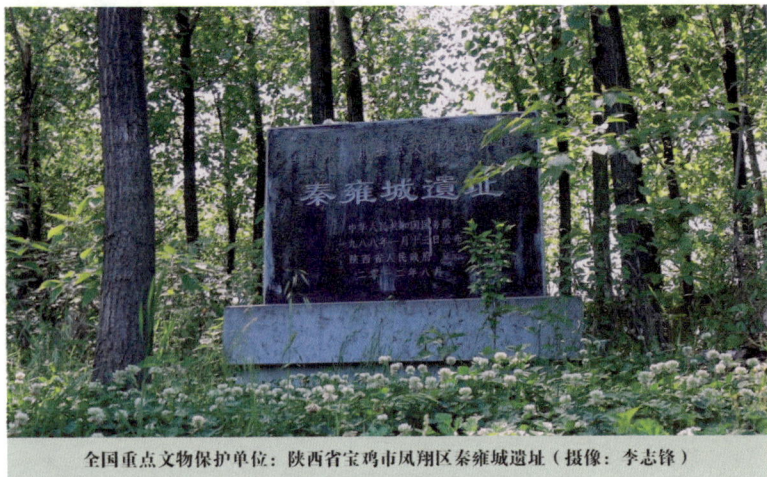

全国重点文物保护单位：陕西省宝鸡市凤翔区秦雍城遗址（摄像：李志锋）

图 1—33

医和作为先秦医学代表人物历史地位的追认，也为探讨凤翔地域（先秦古都雍城所在地，前 677—前 350，秦国曾在此建都 327 年）在先秦医学发展中的潜在作用提供了线索。秦人依托关中地理优势与文化融合，可能为以医缓、医和为代表的秦国医官群体的活跃提供了背景。[1-2]

据《左传》记载：公元前 581 年，秦桓公遣医缓诊晋景公时提出"病在肓之上，膏之下"（《左传·成公十年》），首次以解剖层次隐喻疾病深浅，直接启导《黄帝内经》针灸病位分层理论（如脏腑经络深浅定位）及"刺有深浅"的操作原则（如补泻手法中的层次控制）；公元前 541 年，秦景公遣医和诊晋平公时创立"六气致病"说（《左传·昭公元年》），主张"天有六气（阴、阳、风、雨、晦、明），过则为淫，淫生六疾"，系统性构建自然病因观，瓦解巫术病因论：其"六气-六疾"框架直接奠基《内经》"六淫"（风、寒、暑、湿、燥、火）病因学说，所倡"天人相应"思想不仅成为《内经》整体观核心，更催生针灸"因时制宜"（如四时针刺）、"因地制宜"（如地域刺法差异）及"调气血应四时"三大治疗法则。二者分别从病位诊断学（深浅层次认知）与病因学（自然致病机制及天人关联）维度，促成中医从巫祝向理性实证医学转型；其"形神一体、天人相应"理念作为《黄帝内经》的理论源头，深刻塑造了中医针灸在病位定位、病因解析、治疗原则及整体理论框架的构建。[3-4]（图1—33）

一、医缓：文献记载最早的针灸医家

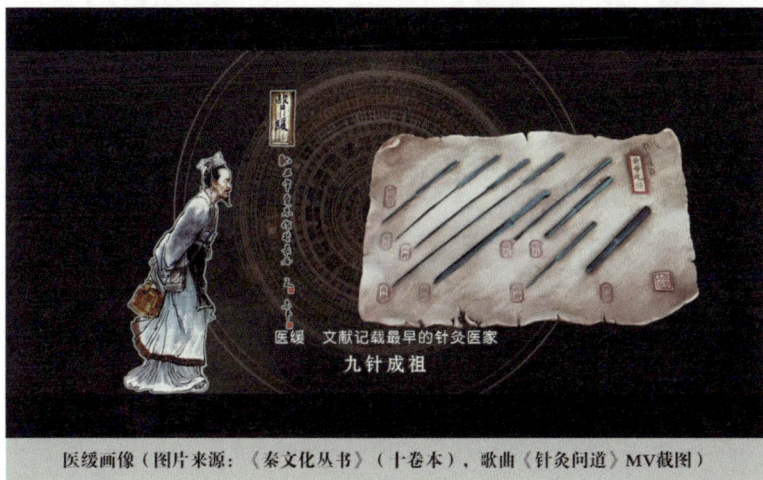

医缓画像（图片来源：《秦文化丛书》（十卷本），歌曲《针灸问道》MV截图）

图1—34

（一）历史时序校正与诊疗创新

据《左传·成公十年》载，医缓于秦桓公十年（前581年）诊晋景公疾，较医和早约40年。其诊断："疾不可为也！在肓之上，膏之下，攻之不可，达之不及，药不至焉"。此论断包含双重贡献：（1）解剖学突破："膏"（心尖脂肪垫）、"肓"（膈肌与腹膜间隙）的精准定位，标志中医解剖认知的系统化开端。严健民《中国医学起源新论》指出："先秦医家通过膏肓概念构建了胸腔解剖层次模型"。（2）治疗学划界："攻"（针刺）、"达"（艾灸）的区分，确立针灸疗法的独立性与适应症边界，反映对治疗风险的科学认知。（图1—34）

（二）针灸理论体系的奠基意义

医缓的实践蕴含三大理论雏形：（1）经络与脏腑关联雏形："经气不可达膏肓"（据后世阐释）反映内脏与体表联系的思想，为《灵枢·经脉》"经络属络脏腑"理论提供早期依据。（2）整体调节治疗观："攻达不及"体现针灸通过经络调节全身气血的思想，奠定《灵枢·九针十二原》"刺之要，气至而有效"的治则基础。（3）病位诊断范式：解剖定位方法启发了腧穴理论发展，魏晋时期，皇甫谧《针灸甲乙经》在卷二第七篇《骨度肠度肠胃所受第七》中承袭《灵枢·骨度》解剖数据，并于卷三腧穴定位中系统应用《黄帝明堂经》"以骨为度…经脉长短，孔穴定位皆取法焉"的原则，首次实现骨度法与全身经穴定位的全面结合，推动针灸学从医缓式的病位定性描述（如"膏之下，肓之上"）迈向解剖量化标准。唐代孙思邈《千金要方》基于此标准化定位，系统完善了膏肓俞疗法，补充了东晋葛洪《肘后方》未载的取穴细节、确立灸疗壮数标准、总结虚劳主治证候，使其成为虚损证的代表性疗法。[5]

根据《左传》《针灸甲乙经》等文献记载，医缓是我国文献记载最早的针灸医家。《中国针灸通史》评述："医缓'病入膏肓'论确立了'针药难及'的治疗边界观，标志着中医治疗学从经验向理性认知的跃升。"

二、医和："六气致病"学说的提出者

（一）历史语境与理论突破

《左传·昭公元年》详细记载了约公元前 541 年，秦景公遣医和为晋平公诊病时提出的观点："天有六气，降生五味，发为五色，征为五声……六气曰阴、阳、风、雨、晦、明也。分为四时，序为五节，过则为灾：阴淫寒疾，阳淫热疾，风淫末疾，雨淫腹疾，晦淫惑疾，明淫心疾"。（图 1—35，图 1—36）

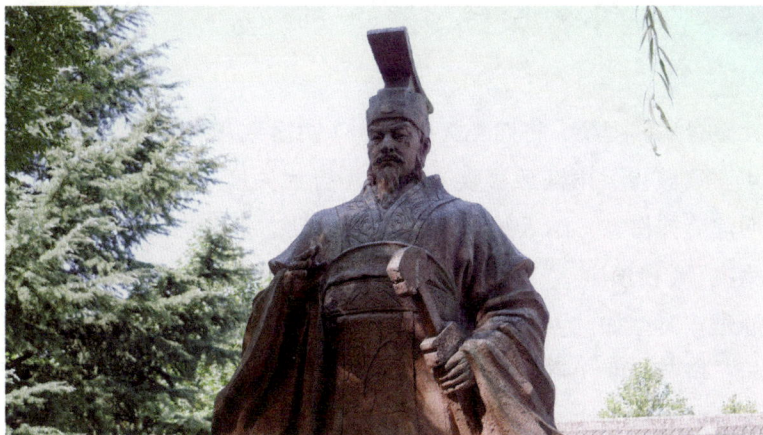

陕西凤翔秦公一号大墓景区秦景公雕像（摄像：李向阳）

图 1—35

此论述在病因学史上具有三重开创性意义：（1）病因学革命：以"非鬼非食"论（原义：晋侯之疾"非鬼神所致，亦非饮食单一因素"）彻底否定巫医传统，首次确立自然气候（阴、阳、风、雨）与人类行为（"晦"指夜间房劳、"明"指昼间思虑）并重的病因观；（2）系统分类奠基：构建中医史上首个二

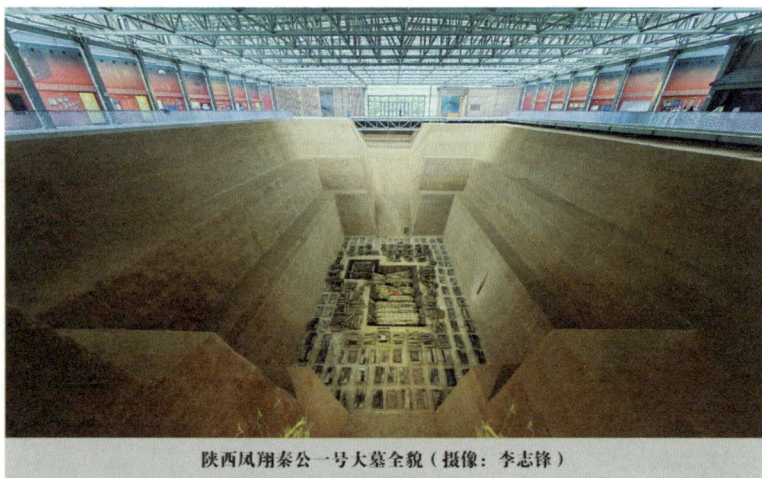

陕西凤翔秦公一号大墓全貌（摄像：李志锋）

图1—36

元整合病因框架，将四类气候异常（阴淫致寒疾、阳淫致热疾、风淫致肢疾、雨淫致腹疾）与两类行为失度（晦淫耗精生热、明淫劳神伤志）纳入统一模型；（3）动态平衡机制：以"过则为灾"（杜预注："淫，过也"）为核心病机，揭示六气失度致疾原理。典型如"女，阳物而晦时，淫则生内热惑蛊之疾"的解析：房劳过度（晦淫）→肾精耗损→虚阳浮越→内热扰神→神志昏惑（郑玄注："蛊，惑疾"），其"精亏→阳浮→热扰"病理链及"生病起于过用"思想，直接启导《内经》病因理论体系，标志着中医从巫医范式向自然哲学范式的历史性转型。

（二）理论体系建构

医和提出的"六气致病"病因分类体系（载于《左传·昭公元年》）建立了中医史上首个系统性病因理论框架：（1）阴淫寒疾：阴寒邪气过盛抑制机体阳气，导致功能衰退性疾病。其"寒邪致虚"的病理观，可视为《伤寒论》三阴证（太阴、少阴、厥阴）中"寒化证"理论的早期雏形。（2）阳淫热疾：阳热邪气亢盛引发代谢亢进、津液耗伤的实热性疾病。为后世温病学"热邪伤阴"核心病机（如《温病条辨》卫气营血辨证）提供了病因学源头。（3）风淫末疾：风邪善行数变、易袭体表肢节，导致游走性疼痛及运动障碍。直接启导《内经》痹症理论（如《素问·痹论》"风寒湿三气杂至，合而为痹"），确立风邪为致痹首要因素。（4）雨淫腹疾：湿浊邪气（雨湿）困阻中焦气机，引发腹胀、泄泻等消化系统疾病。与《素问·阴阳应象大论》"湿胜则濡泻"形成直接对应，奠定湿邪致泻的理论基础。（5）晦淫惑疾：夜间房劳过度耗损肾精，兼致神志昏惑（注："惑疾"原文指神志昏乱之疾）。中医文献中首次将性行为失度（"近女室"）明确列为独立致病因素。（6）明淫心疾：昼间思虑过度耗伤心神，导致焦虑、失眠等情志相关疾病。构建了"心理活动、生理功能"的病因关联，堪称中医心身医学思想的肇始。

（三）对中医理论的历史性推动

医和的"六气致病"学说对后世中医理论发展产生了深远影响：（1）直接催生《内经》理论：《素问·至真要大论》在医和学说基础上，将六气发展为更系统的"风、寒、暑、湿、燥、火"六淫病因体系，但其核心的"过则为灾"动态平衡观一脉相承。（2）奠基辨证论治体系：张仲景《伤寒杂病论》创立的六经辨证体系，其病理传变模型深受六气、六淫理论影响，如"太阳中风""阳明燥热"等病机命名即源于此。（3）开创三因分类雏形：宋代陈无择《三因极一病证方论》将"六淫"明确归类为外感病因（外因），其将病因分为外感、内伤（情志）、不内外因（包括房劳、金刃等）的框架，继承了医和整合"自然与行为"因素的二分法思路。

三、医缓与医和的历史贡献与学术价值

（一）理论体系的承启关系

医缓与医和的理论构成互补体系：医缓贡献：聚焦人体结构与诊疗技术，建立疾病部位定位方法与针灸操作规范；医和贡献：构建自然、人体关联的病因模型（"六气致病说"），提出疾病预防思想。二者共同形成"人体结构、致病机制、防治手段"的医学框架，为《黄帝内经》的理论整合奠定基础。（图1—37）

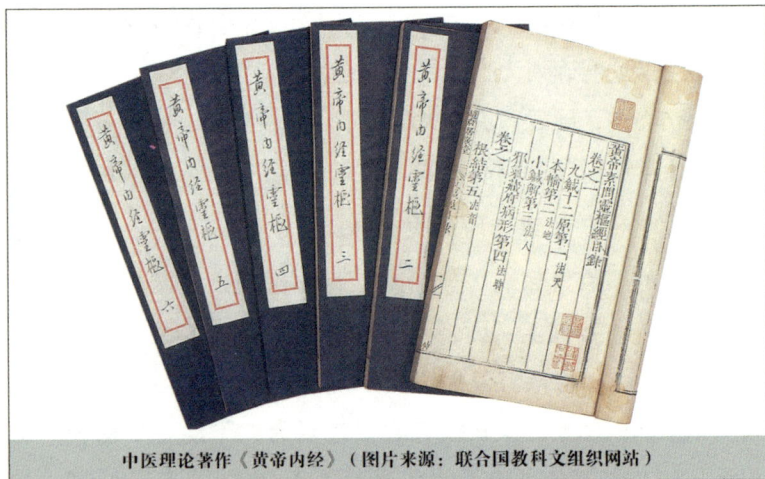

中医理论著作《黄帝内经》（图片来源：联合国教科文组织网站）

图 1—37

（二）医学思想的四大突破

（1）医和提出"非鬼非食"论（《左传·昭公元年》），推动医学脱离巫术范式（《中国医学通史·第一卷》）；[7]（2）实证医学传统开端：医缓通过人体外部观察与症状关联分析（如

"病入膏肓"典故），建立客观化诊疗路径；（3）预防医学的先导思想：医和"节欲以应四时"的养生观，早于《内经》"治未病"理论约三百年；（4）系统思维的理论奠基："六气与人体"动态对应模型，确立天人相应的整体医学观雏形。

（三）现代医学启示

（1）环境医学的古典雏形：六气学说揭示气候、健康关联，世界卫生组织《气候变化与健康报告》（2021）肯定传统医学对环境致病机制的早期探索；（2）心身医学前瞻："晦淫惑疾"（情志致病）理论较西方心身医学早约 2300 年；美国国立卫生研究院（NIH）认可针灸为心身疾病补充疗法（NCCIH 指南）；（3）整合医疗的当代应用：国家中医药管理局《针灸技术操作规范》（GB/T21709. 3、2013）将膏肓穴列为慢性疲劳综合征的推荐穴位。[8]

结 论

皇甫谧《针灸甲乙经·序》尊医缓、医和为先秦医学典范。二人贡献深刻塑造了早期中医针灸：医缓（据《左传·成公十年》）提出"病在肓之上，膏之下"，首创疾病深浅层次认知，直接影响针灸刺法原则（如《灵枢·经水》"刺有深浅"《素问·刺要论》"病有浮沉，刺有浅深"）。医和（据《左传·昭公元年》）创立"六气致病"说（阴、阳、风、雨、晦、明），其核心框架（六气过度为淫）后续发展为《内经》"六淫"病因论，并基于"天人相应"思想催生了针灸核心法则：因时制宜（《灵枢·四时气》）、因地制宜（《素问·异法方宜论》）、调气血应四时（《素问·八正神明论》）。二人奠立的"形神一体，天人相应"理念深刻影响后世。医和"节源调流"观（杜预注）亦被视为中医预防思想雏形。[9]

参考文献：

[1]左丘明.左传[M].北京:中华书局,2012.

[2]王翰昶.医缓与医和[J].开卷有益(求医问药),2014(05):52.

[3]黄帝内经[M].北京:中医古籍出版社,2012.

[4]皇甫谧.针灸甲乙经[M].北京:人民卫生出版社,1956.

[5]李鼎.针灸学释难(增订本)[M].上海:上海浦江教育出版社,2012.

[6]张仲景.伤寒杂病论[M].北京:中国中医药出版社,2009.

[7]李经纬.中国医学通史(古代卷)[M].北京:人民卫生出版社,2000.

[8]国家中医药管理局.针灸技术操作规范第3部分:艾灸:GB/T21709.3－2013[S].北京:中国标准出版社,2013.

[9]卜菲菲,王键,胡建鹏.先秦"和"文化对《黄帝内经》诊疗思想的影响[J].安徽中医药大学学报,2014,33(4):1－4.

第二部分

皇甫谧针灸

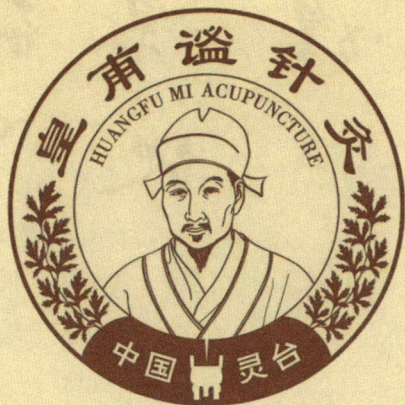

皇甫谧针灸

HUANGFU MI ACUPUNCTURE

中国 灵台

皇甫谧故里
针灸学源地
王同颂

二〇二三年八月六日
于甘肃平凉灵台

双向遗产与非遗传承形成的
皇甫谧针灸文化

李志锋

（甘肃玄晏针灸甲乙经研究有限公司　甘肃省灵台县　744400）

DOI：10.12361/3029 - 1615 - 02 - 09 - 135441

【摘要】灵台是世界针灸医学鼻祖皇甫谧故里、皇甫谧墓的所在地，皇甫谧针灸是在《针灸甲乙经》学术思想基础上发展形成的中国古典针灸医学流派。其影响因《针灸甲乙经》广布全球，千年传承。本文从"皇甫谧墓"与《针灸甲乙经》所形成的"双向遗产"及非遗传承"皇甫谧针灸"来论述皇甫谧针灸文化对人类非遗"中医针灸"的重要影响。

【关键词】历史遗产；皇甫谧墓；文化遗产；《针灸甲乙经》；非物质文化遗产；皇甫谧针灸

282 年（西晋太康三年），与孔子齐名的世界历史文化名人、被誉为"人口统计学第一人"[1]"洛阳名士""洛阳纸贵"的代言人、我国现存最早第一部针灸学专著《针灸甲乙经》撰集者皇甫谧先师病卒于今甘肃省灵台县独店镇张鳌村。自此，"皇甫谧针灸"与人类非物质文化遗产"中医针灸"紧密相连。1700多年后，由历史遗产"皇甫谧墓"、文化遗产《针灸甲乙经》所形成的"双向遗产"及非遗传承"皇甫谧针灸"组成的"皇甫谧针灸文化"成为中华民族"中医针灸"影响世界文化不可或缺的组成部分。

一、历史遗产——皇甫谧墓

皇甫谧墓位于甘肃省平凉市灵台县独店镇张鳌坡村，历史记载首见于北宋《元丰九域志》，明、清、民国方志均有记载。1959 年、1963 年先后被甘肃省人民政府列为省级重点文物保护单位[2]。（图 2—1）

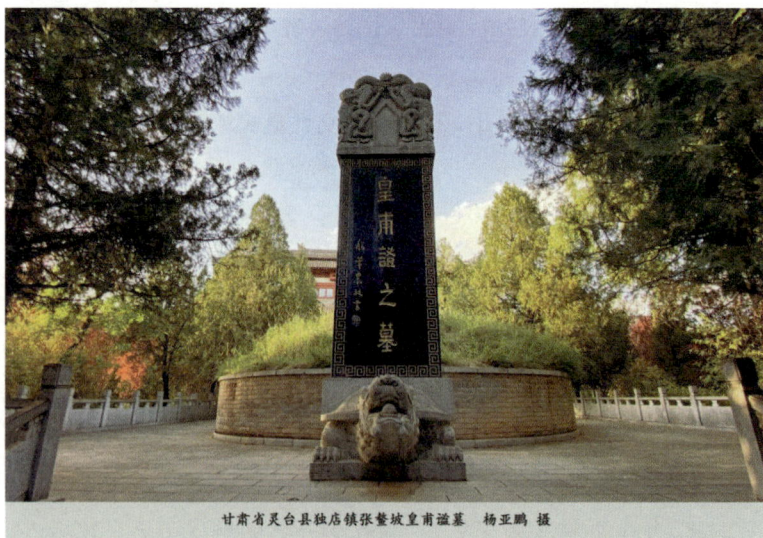

甘肃省灵台县独店镇张鳌坡皇甫谧墓　杨亚鹏 摄

图 2—1

该墓不仅是晋代伟大针灸学家、史学家和文学家皇甫谧先师的最后安息地，而且承载着丰富的历史文化信息，反映了皇甫谧生平和成就，具有极高的历史、文化和科研价值。多年来，当地政府和相关部门对皇甫谧墓进行了多次维修和保护，以确保这一重要历史遗产得到妥善保存。

此外，围绕皇甫谧的历史文化遗产，灵台还开展了皇甫谧文化园大景区、张鳌坡针灸小镇皇甫谧中医针灸传承创新示范中心建设等多项保护、开发和利用工作，旨在传承和弘扬皇甫谧的学术和精神，使其成为甘肃省乃至全国的重要文化名片[3]。

二、文化遗产——《针灸甲乙经》

《针灸甲乙经》（简称《甲乙经》）是西晋时期皇甫谧撰集的我国现存最早、"最全"、"最准"的第一本针灸医学专著[4]。562 年，吴人知聪携《明堂图》《甲乙经》及其他医药书一百六十多卷到日本。692 年，新罗从中国引入了《脉经》《甲乙经》等一批医书。701 年，日本律法《大宝律令》规定《黄帝明堂经》《针灸甲乙经》为学习医学的标准教材。1136 年，高丽王国

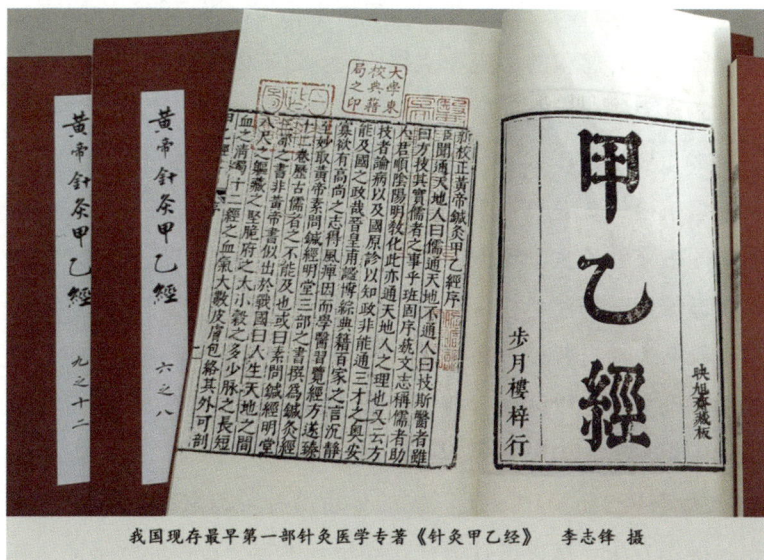

我国现存最早第一部针灸医学专著《针灸甲乙经》 李志锋 摄

图 2—2

（朝鲜半岛）颁布法令《针灸甲乙经》为标准医学教材。

《针灸甲乙经》是皇甫谧留给中华民族宝贵的文化遗产。《甲乙经》首次系统构建了针灸学术框架体系，阐述了针灸学术框架体系是以针灸基础与临床应用两部分组成的。突出了针灸临床时的察症、禁忌、脉诊以及病机论述等多方面的内容，为后世针灸学的发展奠定了坚实的基础，而且覆盖面比现代针灸学更广[5]。同时，《甲乙经》保存了失传的腧穴专著《黄帝明堂经》，使"《甲乙》以《明堂》为贵，《明堂》赖《甲乙》以传。"唐代孙思邈《千金要方》、王焘《外台秘要》，清代纪昀《四库全书提要》等对《甲乙经》均有辑录赞誉[6]。（图2—2）

三、非遗传承——皇甫谧针灸

灵台地处甘肃省东南部，与陕西省相邻，属泾渭河冷温带亚湿润区，具有悠久的历史和文化传统。自古以来既是中央政权北拒外敌进犯的防设制胜要地，又是长安通往西藏、欧洲"丝绸之路"的重要通道，素有"陇东旱码头""甘肃东大门"之美称。

皇甫谧针灸是在《针灸甲乙经》学术思想基础上发展形成的中国古典针灸医学流派，是根植于灵台地区、由历代医家私淑皇甫谧传承弘扬《针灸甲乙经》精髓的重要体现。其最主要的皇甫氏针灸始见曹魏甘露年间（256—259）皇甫谧在总结前人经验的基础上，加以编纂三部黄帝书（《素问》《灵枢》《黄帝明堂经》）创新拓展集成《甲乙经》。（图2—3）

从《甲乙经》中发展形成的皇甫谧针灸有其独特的学术思想和操作方法。皇甫谧针灸"倡导针刺本神、重视经脉辨证、突出针灸禁忌、讲求针艾并用"，以"五步骤、三要领、三治则、

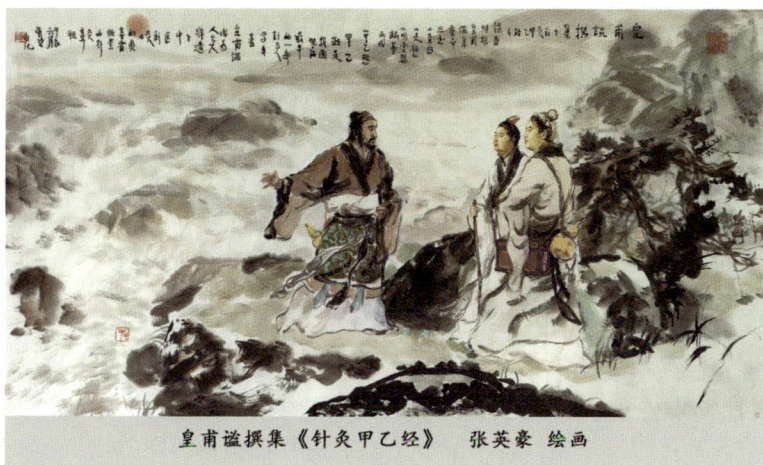

皇甫谧撰集《针灸甲乙经》　张英豪　绘画

图 2—3

四要点、手十二法"在针灸界形成了一门独特的针灸疗法，具有方法简单、安全性高等临床特点[7]。

（一）皇甫谧针灸"五步骤"

皇甫谧针灸"五步骤"分别是："厘穴、开穴、守穴、解穴、闭穴。"

（1）厘穴即厘定穴位；根据患者病情，辨证针灸体位，确定针灸腧穴。

（2）开穴即开穴通经；施针者用手轻拍患者穴位，舒缓患者情绪，疏通经络感应。

（3）守穴即辨证守穴；施针者明确针灸禁忌，采用针灸手法，针刺患者腧穴，治疗患者疾病。

（4）解穴即解穴松气；施针者在拔针前用手轻拍患者腧穴旁的肌肉，防止患者穴位滞针。

（5）闭穴即关闭穴位；施针者拔针后，用手捂住患者腧穴，防止气机失衡引起患者不适。

（二）皇甫谧针灸"三要领"

皇甫谧针灸"三要领"分别是："针刺浅，取穴少，留针时间短。"

（1）针刺浅；针刺治疗时，进针的深度有所不同，进针过深会伤及体内之气甚至引发医疗事故。所以，《甲乙经》卷五《针灸禁忌第一》上篇中特别强调了《内经》"上工治未病，中工刺未成，下工刺已衰，下下工刺方袭"的理论。

（2）取穴少；皇甫谧针灸取穴少，有利于保全患者元气。单穴处方是《甲乙经》的处方特点之一，即一张处方只有一个腧穴，选穴最多至六穴，共三张处方。

（3）留针时间短；《甲乙经》中记载的穴位留针时间以七呼最为多见，如肺俞、关元。其次为留针三呼，如鱼际、涌泉。最长者为二十呼（约一分钟），如公孙、环跳[8]。

（三）皇甫谧针灸"三治则"

皇甫谧针灸"三治则"分别是：常见病态脉象与针灸治则，阴阳盛衰脉象的针灸治则，经脉虚实治则[9]。

（1）常见病态脉象针灸治则；《甲乙经·经脉第一》下篇是脉诊在针灸专科中系统运用的开始。

（2）阴阳盛衰脉象针灸治则；《甲乙经·经脉第一》上篇为脉诊在后世针灸学中的广泛运用和发展奠定了基础。

（3）经脉虚实针灸治则；《甲乙经·针道终始第五》为后世针灸临床补泻方法提供了理论依据。

继《甲乙经》之后，明代汪机《针灸问对》更是一针见血地指出针灸临床上忽视脉诊的危害。故而，在针灸临床上，重视脉象所反映的阴阳气血状况，乃是制定切合病机的针灸治疗原则和方法、提高针灸疗效与临床安全的一个必要条件[10]。

（四）皇甫谧针灸"四要点"

皇甫谧针灸"四要点"分别是："集中精神辨证，全神贯注进针，心手合一候气，体会虚实补泻。"

（1）集中精神辨证；《甲乙经·针道第四》指出凡用针治病，必须集中精神辨证，辨证五脏虚实，按三部九候的切脉明确诊断，然后再针灸。

（2）全神贯注进针；《甲乙经·针道外揣纵舍第七》指出医生在持针、进针、操作的时候，必须态度端正，心神安定，从容稳准。

（3）心手合一候气；《甲乙经·针道第四》指出用针治病时心手合一是针灸的核心要领。

（4）体会虚实补泻；《甲乙经·针道第四》指出用针治病的原则：虚证补法；实证用泻法；郁积用放血法。

（五）皇甫谧针灸"手十二法"

皇甫谧针灸"手十二法"是以"切、悬、走、刮、飞、捣、颤、留、抽、点、挑、烧"形成的十二种针灸临床手法。同时，皇甫谧针灸"手十二法"转换为灵台民俗用语更加形象地表现了皇甫谧针灸的地域文化特征[11]。

皇甫谧针灸"手十二法"不同于明代徐凤《针灸大全》中泉石老人《金针赋》所云之"针刺十四法"以及"青龙摆尾、

白虎摇头、苍龟探穴、赤凤迎源"等"治病八法"（烧山火，透天凉，阳中隐阴，阴中隐阳，子午捣臼，龙虎交战，进气与留气，抽添法等八种复式针刺手法），也不同于杨继洲《针灸大成》杨氏针灸"下手八法"（揣、爪、搓、弹、摇、扪、循、捻）[12]。

皇甫谧针灸"手十二法"临床可单独使用，也可相互配合使用，只要医者针刺手法得当，患者会有"麻、热、凉、痒"的感觉。同时，结合临床实际，双手同时进针并配合温针，临床效果更加显著。

（六）皇甫谧针灸"非遗传承"

皇甫谧针灸"非遗传承"主要以《针灸甲乙经》为基础学术思想传承、以甘肃地区民间针灸师承（私淑）等方式传承、以官方认定非遗传承人与名医工作室传承、以中医药学术机构传承[13]。

2006 年 5 月 20 日，"针灸"列入第一批国家级非物质文化遗产名录。（图 2—4）

2006 年 9 月 20 日，2006 中国灵台中医针灸（国际）学术交流大会暨皇甫谧文化节在皇甫谧故里灵台县举行。

2006 年 9 月 30 日，"灵台县皇甫谧针灸术"（简称：皇甫谧针灸）列入甘肃省第一批省级非物质文化遗产代表作名录，并确认两位代表性传承人分别是：孙宏绪、郝定国。

2010 年 11 月 16 日，"中医针灸"列入"人类非物质文化遗产代表作名录"，并确认四位代表性传承人分别是：黑龙江的张缙，北京的程莘农、贺普仁，陕西的郭诚杰。

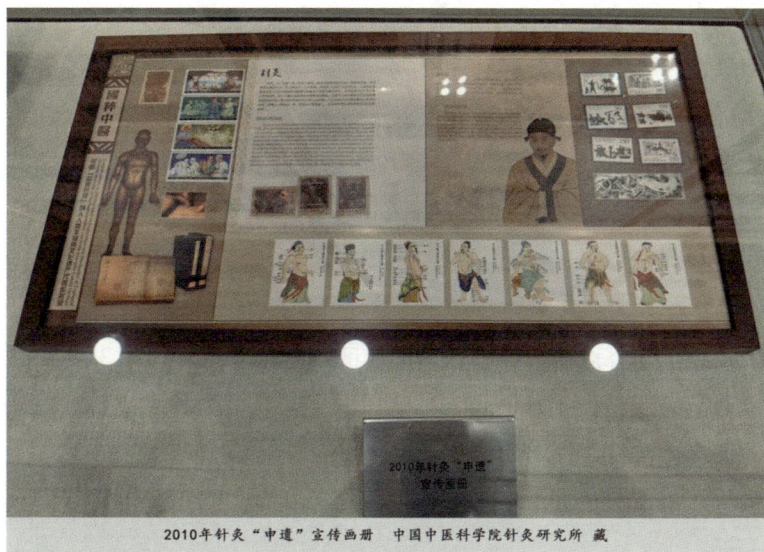

2010年针灸"申遗"宣传画册　中国中医科学院针灸研究所　藏

图 2—4

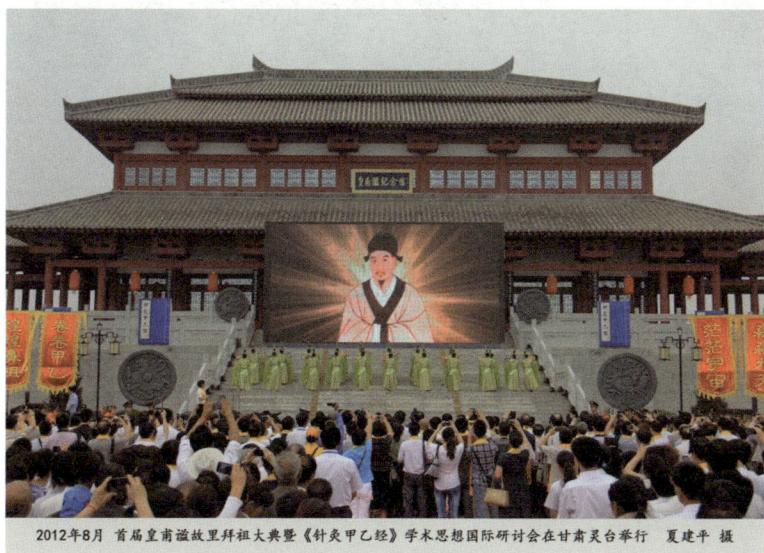

2012年8月　首届皇甫谧故里拜祖大典暨《针灸甲乙经》学术思想国际研讨会在甘肃灵台举行　夏建平　摄

图 2—5

2012 年 8 月 6～9 日，为弘扬"中医针灸"文化遗产，推进中华文化大繁荣，缅怀和纪念现存第一本针灸学专著《甲乙经》作者皇甫谧先祖对针灸医学发展做出的巨大贡献，"首届皇甫谧故里拜祖大典暨《针灸甲乙经》学术思想国际研讨会"在甘肃灵台举行。卫生部副部长、国家中医药管理局局长王国强提出"皇甫谧故里·针灸学源地"的历史定位，皇甫谧被誉为"世界针灸医学鼻祖"。来自中国大陆、美国、法国、俄罗斯、挪威、日本、中国香港地区、中国台湾地区等国家和地区的代表在灵台拜谒皇甫谧[14]。（图 2—5，图 2—6）

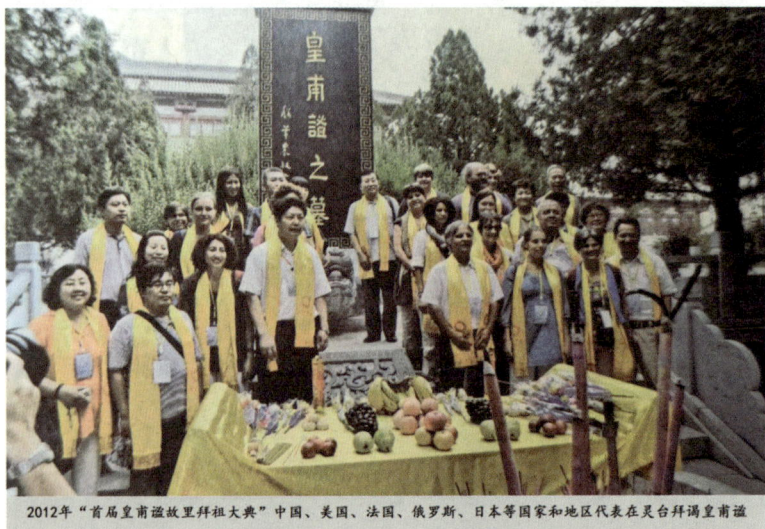

2012年"首届皇甫谧故里拜祖大典"中国、美国、法国、俄罗斯、日本等国家和地区代表在灵台拜谒皇甫谧

图 2—6

同时，国家也通过出版教材、制定穴位标准等方式，确保《针灸甲乙经》的知识得到传承和保护，进一步推动了《针灸甲乙经》的传承和发展。

总结

　　皇甫谧墓是历史遗产，《针灸甲乙经》是文化遗产，皇甫谧针灸是根植于灵台地区，经历代医家传承创新《针灸甲乙经》学术思想并发展形成的中国古典针灸医学流派，已列入非物质文化遗产。皇甫谧墓是针灸源地的灵魂所系，《针灸甲乙经》是中医针灸的理论基础，皇甫谧针灸是《针灸甲乙经》的实践应用。三者紧密相连、密不可分所形成的皇甫谧针灸文化是中华民族医统正脉"针灸"的百科全书，更是中华民族传递给人类非遗"中医针灸"不可或缺的组成部分。

参考文献：

[1]国家统计局.皇甫谧首次系统整理历史人口数字[DB].2023 – 01 – 01.

[2]甘肃省文物局.皇甫谧墓[DB].2018 – 01 – 03.

[3]灵台县人民政府.灵台县强县域行动实施方案(2022—2025年)[E].灵办发[2022]30号.2022 – 07 – 27.

[4]吴晓东.小针藏着大智慧《中国中医药大会》开启《针灸天下》旅程[N].中国青年报,2024 – 04 – 21.

[5]张建斌.皇甫谧《针灸甲乙经》学术框架的解构[J].中国针灸,2015(1):87~90.

[6]李志锋.《针灸甲乙经》与《黄帝明堂经》《黄帝内经明堂》关系研究[J].预防医学研究,2024,6(4):5~7.

[7]李志锋.皇甫谧针灸学术特点研究[J].中医药研究前沿,2024,6(2):16~18.

[8]黄馨云,李璟,顾侃,等.留针时间初探[J].中国针灸,2019,39
(4):445～450.

[9]陈淑珍.论《针灸甲乙经》对脉诊的贡献[J].中医文献杂志,
2010,(2):25～26.

[10]赵京生,史欣德.针灸与脉诊之关系初探[J].江苏中医,1990,
(6):19～21.

[11]李志锋.皇甫谧针灸与《针灸甲乙经》关系研究[J].基础医学
理论研究,2024,6(3):142～144.

[12]金瑛,周江文,刘江泠.衢江杨继洲针灸[M].见:褚子育.浙江
省非物质文化遗产代表作丛书[M].浙江:浙江摄影出版
社,2019.

[13]李志锋.皇甫谧针灸传承源流考[J].现代医学前沿,2024,2
(5):34～37.

[14]张立剑,杨金生.中医针灸[M].见:杨金生.中医针灸传承保护
丛书[M].北京:中国中医药出版社,2020.

文献来源:

李志锋.双向遗产与非遗传承形成的皇甫谧针灸文化[J].科研
项目论坛,2024(2)9:14～17.

针 灸 问 道

崔来宾 演唱　　　　　　　　李志锋 词曲

1=D 4/4

♩=63

```
(3 6 6 5 6 7 6 3 | 3 7 7 5 6 7 6· | 6 2 2 6 1 3 2 3 | 5 6 7 6 5 3- ‖: 6 3 3 i 2 3 2 i | 7 7 5 6 -
6 2 2 i 2 3 2 i | 7 5 5 2 3 4 3 3 | 3 6 6 5 6 7 6· | 3 6 6 1 2 3 2 2 | 7 7 6 5 6 3 5 6 | 2 2 i 7 6 5 6 - | 6 - )
```

```
6· 3 3 2 1 2 - | 2 2 1 6 3 - | 3 7· 5 6 7 6 | 6 6 2 3 #4 3 - | 3 3 6 7 6 5 6 | 6 6 6 1 2 -
```
巍 巍 崆　　 峒　 天梯飞 瀑　 是谁在 问 道　 针经出　 土　 穴位灵　台　 秋雁南　渡
赳 赳 老　　 秦　 战歌飞 舞　 是谁在 画 卦　 九针成　 祖　 针灸铜　人　 梦里回　首

```
1· 2 5 3 2 3 1 2 | 5· 6 2 i 6 6· | 5 6 6 6 6 3 2 i· | 7 7 7 7 7 6 5 3 6· | 2 2 5 6 2·
```
是 谁的甲 乙　相约著　　 述　　 哦捧一本针　 经　 问道在腧穴的殿 堂　 望一眼星空
是 谁著大 成　天长地　　 久

```
#4 4 4 4 3 2 2 3· | 3 7 5 6 7 6· | 3 6 6 6 1 2 - | 1· 2 5 3 2 3 1· | 5 5 6 2 i 7 6 0 5 |
```
架起这经络的桥梁 一根根银 针 刺破了春 秋　 一 缕缕艾 香 平息了痛　 疮　 把

```
6 6 6 3 i 2· i | 2 2 2 2 2 i 6 3· | 7 7 7 6 5 6 3 5 6 | 2 2 i 7 6 6 -:‖
```
生命的奇 迹　聚合在针灸问 道 让温暖的双 手滋润天地的怀　 抱

```
┌1.                              ┌2.
2 1 7 6 6· 5 ‖  2 2 2 i 7 6 6· 3 | 5 5 3 5 6 7 6 6· 5 6 |
         D.S.    天地的怀　 抱 让温暖的双　 手 滋润
```

```
2 2 2 i 7 6 6 0 5 6 | 2 2 2 2 0 1 6 3 | 3 - - 7 7 7 | 7 - - 7 5 | 6 - - - | 6 - - - ‖
```
天地的怀　 抱 滋润天地的　 怀 抱　 天地的　 怀 抱

皇甫谧针灸传承源流考

李志锋

（甘肃玄晏针灸甲乙经研究有限公司　744400　甘肃省平凉市）
DOI：10.12361/3029－1119－02－05－134375

【摘要】皇甫谧针灸是在《针灸甲乙经》学术思想基础上发展形成的中国古典针灸医学流派。本文从针灸派别辨证及皇甫谧针灸以《针灸甲乙经》为基础学术思想传承、以甘肃地区民间针灸师承（私淑）等方式传承、以官方认定非遗传承人与名医工作室传承、以中医药学术机构传承等四种传承方式来论述有关皇甫谧针灸传承源流的要点。

【关键词】灵台；《针灸甲乙经》；皇甫谧针灸；传承源流；非物质文化遗产

中医文化，千年传承。针灸流派，古已有之。从针灸学的发展历史源流而言，1973 年自湖南长沙马王堆汉墓出土之帛书《足臂十一脉灸经》是现存最早的经络专著。而针灸学第一部专著则是魏晋时期皇甫谧撰集的《针灸甲乙经》（简称《甲乙经》）。隋唐时代，针灸均有发展。北宋王惟一撰《铜人腧穴针灸图经》，明代杨继洲撰写《针灸大成》。（图 2—7）

一、针灸派别辨证

纵观整个针灸学的发展史，每朝每代均是在古典针灸的基础

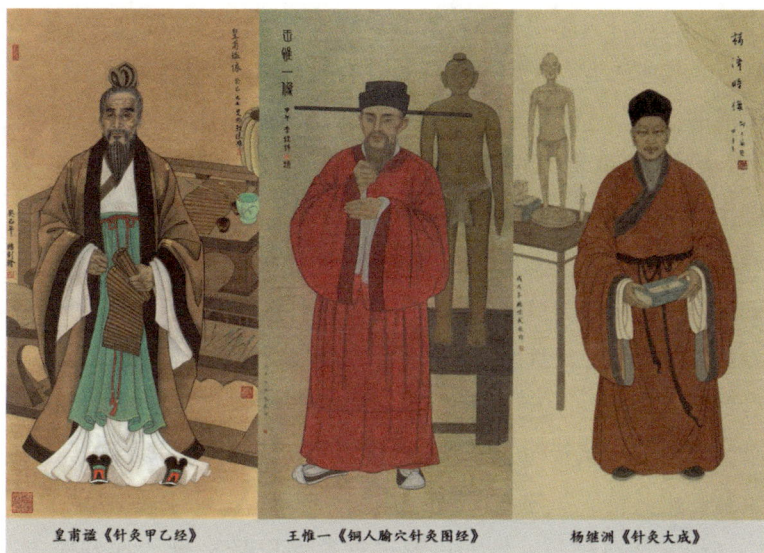

皇甫谧《针灸甲乙经》　　王惟一《铜人腧穴针灸图经》　　杨继洲《针灸大成》

图 2—7

上传承创新。不论古今，所有医家在创立自己流派的同时，都不忘记对先前名家经验的传承，在传承中创新，在创新中探索，进而形成自己的流派。现代针灸学的发展也是在经历这个过程，不管哪一派针灸，都是在先前古典针灸的基础上发展而来。例如：杨继洲《针灸大成》中的"东垣针法"与"四明高氏补泻"等学说，即以古代名医区分流派。2011 年 11 月 11 日，针灸（杨继洲针灸）入选第四批国家级非物质文化遗产名录。杨继洲针灸以杨氏针灸"下手八法"（揣、爪、搓、弹、摇、扪、循、捻）为代表形成了以衢江地域为核心的具有独特治疗方法的区域针灸流派[1]。

（一）针灸流派

我国具有代表性的四大中医针灸流派分别是：黄帝针灸流派、皇甫谧针灸流派、王惟一针灸流派、杨继洲针灸流派。针灸流派，是指针灸医学在流传发展过程中，历代学者对其学术思想观点、技术经验乃至取得的成就等有所偏重，以及传承创新从而形成的派别。《四库全书总目提要》西方子《明堂灸经》记载："古法多针灸并称，或惟言针以该灸"之故。针灸流派的理论基础主要是我国早期医学文献《黄帝内经》与现存最早针灸医学专著《甲乙经》。以此而诞生的针灸流派学术渊源基本如下：

（1）源自前代文献。例如：《黄帝明堂经》首见于《针灸甲乙经》。皇甫谧《针灸甲乙经》结合《黄帝内经》中《素问》《灵枢》（亦称《九卷》《针经》）以及我国现存最早古典医学文献腧穴专著《黄帝明堂经》，采用"事类相从，删其浮辞，除其重复，论其精要"的方式撰集而成。

（2）源自师授。例如：唐代针灸名医杨玄操"性好医方，向道无倦"，又承师授，研究医学十载，有《黄帝明堂经》注本残卷存世。明代针灸医学家徐凤，从师于孟仲倪和九思彭，著《针灸大全》六卷。

（3）源于家传。例如：元代著名针灸学家王国瑞。王国瑞自幼跟从父亲王开学医，撰《扁鹊神应针灸玉龙经》。王开得金元时期著名医家窦汉卿针灸传承，王开将窦汉卿针灸传给儿子王国瑞，王国瑞成为窦氏针法的主要传承人。

（4）源于私淑。例如：衢江杨继洲针灸，清光绪以来，尊崇学习杨继洲《针灸大成》的学术观点，历经六代，传承至今。第一代：雷鹤云，第二代：周明耀，第三代：邱茂良，第四代：王樟连，第五代：金瑛，第六代：王爱君[1]。

（5）源于人民群众实践经验。例如：东晋医学家葛洪等医家采访到不少治病救人经验，笔之于书，形成了自己的特色。葛洪在行医、游历的过程中收集并筛选出便于民众运用的方药和诊疗方法，使不通医学的人也可以救治病人，著有《肘后备急方》《抱朴子》等医学著作。

（二）针灸学派

针灸学派，是指针灸学问中，由于学说观点不同而形成的派别。如：南宋王执中著《针灸资生经》为首部突出针药并重的医学专著；闻人耆年著《备急灸法》是以灸法为主治疗急性病症的专著。元代王国瑞著《扁鹊神应针灸玉龙经》，该书列入四库全书子部；滑寿著《十四经发挥》，最早提出十四经脉名称。另有明代高武著《针灸聚英》，杨继洲著《针灸大成》等。

二、皇甫谧针灸形成源流考

中华针灸源远流长，针灸历史起源见于《山海经》"有石如玉，可以为针"。针灸记载最早见于皇甫谧《帝王世纪》"伏羲制九针"；针灸疗法最早见于《黄帝内经》。而将文化与医学典籍记载集合在一起的是皇甫谧撰集的《针灸甲乙经》。

《针灸甲乙经》首次系统构建了针灸学术框架体系，阐述了针灸学术框架体系是以针灸基础与临床应用两部分组成的。突出了针灸临床时的察症、禁忌、脉诊以及病机论述等多方面的内容，为现代针灸学树立了典范，而且覆盖面比现代针灸学更广。是我国现存最早、"最全"、"最准"的第一本针灸医学专著[2]。

《针灸甲乙经》首次系统构建了针灸学术的框架体系，皇甫谧被誉为"中医针灸学之祖"。以《针灸甲乙经》为基础的学术思想自隋唐开始，千百年来，誉满华夏，传播海外。例如：杨上善《黄帝内经太素》、孙思邈《千金要方》、王焘《外台秘要》对皇甫谧《针灸甲乙经》均有辑录赞誉。公元 5 世纪，《甲乙经》传到日本、朝鲜等国，各国先后颁布法令《针灸甲乙经》为标准医学教材。乃至历代针灸学大家，皆以《甲乙经》为准绳。时至今日，《甲乙经》依然是中医针灸学的范本与教材[3]。

1983 年 9 月 1—6 日由甘肃省卫生厅、甘肃省针灸委员会召开的"纪念皇甫谧逝世 1701 周年暨学术交流会"在兰州举行。来自全国各地中医针灸界的代表共 120 人参加了这次纪念活动和学术交流，缅怀皇甫谧对中国针灸学做出的巨大贡献。（图 2—8）

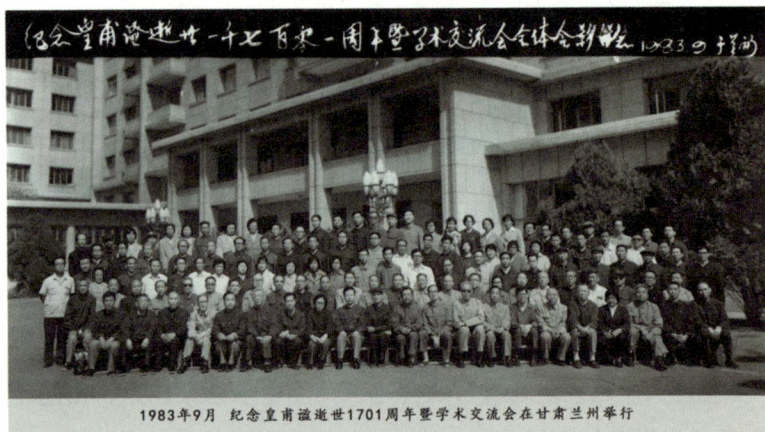

1983年9月 纪念皇甫谧逝世1701周年暨学术交流会在甘肃兰州举行

图 2—8

笔者在皇甫谧针灸省级代表性传承人郝定国总结完成皇甫谧针灸"五步骤""三要领"的基础上，历经多年学习陈淑珍、郑魁山等医家对《甲乙经》的研究，增加了皇甫谧针灸"三治则""四要点""手十二法"，完成了皇甫谧针灸学术框架体系。

皇甫谧针灸是在《针灸甲乙经》学术思想基础上发展形成的中国古典针灸医学流派。其最主要的皇甫氏针灸始见于曹魏甘露年间（256～259）皇甫谧编纂黄帝三书（《素问》《灵枢》《黄帝明堂经》）创新拓展集成的《针灸甲乙经》。皇甫谧针灸倡导"针刺本神、重视经脉辨证、突出针灸禁忌，讲求针艾并用"。以"五步骤"（厘穴、开穴、守穴、解穴、闭穴）、"三要领"（针刺浅，取穴少，留针时间短）、"三治则"（常见病态脉象与针灸治则，阴阳盛衰脉象的针灸治则，经脉虚实针灸治则）、"四要点"（集中精神辨证，全神贯注进针，心手合一候气，体会虚实补泻）、"手十二法"（切、悬、走、刮、飞、捣、颤、留、抽、点、挑、烧）在针灸界形成了一门独特的针灸疗法，具有方法简单、安全性高、效果确凿等临床特点[3]。

三、皇甫谧针灸传承源流考

皇甫谧针灸传承源流当从《甲乙经》集成面世而始，历时1700多年，传承谱系错综复杂，传承脉络如网交织。但依据皇甫谧撰集《甲乙经》"事类相从"的方法依然可以厘清皇甫谧针灸传承源流。

（一）皇甫谧针灸以《针灸甲乙经》为基础学术思想传承

2006年5月20日，"针灸"列入第一批国家级非物质文化遗产名录。9月20日，2006中国灵台中医针灸（国际）学术交流大会暨皇甫谧文化节在皇甫谧故里灵台县举行。（图2—9）

2010年11月16日，"中医针灸"列入"人类非物质文化遗产代表作名录"，并确认四位代表性传承人分别是：黑龙江的张缙，北京的程莘农、贺普仁，陕西的郭诚杰。（图2—10）

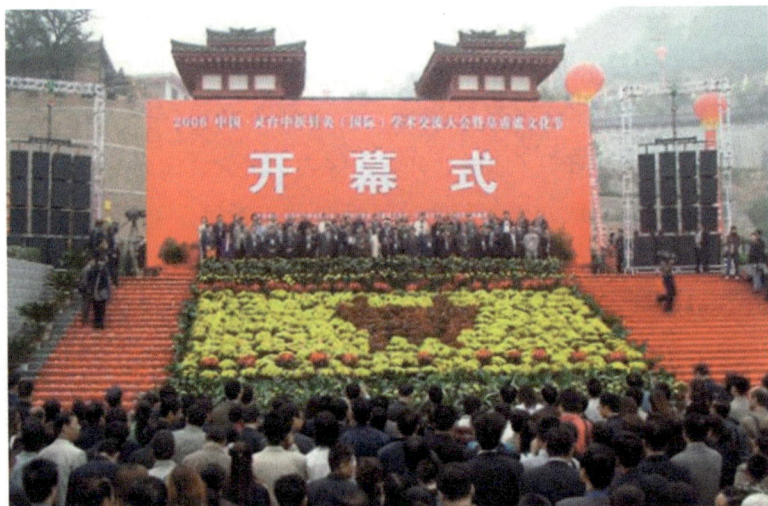

2006年9月 中国灵台中医针灸(国际)学术交流大会暨皇甫谧文化节在皇甫谧故里灵台县举行

图 2—9

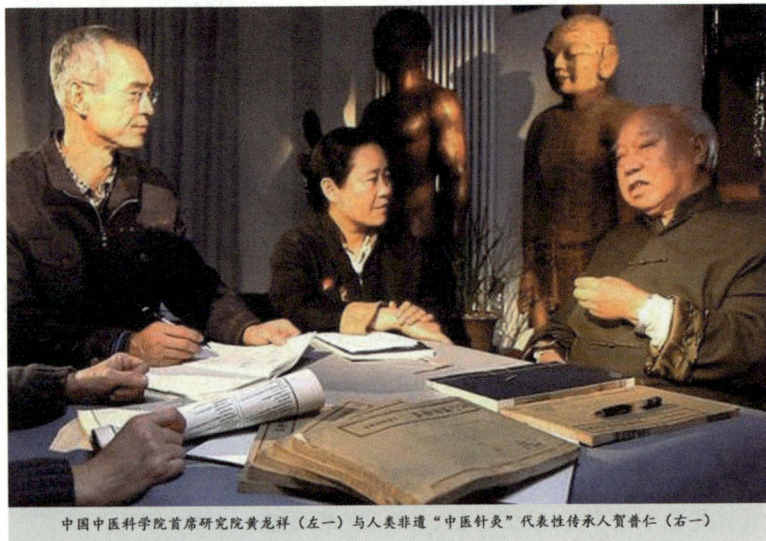

中国中医科学院首席研究员黄龙祥(左一)与人类非遗"中医针灸"代表性传承人贺普仁(右一)

图 2—10

2012 年 8 月 6—9 日，中国针灸学会主办，甘肃中医学院、中国针灸学会针法灸法分会、中国针灸学会砭石与刮痧专业委员会、平凉市人民政府和灵台县人民政府承办"首届皇甫谧故里拜祖大典暨《针灸甲乙经》学术思想国际研讨会"在灵台县举行。曾担任卫生部副部长、国家中医药管理局局长的王国强提出"皇甫谧故里·针灸学源地"的历史定位，皇甫谧被誉为"针灸学鼻祖"[3]。（图 2—11）

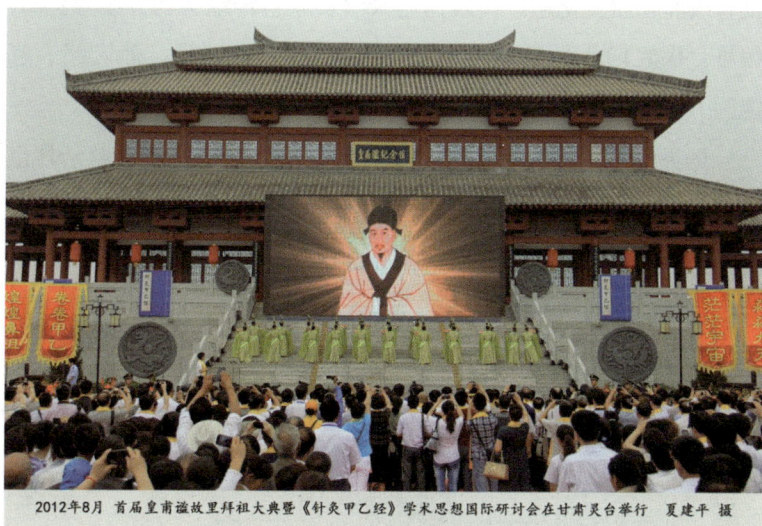

2012年8月 首届皇甫谧故里拜祖大典暨《针灸甲乙经》学术思想国际研讨会在甘肃灵台举行　夏建平 摄

图 2—11

（二）皇甫谧针灸以甘肃地区民间针灸师承（私淑）等方式传承

皇甫谧针灸是甘肃省中医针灸的核心代表，源于明朝中期，以《针灸甲乙经》为基，非同姓嫡传，以里籍同乡为纽带，第一代传承人皇甫中。依次有影响力的传承人是清代皇甫治，民国练鸿藻，近代张健，现代郝定国[4]。例如：郝晓明得其父郝定国家传，自幼学习皇甫谧针灸。笔者私淑皇甫谧、师承郝定国、创立乙针道[5]。

（三）皇甫谧针灸以官方认定非遗传承人与名医工作室传承

（1）皇甫谧针灸官方认定非遗传承人

2006年9月30日，"灵台县皇甫谧针灸术"列入甘肃省第一批省级非物质文化遗产代表作名录（类别：传统医药，序号：68，编号：Ⅸ－1），并确认两位代表性传承人分别是：孙宏绪、郝定国[6]。

据灵台县皇甫谧中医院及孙宏绪儿子孙太阳提供资料，甘肃省首批省级非遗"灵台县皇甫谧针灸术"代表性传承人孙宏绪于2013年8月13日逝世，享年68岁（1945年9月14日生）。

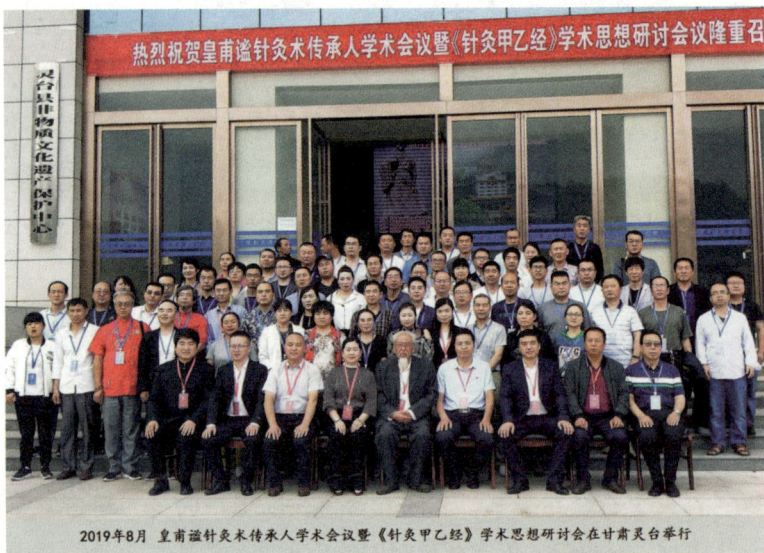

2019年8月 皇甫谧针灸术传承人学术会议暨《针灸甲乙经》学术思想研讨会在甘肃灵台举行

图2—12

2019 年 6 月 11 日，灵台县文旅局公布第一批皇甫谧针灸术县级代表性传承人，分别是：边立兵、郝晓明、李永忠、杨尚霖、姚心在、李志锋[7]。（图 2—12）

2020 年 7 月 15 日，平凉市文旅局公布第二批皇甫谧针灸术市级代表性传承人，分别是：郝晓明、李志锋、姚心在[8]。

2022 年 11 月 25 日，灵台县文旅局公布第二批皇甫谧针灸术县级代表性传承人，分别是：毛长兴、王玉霞、杨和平、练春燕、郑忠建、于国文、马栓军[9]。

2023 年 12 月 14 日，灵台县文旅局公布第三批皇甫谧针灸术县级代表性传承人，分别是：刘君奇、肖修平、王晓琳、赵荣华、张淑惟[10]。

2024 年 4 月 15 日，平凉市文旅局公布第三批皇甫谧针灸术市级代表性传承人，分别是：刘君奇、王晓琳、肖修平、张淑惟、赵荣华、毛长兴、王玉霞、郑忠建、于国文[11]。

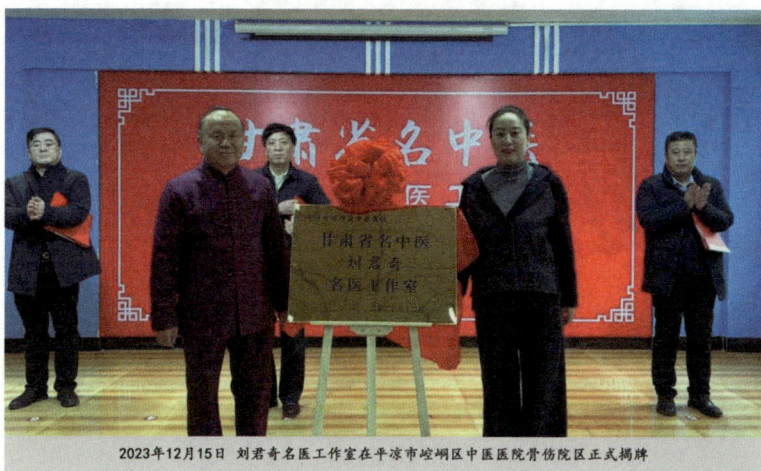

2023年12月15日 刘君奇名医工作室在平凉市崆峒区中医医院骨伤院区正式揭牌

图 2—13

（2）皇甫谧针灸官方名医工作室传承

2023 年 12 月 15 日，甘肃医学院皇甫谧针灸学院院长刘君奇名医工作室在平凉市崆峒区中医医院正式揭牌[12]。（图 2—13）

（四）皇甫谧针灸以中医药学术机构传承

根据《古今医统正脉全书》明万历二十九年（1601）步月楼梓行《甲乙经》统计，《甲乙经》：皇甫谧撰集，12 卷，128 篇，条文 2761，全文 107211 字，割注 5991 字[13]。1700 多年间，不同版本的《针灸甲乙经》书籍、医案、论文、学术交流在中医药学术机构传承创新，发展、流传。灵台县皇甫谧中医院、甘肃医学院皇甫谧针灸学院、甘肃中医药大学等中医药学术机构成为皇甫谧针灸传承实践基地[14]。（图 2—14）

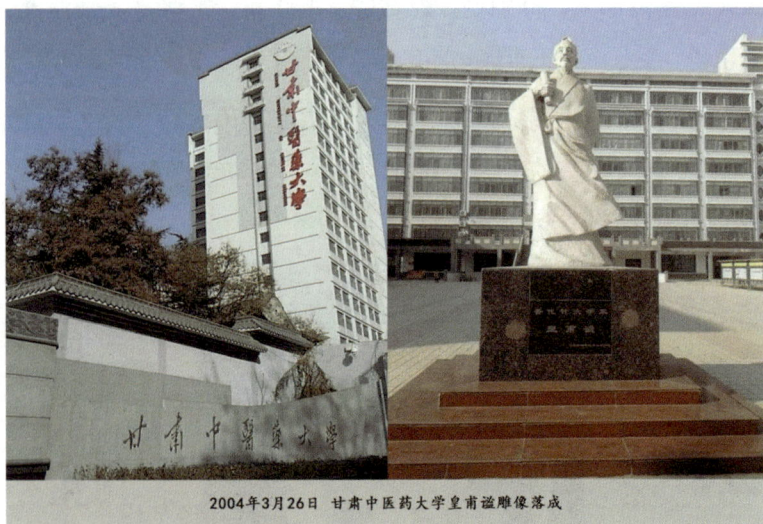

2004 年 3 月 26 日 甘肃中医药大学皇甫谧雕像落成

图 2—14

结　论

皇甫谧针灸是在《针灸甲乙经》学术思想基础上发展形成的中国古典针灸医学流派。是根植于灵台地区及历代医家传承弘扬《针灸甲乙经》精髓的重要体现。《针灸甲乙经》是理论基础，皇甫谧针灸是实践应用。二者密不可分，又有传承创新[15]。

皇甫谧针灸以《针灸甲乙经》为基础学术思想传承、以甘肃地区民间针灸师承（私淑）等方式传承、以官方认定非遗传承人与名医工作室传承、以中医药学术机构传承等四种传承方式守正创新，传承不息，成为中华针灸医学源流中的重要针灸流派。

参考文献：

[1] 金瑛,周江文,刘江泠.衢江杨继洲针灸[M].见:褚子育.浙江省非物质文化遗产代表作丛书[M].浙江:浙江摄影出版社,2019.

[2] 吴晓东.小针藏着大智慧《中国中医药大会》开启《针灸天下》旅程[N].中国青年报,2024 - 04 - 21.

[3] 李志锋.皇甫谧针灸学术特点研究[J].中医药研究前沿,2024,6(2):16 ~ 18.

[4] 李志锋.《针灸甲乙经》与《黄帝明堂经》《黄帝内经明堂》关系研究[J].预防医学研究,2024,6(4):5 ~ 7.

[5] 朱艳坤.皇甫谧,要把金针度与人[A].见:高鼎,于兰兰,贺靓.中国国家地理·风物中国志·平凉[M].湖南:湖南科技出版社,2019:144.

[6] 李志锋.「非遗撷英」皇甫谧针灸术[N].甘肃日报,2023 - 08 - 29.

[7] 灵台县文体广电和旅游局.关于公布第一批灵台县非物质文化遗

产名录项目代表性传承人的通知［E］.灵文旅发〔2019〕82 号.
2019－06－11.

［8］平凉市文化广电和旅游局.关于公布第二批平凉市非物质文化遗产项目代表性传承人的通知［E］.平文广旅发〔2020〕290 号.
2020－07－15.

［9］灵台县文体广电和旅游局.关于公布第二批灵台县非物质文化遗产名录项目代表性传承人的通知［E］.灵文旅发〔2022〕55 号.
2022－11－25.

［10］灵台县文体广电和旅游局.关于公布第三批灵台县非物质文化遗产名录项目代表性传承人的通知［E］.灵文旅发〔2023〕54 号.
2023－12－14.

［11］平凉市文化广电和旅游局.关于公布第三批平凉市非物质文化遗产项目代表性传承人的通知［E］.平文广旅发〔2024〕120 号.
2024－04－15.

［12］崆峒区人民政府.刘君奇名医工作室正式揭牌［DB/OL］.崆峒区融媒体中心,2023－12－15.

［13］小曾户洋.东洋医学善本丛书［M］.日本:东洋医学研究会,1981.

［14］马文军.平凉灵台开启"皇甫谧针灸"新引擎 描绘中医康养新图景［DB/OL］.中国新闻网,2023－09－05.

［15］李志锋.皇甫谧针灸与《针灸甲乙经》关系研究［J］.基础医学理论研究,2024,6(3):142～144.

文献来源:

李志锋.皇甫谧针灸传承源流考［J］.现代医学前沿,2024,2(5):
34～37.

甘肃省第一批省级非物质文化遗产代表作名录——皇甫谧针灸

2006年9月30日　甘肃省公布皇甫谧针灸省级代表性传承人郝定国

皇甫谧针灸学术特点研究

李志锋

（甘肃玄晏针灸甲乙经研究有限公司）

DOI：10.12238/fcmr.v6i2.7426

【摘要】人类非物质文化遗产"中医针灸"体系的奠基者，被誉为"针灸学鼻祖"的皇甫谧以《甲乙经》为基础，经历代医家传承弘扬《甲乙经》学术思想发展形成了非物质文化遗产"皇甫谧针灸"。本文从皇甫谧针灸学术思想及临床"五步骤、三要领、三治则、四要点、手十二法"来论述与此有关的学术特点。

【关键词】皇甫谧针灸；临床特点；非物质文化遗产

【中图分类号】R245　　【文献标识码】A

灵台地处甘肃东南部，与陕西省相邻，属泾渭河冷温带亚湿润区，具有悠久的历史和文化传统，自古以来素有"甘肃东大门"之美称。

皇甫谧针灸是在《针灸甲乙经》学术思想基础上发展形成的中国古典针灸医学流派，是根植于灵台地区、由历代医家私淑皇甫谧传承弘扬《针灸甲乙经》精髓的重要体现，是中医领域具有重要历史渊源和鲜明地域特色的针灸流派之一。从《甲乙经》中发展形成的皇甫谧针灸有其独特的学术思想和操作方法。皇甫谧针灸倡导"倡导针刺本神、重视经脉辨证、突出针灸禁忌、讲求针艾并用、发挥针药并重"以"五步骤、三要领、三治则、四要点、手十二法"在针灸界形成了一门独特的针灸疗法。笔者私淑皇甫谧，师承郝定国，在郝定国研究皇甫谧针灸"五步骤""三要领"的基础上，结合对陈淑珍《甲乙经》脉学治则、郑魁山《甲乙经》针刺手法启示的思考及自身实践等针灸学术方面的总结，完成了皇甫谧针灸学术特点研究。[1]

第一部分：皇甫谧针灸学术思想研究

一、倡导针刺本神

《甲乙经》卷一"精神五脏论第一"篇目，始言"凡刺之法必先本于神"，末以"是故用针者，观察病人之态，以知精神魂魄之存亡，得失之意，五脏已伤，针不可以治之也"结束。文中论述了神的概念及与五脏的关系，阐明了五脏为神的基础，神为五脏的功能表现。如五脏已伤，神藏失守，针刺就不得效应，故针刺治病，"必先本于神。"对此，《素问》第十四卷《汤液醪醴论》曾有"神不使"则针药无效的记载、第二十五卷《宝命全形论》说："凡刺之真，必先治神"。因此，皇甫谧将"治神"以"精神五脏论"为第一篇，足见对"神"志的重视。

二、重视经脉辨证

通览《甲乙经》卷七至十二针灸辨证应用最多的是经脉辨证，其次是脏腑辨证。熟读《甲乙经》目录框架的读者基本上一目了然。例如《甲乙经》卷九《足厥阴脉动喜怒不时发疝遗溺癃第十一》《足太阳脉动发下部痔脱肛第十二》等。

三、突出针灸禁忌

《甲乙经》卷五以《针灸禁忌第一》分上下两篇，从多方面指出针灸禁忌和刺灸前后注意的事项，以及禁针的部位和误针所致的不良后果。如：叶廷珖《关于〈甲乙经·针灸禁忌〉的研讨》、杜天银《〈甲乙经〉针灸法则初探》再三强调了针灸禁忌的重要性。因此，针灸临床，禁忌第一。禁忌不明，切勿施针。[2]

（一）针灸不违四时；针刺治病，必须根据四时之气的深浅及邪气所在而刺之，违反了这个治疗原则，如春刺夏分，夏刺秋分，便是刺非所宜。不应刺而刺，就出现了"虚虚实实"的错误。这样不仅原来的病不愈，反而因误刺伤了其他脏器，使病势加重，或引起他病。故《甲乙经》卷二《诊要经络论》指出："春夏秋冬，各有所刺，法其所在。"因而在临床上必须予以重视。

（二）临床勿滥施针；凡是在病邪正盛，诊断不明、大汗不止、脉象杂乱不清时，不可针灸。故《甲乙经》卷五《针灸禁忌第一上》指出："无刺熇熇之热，无刺漉漉之汗，无刺浑浑之脉，无刺病与脉相逆者"。

（三）生活五行禁例；（1）根据天气的阴晴，月亮的盈亏来决定补泻原则。《甲乙经》卷五《针灸禁忌第一上》指出："天寒无刺；天温无疑。月生无泻，月满无补，月郭空无治"（《针灸禁忌第一上》）。因皇甫谧所处时代是地球第二寒冷纪，故此处记载，医者可根据天文历法辨证施针。（2）正气方虚，气机逆乱之时不宜针刺。新内（房事）、大怒、饱、饥、醉、劳、渴之时，不是正气方虚，便是气机逆乱，因此，不宜针刺，在针刺治疗过程中，应使情志安定，饮食起居适宜，否则会发生不良后果。《甲乙经》卷五《针灸禁忌第一上》指出："新内无刺，已刺勿内。大怒无刺，已刺勿怒。……步行来者，坐而休之，如行十里顷乃刺之。大惊大恐，必定其气乃刺之"。

（四）明辨禁刺脏腑；通过长期临床实践，古人对针刺不当引起脏腑、血管、神经的损伤，造成严重的危害，积累了丰富的宝贵资料，对其不幸的种种后果亦有明确的结论。我们应提高警惕，加强认识，使此类事故不再重演。因针刺不当，误刺脏腑，将会给患者带来严重后果。《甲乙经》卷五《针灸禁忌第一上》指出："刺中心，一日死，其动为噫。刺中肺，三日死，其动为咳。刺中肝，五日死，其动为欠。"

四、讲求针艾并用

皇甫谧针灸临床讲求针艾并用。而"针艾并用"合二为一当属"温针灸"。温针之名首见于《伤寒论》，但方法不详。《甲乙经》卷三记载"欲令灸发者，灸故履底熨之，三日即发也，得发则病愈矣"即"化脓灸"。皇甫谧针灸传承人通过长期实践，汲取古典针灸中的优点，在针柄上带艾炷从而形成温针灸的方法。"温针灸"即针柄上带艾灸。针刺穴位可以调节人体的气血运行，疏通经络，起到"通"的作用。而艾灸具有温热之力，其燃烧产生的温热刺激能温通经络、行气活血、祛湿散寒。当艾绒在针柄上燃烧时，这种温热通过针体直达穴位深处，增强了针刺的治疗效果。一方面，它可以促进局部血液循环，改善组织的营养供应。另一方面，温针灸的温热刺激还能调节人体的脏腑功能。

五、发挥针药并重

皇甫谧针灸以《甲乙经》"精神五脏论第一"而论，辨证施治，突出效果，因人而异。根据患者实际情况，将针灸的各种疗法和中药有机结合起来，当用针时用针，当用药时用药，不适宜用针者先用药，后施针。适宜施针者，也可针灸，也可针药结合。

第二部分：皇甫谧针灸学术特点研究

一、皇甫谧针灸"五步骤"分别是：厘穴、开穴、守穴、解穴、闭穴。

（1）厘穴：厘定穴位；根据患者病情，辨证针灸体位，确定针灸腧穴。

（2）开穴：开穴通经；施针者用手轻拍患者穴位，舒缓患者情绪，疏通经络感应。

（3）守穴：辨证守穴；施针者明确针灸禁忌，采用针灸手法，针刺患者腧穴，治疗患者疾病。

（4）解穴：解穴松气；施针者在拔针前用手轻拍患者腧穴旁的肌肉，防止患者穴位滞针。

（5）闭穴：关闭穴位；施针者拔针后，用手捂住患者腧穴，防止气机失衡引起患者不适。

二、皇甫谧针灸"三要领"分别是：针刺浅，取穴少，留针时间短。[3]

（1）针刺浅：针刺治疗，主要是通过细针轻触人体局部经络穴位，调节人体生命活动物质能量循环的快慢节奏，或释放淤血、邪气等以疏通循环通道等手段，达到祛除病邪、治疗疾病的目的。病邪，即局部细胞组织在内外因素作用下产生的不良病变，如炎症血气团。初期往往不易察觉，只能通过脉搏、面色等细微变化来观察。当患者出现疼痛等症状时，病邪往往已经发展一段时间了。病邪的位置有深有浅，因此针刺治疗时，进针的深度也有所不同，需根据病邪的具体位置来决定。进针过深会伤及体内之气，进针过浅则会导致气肿于外，气血淤堵，从而产生新的病邪。因此，针刺治疗时，进针深浅不当是大忌，不当的深浅刺入会引发五脏功能失调，成为大病诱因。《甲乙经》卷五《针灸禁忌第一（上）》中特别强调了《内经》"上工治未病，中工刺未成，下工刺已衰，下下工刺方袭"的理论。

《甲乙经》的临床治疗部分内容相当丰富，几乎占据全书近一半篇幅，包括内外妇儿五官等科疾病：本书以病为纲，汇集一些浅刺针灸治疗的处方，如卷七《六经受病发病寒热病第一中》："热病七日，八日，脉口动，喘而眩者，急刺之，汗且自出。浅刺手大指间。"卷七《太阳中风感于寒湿发痉第四》："风疼身反折，先取足太阳及服中血络出血。疼，取之阴跷及三毛（足大趾毛发）上，及血络出血。"

（2）取穴少：单穴处方是《针灸甲乙经》的处方特点之一，即1张处方只有1个腧穴。针灸临床时取穴少，尽量做到少而精，更能保全患者的元气。近代针灸学家郑毓琳常说："治病时，

皇甫谧之像

皇甫谧　生卒公元215–282年（东汉建安20年—西晋太康3年）　著名针灸书甲乙经的编纂者，保存第3世纪以前针灸书的精华。

皇甫谧，幼名静，字士安，自号玄晏先生，甘肃灵台人。家贫，耕种田亩，取必挟书在手，博通典籍百家之言，晋武帝（公元265年）屡求下召做官，皆不应照往就，隐遁修身，年时六十八岁。他青时很身患奇重病，後患风痹疾，因困於情畏寒，因困郁证，累家食贫，以求扶生，後成癫痪。从此更加强了对医学文献的整理工作，著有甲乙经行世。甲乙经是根据素问、灵枢、及明堂孔穴针灸治病三部的精要，据其浮繁，去其重复面成。乎今其书与内经立並相参。後代以说誐回，今多亡佚，幸赖足书，存其精髓，此领照代针灸名着，皆以足消岛监本。日本针灸的发达，亦导源於甲乙经：公元265年梁人知熊揖唱曰国曰，甲乙经等诗至日本，被亦亦隶医著必习之者（见日本大宝令记载），皇甫氏对针灸学的努力和成就，惟贴了我误针灸障病的徵栵；在人民健康上，都有卓越的贡献，波不愧韩岛祖国的偉大医学名家！

本幅缘参考：《明代京里的隐帽》隐帽肖屏，《林香椒母古文献大地尺去。

千国县大思超等采量像　　宋大七编　　文房瓶丁　魔　杨子楷　宋六七康　　　参森五　黄罴尼　汪翠庭　奥　萍　影岁考　宝亡键　薄仲磐　尹吊品　蕭振祥　吳招铁　取慶成　张贺廷饫珍　　大千国明开公版社监篔

取穴不是越多越好，宜精、准、少。"其子郑魁山（郑氏针法学术流派）深得其父要领。人类非物质文化遗产代表作名录"中医针灸"代表性传承人贺普仁教授说："我们认为在保证临床有效基础上，尽量少'配穴'，这就相对减少了患者痛苦，另外在进针时手法一定要灵敏，这一点对减少患者痛苦也很重要。"

中国中医科学院首席研究员黄龙祥指出：皇甫谧针灸诊疗的一个重要模式——辨病处方，看部配穴，随证加减。针灸腧穴治疗的不是一个个病，而是特定部位的症状，只要在一定的部位，不论出现什么症状，什么病，皆主之。应当说皇甫谧最大的贡献之一是将隐含在《明堂经》与《素问》《灵枢》中这一腧穴主治特点凸现出来。同时，赵京生教授《针意》等学术专著中指出：《甲乙经》从第七至第十二卷用大量的篇幅记载了 200 多种病症的 500 多个处方，其内容多是现存晋以前其他古籍中所未记载的。其处方特点是单方多取穴少，指一病一穴或一症一穴，如"呕血上气，神门主之，暴痛不能言，支沟主之"等。对于腧穴的选用，早期以单穴为主，这在《黄帝内经》中很明显，然《针灸甲乙经》卷七以后的治疗部分也仍然如此，其中《明堂》内容的主要形式是"病症＋某穴主之"。"某穴主之"类似腧穴主治的表述，但却是"以病统穴"，而不是后来习见的"以穴统病"的表达方式。

（3）留针时间短：《甲乙经》记载 348 穴，并对其中 147 个（尺泽穴、胆俞穴的留针时间均为《素问·气穴论》所注，故不纳入计数范畴）常用腧穴的留针时间做了明确规定，占 42.2%，以呼吸次数作为留针时间的参照。留针时间以 7 呼最为多见，共计 65 穴，占留针穴位的 44.2%，如肺俞、关元、三阴交。其次为留针 3 呼，共计 29 穴，占 19.7%，如鱼际、中渚、涌泉。留针时间最长者为二十呼（约一分钟），分别为公孙、内庭、环跳。井穴一般留针时间较少，通常为一至三呼，如厉兑、关冲。总体来看，需要留针的穴位以留针六至七呼居多，共计 86 穴，占留针穴位的 58.5%。

关于留针时间的长短，在《灵枢经》中也只是作了原则性的论述，《甲乙经》在其卷三中补充了近 200 个常用穴的留针呼数，并提倡留针时间短。如："肺俞，在第三椎上，两旁各一寸五分。刺入三分，留七呼。""太冲者……刺入三分，留十呼。"等。归纳之：一般穴位每次留针六至七呼；少则留一呼，如少商；多则留十呼，如下髎；最多留 20 呼，如环跳、内庭、公孙等。其论述较之《内经》要具体得多。后世针灸各家的留针时间之法多源于此，可见其影响之深。

三、皇甫谧针灸"三治则"分别是：常见病态脉象与针灸治则，阴阳盛衰脉象的针灸治则，经脉虚实治则。[4]

《甲乙经》在诊断学方面尤重望诊和切诊，切诊方面又尤重切脉，且都有相应的针灸治则。《甲乙经》以脉象作为突破口，详细论述了生理病理等不同脉象，并对病理脉象的成因作了详细的论述，据此，提出针灸治疗大法，为后世针灸临床提供了宝贵的经验和坚实的理论基础。《甲乙经》以寸口人迎脉象为依据，作为判断阴阳盛衰的法门，对《灵枢·经脉》篇针灸治病大法作了详细阐释和补充，使其能够更好地为以后的临床服务。《甲乙经》以脉象作为考查经脉虚实的依据，制定治疗法则和选穴依据，为以后迎随、开合、呼吸补泻方法的创立提供了理论依据。因此，皇甫谧针灸在临床中形成了针灸脉法"三治则"，分别是：

（1）常见病态脉象与针灸治则；《甲乙经》卷四《经脉第一下》记载："微细在脉，不可不查。"《甲乙经》卷四《病形脉诊第二上》亦曰："先定其五色五脏之应，其病乃可别也……善调尺者，不待于寸；善调脉者，不待于色，能参合而行之者，可以为上工。"因此，首先以脉之虚实、徐疾、浮沉、滑涩、大小、审因论治。《甲乙经》首先提出脉诊的重要性，其次又详细论述了常见病态脉象的针灸治则和大法，这些原则性的说明，是魏晋以前病理研究对于脉诊的高度概括，是脉诊临床运用的基本纲领，也是脉诊在针灸专科中系统运用的开始。

（2）阴阳盛衰脉象的针灸治则；《甲乙经》卷四《经脉第一上》记载："寸口主中，人迎主外，两者相应，俱往俱来，若引绳，大小齐等。春夏人迎微大，秋冬寸口微大，故曰平人也。人迎大一倍于寸口，病在少阳；再倍，病在太阳；三倍，病在阳明。盛则为热，虚则为寒，紧则为痛痹，代则乍甚乍间。盛则泻之，虚则补之，紧则取之分肉，代则取之血络，且饮以药，陷下则灸之，不盛不虚者，以经取之，名曰经刺。"从正常生理脉象出发，传授用针治病的大法，虽出自《灵枢·经脉》篇，确师古而不拟古，从诊法、诊脉部位、平脉、病脉以至以后卷四通篇中涉及的死脉和脉证关系等等，都作了比较深入的讨论，为脉诊在后世针灸学中的广泛运用和不断发展奠定了基础。《甲乙经》认为，必须通晓荥腧在生理病理与治疗上的作用，然后才能传授用针治病的大法，这种治疗大法是：脉大位盛，就从泻治；脉小为虚，就从补治；脉紧属寒，就从灸、刺、服药三者兼之；脉下陷属中寒，就当用灸治，不盛不虚属正经自病，就从本经取治。所谓经治，就是或用药物，或用针灸，随本经取治的治疗之法。脉急的是邪盛，可兼用导引以去其病；脉带的是气血虚衰，应使病者安静修养，不宜过度劳累。

（3）经脉虚实治则：《甲乙经》卷五《针道终始第五》记载："人迎一盛泻足少阳，而补足厥阴，二泻一补，日一取之，必切而验之，疏取之上，气和乃止。人迎二盛，泻足太阳，而补足少阴，二泻一补，二日一取之，必切而验之，疏取之上，气和乃止……人迎脉口俱盛四倍以上，名曰阴阳俱溢。如是者，不开则血脉闭塞，气无所行，流淫音声益彰，耳目聪明，反此者，血气不行。"从脉象的大小，推导出疾病所在的经脉，依据经脉表里相配的原则，选穴治疗，据此《灵枢·九针十二原第一》记载："《大要》曰：徐而疾则实，疾而徐则虚……泻曰迎之，迎之意，必持而内之，放而出之，排阳得针，邪气得泄。……补曰随之，随之意，若妄之，若行若按，如蚊虻止。如留如环，如去弦绝。令左属右，其气故止，外门已闭，中气乃实。"为后世迎随、开合、呼吸补泻方法提供了理论依据。

故而，在针灸临床上，重视脉象所反映的阴阳气血状况，乃是制定切合病机的针灸治疗原则和方法、提高针灸疗效的一个必要条件。忽视脉诊，必然会影响辨证的准确性而不利于针灸疗效的提高，甚或犯虚虚实实之戒而加重病情，正如《灵枢·终始》指出："脉动而实且疾者疾泻之，虚而徐者则补之，反此者病益甚。"对于针灸临床上忽视脉诊的现象，明代汪机《针灸问对》就曾予批评，"今之针士，多不诊脉，未免有误刺害论焉。"并一针见血地指出："苟不诊脉，则经脉之虚实，补泻之多寡，病症之死生，懵然皆无所知矣。于此而妄施针灸，宁免粗工之诮哉！"[5]

四、皇甫谧针灸"四要点"分别是：集中精神辨证，全神贯注进针，心手合一候气，体会虚实补泻。[6]

（1）集中精神辨证；《针灸甲乙经》卷五《针道第四》记载："凡刺之真，必先治神，五脏已定，九候已明，后乃存针。众脉所见，众凶所闻。外内相得，无以先行。可玩往来，乃施于人"。指出凡用针治病，必须集中精神进行辨证，了解五脏的虚实，按三部九候来切脉以明确诊断，然后再用针。掌握病人五脏六腑虚实变化，认真观察脉与证和脉与内外形气是否相符，熟悉气血往来和病邪出入情况，才能用针施治。即所谓："五脏已定，九候已明，后乃存针，众脉所见，众凶所闻。内外相得，无以先行，可玩往来，乃施于人。"其原则是见到五虚（脉细、皮寒、气少、泄利前后、饮食不下）不可草率用针，见到五实（脉盛、皮热、腹胀、前后不通、闷瞀）不可弃而不针。在诊断时，将脉象和症状，综合分析，脉证是否符合，不能单凭外形为依据。更要熟悉各经气血往来和病邪出入的情况，要分清是气血不足，还是邪气有余，这样才能为病人施治。也就是说，针灸医生在针治之前，必须根据脏腑、经络学说，运用"四诊""八纲"的辨证方法，将临床上观察到的病人的精神气色和各种不同的见症加以分析归纳，以明确疾病的部位是在脏在腑、在经在络、在表在里；病症是属寒属热，属虚属实，然后抓住病机，选穴处方，决定是补是泻，才能有的放矢，治好疾病。人与自然界的统一整体观，《甲乙经》中体现得尤为突出。皇甫谧指出："人与天地相参，与日月相应也"（卷六《八正八虚八风大论第一》）。"五行有序，四时有分，相顺而治，相逆而乱"（卷六《阴阳清浊顺治逆乱大论第四》）。皇甫谧把顺从四时气候的变化规律不仅提高到保存生命根本的高度来认识，而且当作判断医者在治疗上能否达到预期效果的标准之一。认为"四时阴阳者，万物之根本也。所以圣人春夏养阳、秋冬养阴，以存其根，逆其根则伐其本矣。"（卷一《五脏变输第二》）"顺天之时，而病可以期，顺者为工，逆者为粗也"（卷六《内外形诊老壮肥瘦病旦慧夜甚大论第六》）。根据"春夏秋冬，其气各异"（卷十二《阴阳清浊顺治逆乱大论第六》）的规律，他制定了冬刺井，春刺荥，夏刺腧，长夏刺经，秋刺合的五变应五腧的治疗原则。又根据"朝慧、昼安、夕加、夜甚"的昼夜疾病变化规律和营卫运行周次与四时昼夜消长等方面的应合情况，制定了"平旦为纪，夜尽为始""谨候其气所在而刺之，是为迎时，病在于阳分，先候其气之加在于阳分刺之；病在于阴分，必先候其气之加在于阴分而刺之"（卷一《气息周上五十营四时日分漏刻第九》）的治疗原则。并告诫医者"谨候其时，病可与期，失时反候，百病不除"（同上）。要求掌握气至的时刻进行补泻。

（2）全神贯注进针；《针灸甲乙经》卷五《针道外揣纵舍第七》记载："持针之道，欲端以正，安以静。……左手执骨，右手循之，无与肉裹"和"如临深渊，手如握虎，神无营于众物。"指出施针时医者要把握时机，做到刻不容缓；平心静息，专默精诚地领会，体察气至的虚实变化；针刺时，心手要专一，针体要光洁，动作要从容。以"刺虚者须其实，刺实者须其虚"（《针道第四》）为原则。具体方法是："神有余则泻其小络之血，出血勿之深斥，无中其大经，神气乃平。神气不足者，视其虚络，切而致之，刺而和之，无出其血，无泄其气，以通其经，神气乃平"（卷六《五脏六腑虚实大论第三》）。在持针进针操作的时候，医生必须态度端正，心神安静。在进针之前先用左手执稳肢体，使其不能移动，右手循按经穴，揣出具有指感的准确穴位。进针时要从容稳准，防止肌肉缠裹针体，引起患者疼痛，影响医生操作。继而医生右手持针，左手按穴，两手配合，密切合作，如临深渊，如握猛虎那样慎重对待，全神贯注地进针，不能为其他的事务所干扰。也就是说，针灸医生由持针、进针开始就要聚精会神、全神贯注地进行操作和观察病人的表情，不要为周围事务所干扰，这样不但能避免进针时的刺痛，同时也可体会针下气至冲动的快慢、大小、与临床的疗效，并可防止医疗事故的发生。

（3）心手合一候气；《针灸甲乙经》卷五《针道第四》记载："夫针之要，易陈而难入。粗守形，上守神。神乎神，客在门"和"经气已至，慎守勿失。浅深在志，远近若一。"指出用针治病的要领，说来容易，实际操作就比较困难了。技术差的医生，只能看到形体上的病变；技术高明的医者，却能明察人体神气的盛衰。神指的是人体的正气；客指的是邪气，邪气常随正气的出入之处而往来。特别是经气已至的时候，应当用针尖小心谨慎地守住（"守气"），千万不能丢失（"失气"）。表证宜浅刺，应在天部行气，里证宜深刺，应在地部行气。无论是久病，还是新病，都应该以得气为主。另外，邪气和正气必须分清。"邪气"在针下的表现为"紧而疾"。"紧"是来势紧迫而匆促，"疾"是动态急速而迅疾。即针下突然紧涩，肌肉缠针和感应一闪即无，时间很短，此所谓"邪气"。不要把"邪气"误认为是"经气"（"正气"）。正气又叫谷气和经气。"谷气来也徐而和"。它包括营气和卫气。"营气"即水谷之精气。"营行脉中，徐和柔匀，不紧不疾，循行于十二经脉之经隧"，即针下"指端搏动感"连续出现的现象。"卫气"即水谷之悍气。卫行脉外。剽悍滑利，疾而不紧，滑而不涩……如动脉之状，即针下"指端搏动感"连续出现如动脉之状，时间持久，这就是"经气"。也不要把"经气"误认为是"邪气"。正如元代窦默所著《标幽赋》说的"气之至也，如鱼吞钩饵之沉浮，气未至也，如闲处幽堂之深邃"。也就是说进针候气，必须心手合一地去体会针下是否得气，得到了正气，即痠、麻、胀、热、凉……感觉，让气往什么方向和地点传导（"气至病所"），要用"关闭"法进行控制，在患者有舒适感觉的时候，要"守气"，根据病情需要，得气感应保留多长时间，就保留多长时间，这是掌握针刺手法候气的关键。

（4）体会虚实补泻；《针灸甲乙经》卷五《针道第四》记载："凡用针者，虚则实之，满则泻之，苑陈则除之，邪胜则虚之"和"刺虚者须其实，刺实者须其虚。"指出用针治病的原则，虚证，寸口部脉象虚弱的，应用补的手法，以充实其正气；实证，寸口部脉象盛的，应用泻的手法，以泻其邪气；郁积证，络脉郁结不通的，应用放血的手法，以排除郁积之邪，使其通畅；邪气盛的，应用泻的手法，消除其病邪。再就是治疗虚证用补法，针下应由松滑转变到针下沉紧、充实，真气内守，产生温热感觉，达到正气实的目的，实证用泻法，针下应由紧涩转变到针下松滑、空虚、邪气外散，产生凉爽感觉，达到邪气虚的目的。《甲乙经》（卷四《经脉第一上》）曰："必审按其本末，察其寒热，以验其脏腑之病。"首先以脉之虚实、寒热、徐疾、沉浮、滑涩、大小审因论治。"刺急者，深内而久留之；刺缓者，浅内而疾发针，以去其热；刺大者，微泻其气，无出其血：刺滑者，疾发针而后浅之，以泻其阳气，去其热；刺涩者，必中其脉，随其逆顺而久留之，必先按而循之，已发针疾按其病，无令出血，以和其脉；诸小者，阴阳形气俱不足，勿取于针，而调之以甘药。"（卷四《病形脉针第二下》）。"脉动而实且疾者，则泻之，虚而徐者，则补之"（卷五《针道终始第五》）"气实者，热也；气虚者，寒也。入实者，左手开针孔也，入虚者，左手闭针孔也"（卷四《经脉第一下》）。其次是人迎、寸口脉大小对比辨证治则：一般来说，寸口脉大于人迎的为阴气胜；人迎脉大于寸口的为阳气胜。凡是脉大的为邪气盛，脉小的为正气虚。人迎脉盛则热，虚则寒；寸口脉盛则寒，虚则热，紧则主寒主痛，脉代主邪在血络。治疗时应盛则泻之，虚则补之，紧则先针后灸；脉陷下者宜灸，代则先刺血络而后调之，如邪在本经发病的则用本经取的"经治"法。（卷四《经脉第一上》）

因此，针灸者在针治之前，必须运用"四诊""八纲"，明确诊断，辨证配穴，在持针、进针前，进针后，都要全神贯注地进行，不但要避免刺痛，而且要体会针下的气至冲动；在气、行气时更要分清"邪气"和"正气"，还要掌握"守气"和"气至病所"的基本功。然后根据虚证用补法，针下应由松滑转变到针下沉紧、充实，产生温热感觉，使真气内守、正气得到恢复；实证用泻法，针下应由紧涩转变到针下松滑、空虚，产生凉爽感觉，使邪气外散、消失；最后达到治愈疾病。总之，用针治病的一般原则是：脉虚的用补法，脉盛的用泻法，有郁结者除其郁结，邪气盛的泻其邪气。其手法是：慢进针快出针的为补法，快进针慢出针的为泻法。得气后缓慢出针，摇大针孔，排出气道，泻出邪气的为泻，又称"迎之"；随着经气灌注的方向而轻刺之，留针后快出针，左手急按孔针，使经气留止而不得外出者为补，又称"随之"。针下得气的为实，针下不得气的为虚。（卷五《针道第四》）

五、皇甫谧针灸"手十二法"分别是：切、悬、走、刮、飞、捣、颤、留、抽、点、挑、烧。

（1）切法：《内经》记载"切而散之"，是针刺前对穴位进行按压的描述，可令气血宣散，达到更好的针刺目的。灵台民俗用语：拍打醒面用切劲。

（2）悬腕：即悬腕如执虎，《素问·宝命全形论》对用针者提出，要做到"手如握虎"。《甲乙经》卷五《针道第四》提出"持针之道，坚者为实。"（《素问》注作宝）灵台民俗用语：握针悬腕如抓虎。

（3）走针：即下针如走蛇，将针缓慢捻转并前后游走。捻转是进针或退针常用的操作手法，前后游走同时也是催气和施用补泻的手法。一般来说，此手法力度不宜过大，以免引起滞针和疼痛。灵台民俗用语：下针走蛇地上行。

（4）刮针：即用拇指指腹轻压针柄顶端，以中指指甲沿针柄由下而上频频刮动针柄，促使得气。《素问·离合正邪论》有"抓而下之"之法，姚止庵注云："抓，以爪甲刮针也。"这种运针法刺激较轻，可作为留针期间增强针感的辅助手法，也可作为补或平补手法的操作，适用于对针刺敏感的病人。灵台民俗用语：刮针频频篓凉粉。

（5）飞针：即用于持针、搓捻针柄，搓捻后立即放手离开针柄，一搓（捻）一放或三搓（捻）一放，如飞鸟展翅状的辅助手法。主要用于催气、行气。灵台民俗用语：飞针如同鸟振翅。

（6）捣针：即将针快速上下提插，以增强刺激的操作方法。主要用于催气、行气，也称"雀啄术"。一般提插的幅度大，频率快，刺激量就大；反之，提插的幅度小，频率慢，刺激量就小。采用这种手法时，要注意病人反应以免因刺激过强而引起晕针。同时，还要注意刺入部位，如针刺部位内有脏器时，不应捣刺（如期门、哑门等穴），以防刺伤脏器，引起医疗事故。分布在体表器官周围的穴位（如睛明、球后穴等），以及表面的穴位（如百会、印堂等穴），均不宜用捣法，防止刺入过深，损伤器官，或刺入骨膜，增加病人痛苦。灵台民俗用语：捣针巧妇捣蒜泥。

（7）颤针：进针后以小幅度、高频率捻转提锚，如手颤般震动针体。催气、行气的辅助手法。也称"震颤术"。灵台民俗用语：捣针巧妇捣蒜泥。

（8）留针：《素问·离合真邪论》记载："静以久留，以气至为故，如待所贵，不知日暮。"留针即针刺得气以后，将针体留置于穴内一定时间。留针在临床上有三种意义。一是候气，针感不明显时，精留针等候气至。二是保持针感，使气血调和，特别对发作性疾病，如支气管哮喘、心绞痛等，有增强解痉镇痛的作用。三是留针期间，根据病情需要再给予适量的刺激，以增强疗效。临床根据留针期间是否间歇行针，可分为静留针法和动留针法。灵台民俗用语：留针坐亭沏热茶。

（9）抽针：即"抽刺"，针刺穴位后，患者情况正常，可缓慢向上抽出，向下轻缓进针，以增强穴位的刺激量。临床禁深刺、忌艾灸（风府穴、脑户穴等），出针为稍停缓出。《甲乙经》中记载："风府穴，禁不可灸，灸之令人瘖"。"抽刺"法对治疗癫痫、头痛、高热、抽风、中风、瘫痪等病均有良效。灵台民俗用语：抽针绵绵拉风箱。

（10）点刺：指毫针点刺或火针点刺。毫针点刺是指用毫针快速点刺人体浅表阿是穴等穴位。火针点刺指将针在火上烧红后，快速刺入人体，以治疗疾病的方法，手法为快进快出不留针。《甲乙经》继承了《内经》的观点，肯定了"焠刺"是针灸的刺法之一，同时也强调了其适应证为痹证和寒证。"焠刺者，燔针取痹气也""凡刺寒邪用毫针曰以温"。自此，火针疗法得到了进一步发展。灵台民俗用语：点刺蜻蜓点水面。

（11）挑刺：《甲乙经》卷五《针道第四》记载："凡用针者，虚则实之，满则泄之，宛陈则除之，邪胜则虚之。"挑刺法是一种古老的中医疗法，主要原理是通过在人体特定穴位或部位使用特制的针具挑断皮下白色纤维组织，以此来治疗各种疾病。其历史悠久，操作简便，且具有相对较低的风险和副作用。灵台民俗用语：挑刺如剜荠荠菜。

（12）烧针：针刺与艾灸相结合的治法，即针柄上带艾炷的温针。温针之名首见于《伤寒论》，也有化脓灸之说，即《甲乙经》卷三记载："欲令灸发者，灸故履底熨之，三日即发也，得发则病愈矣。"灵台民俗用语：烧针如放窜天猴。

皇甫谧针灸"手十二"法可单独使用，也可相互配合，双手同时进针并配合温针，效果更加显著。医者临床施针手法得当，患者有麻、热、凉、痒的感觉。

结　论

皇甫谧针灸是在《针灸甲乙经》学术思想基础上发展形成的中国古典针灸医学流派，是根植于灵台地区、由历代医家私淑皇甫谧传承弘扬《针灸甲乙经》精髓的重要体现，是中医领域具有重要历史渊源和鲜明地域特色的针灸流派之一。2006 年 9

月 30 日，皇甫谧针灸列入甘肃省第一批省级非物质文化遗产代表作名录。[7-8]

参考文献：

[1]皇甫谧.针灸甲乙经[M].北京:人民卫生出版社,1956.

[2]叶廷珖.关于《甲乙经·针灸禁忌》的研讨[J].甘肃医药,
　　1983:44.

[3]黄馨云,李璟,顾侃,等.留针时间初探[J].中国针灸,2019,39
　　(4):445~450.

[4]陈淑珍.论《针灸甲乙经》对脉诊的贡献[J].中医文献杂志,
　　2010,(2):25~26.

[5]赵京生,史欣德.针灸与脉诊之关系初探[J].江苏中医,1990,
　　(06):19~21.

[6]郑魁山.略谈《甲乙经》对针刺手法的启示[J].甘肃医药,
　　1983:52.

[7]李志锋.「非遗撷英」皇甫谧针灸术[N].甘肃日报,2023 -
　　08 -29.

[8]杨金生.中医针灸传承保护丛书[M].北京:中国中医药出版
　　社,2020.

文献来源：

　　李志锋.皇甫谧针灸学术特点研究[J].中医药研究前沿,2024,
6(2):16~18.

皇甫谧针灸"三治则""手十二法"示意图

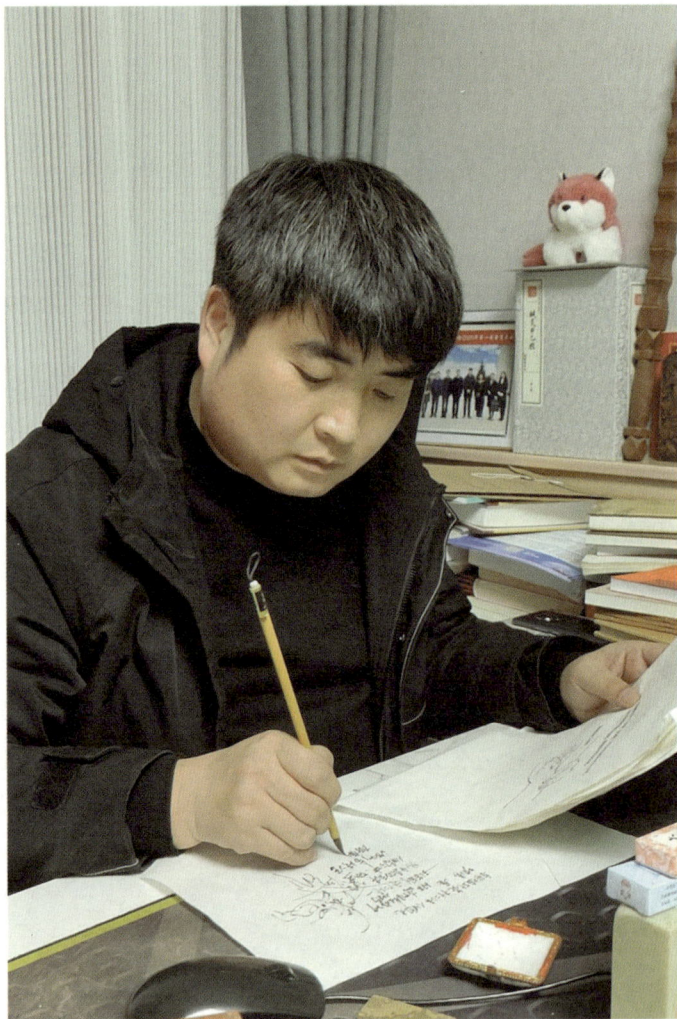

李志锋绘制于西府凤翔

摄影：苏芬云　2025年1月2日

皇甫谧针灸"三治则"

皇甫谧针灸"三治则"分别是：常见病态脉象与针灸治则，阴阳盛衰脉象的针灸治则，经脉虚实针灸治则。

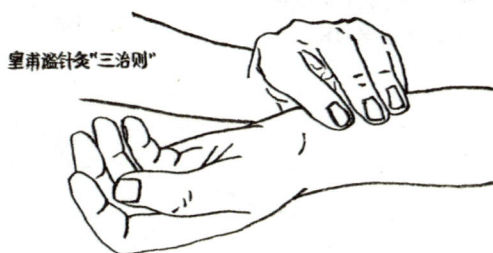

皇甫谧针灸"三治则"

常见病态脉象与针灸治则
阴阳盛衰脉象的针灸治则
经脉虚实针灸治则

皇甫谧针灸"手十二法"

皇甫谧针灸"手十二法"之"悬腕"

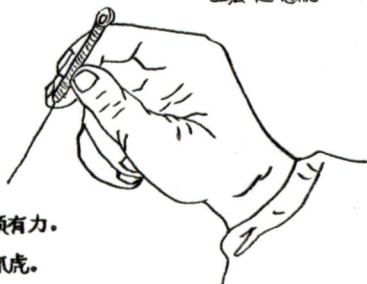

悬腕：悬腕如执虎，持针必须有力。
灵台民俗用语：握针悬腕如抓虎。

皇甫谧针灸"手十二法"之"切法"

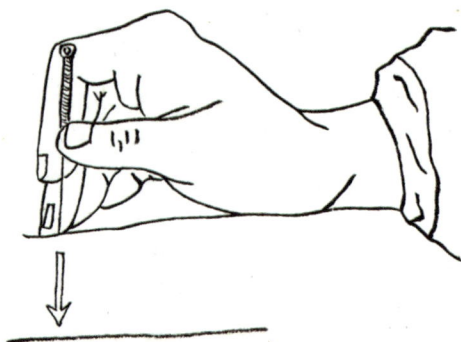

切法：《素问》曰："切而散之"。针刺前对穴位进行按压，
可疏散经络。
灵台民俗用语：拍打醒面用切劲。

悬腕：握针悬腕如抓虎
切法：拍打醒面用切劲

皇甫谧针灸"手十二法"

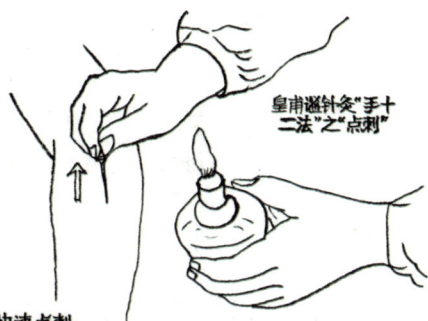

皇甫谧针灸"手十二法"之"点刺"

点刺：毫针点刺或火针快速点刺。

灵台民俗用语：点刺蜻蜓点水面。

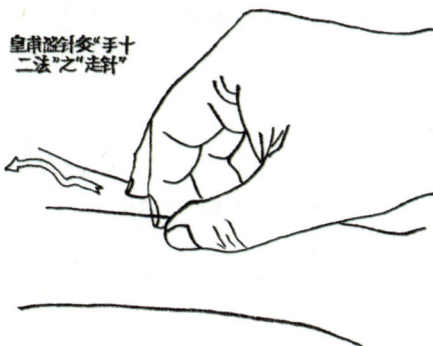

皇甫谧针灸"手十二法"之"走针"

走针：下针如走蛇，将针缓慢捻转并前后像蛇一样游走。

灵台民俗用语：下针走蛇地上行。

点刺：点刺蜻蜓点水面

走针：下针走蛇地上行

皇甫谧针灸"手十二法"

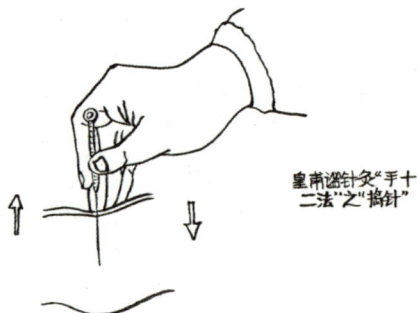

皇甫谧针灸"手十二法"之"捣针"

捣针：将针快速上下提捣，以增强穴位刺激的操作方法，也称"雀啄术"。

灵台民俗用语：捣针巧妇捣蒜泥。

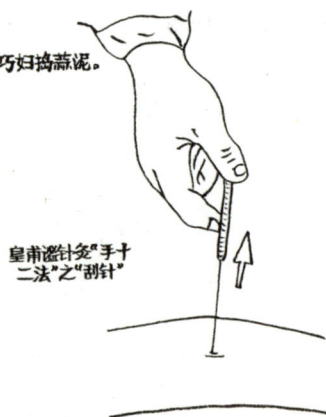

皇甫谧针灸"手十二法"之"刮针"

刮针：用指甲沿针柄由下而上频频刮动针柄，促使得气。

灵台民俗用语：刮针频频篓凉粉。

捣针：捣针巧妇捣蒜泥
刮针：刮针频频篓凉粉

皇甫谧针灸"手十二法"

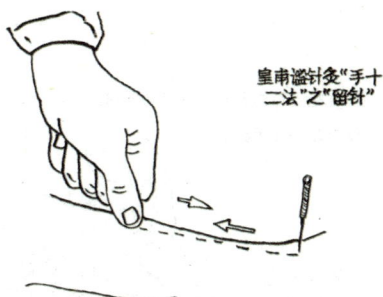

皇甫谧针灸"手十二法"之"留针"

留针：针刺得气以后，将针体留置于穴内一定时间。一是候气，二是保持针感，三是根据病情可分为静留针法和动留针法。

灵台民俗用语：留针坐亭沏热茶。

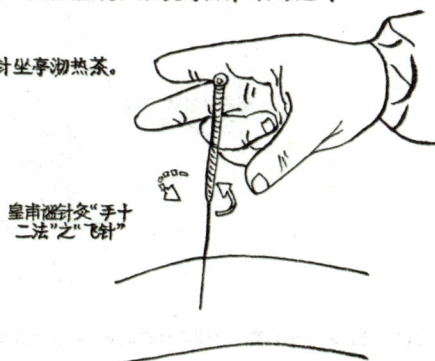

皇甫谧针灸"手十二法"之"飞针"

飞针：用于持针、搓捻针柄，搓捻后立即放手离开针柄，一搓（捻）一放或三搓（捻）一放，如飞鸟展翅。

灵台民俗用语：飞针如同鸟振翅。

留针：留针坐亭沏热茶
飞针：飞针如同鸟振翅

皇甫谧针灸"手十二法"

挑刺：使用特制针具在人体特定穴位或浅表挑刺。

灵台民俗用语：挑刺如剜荠荠菜。

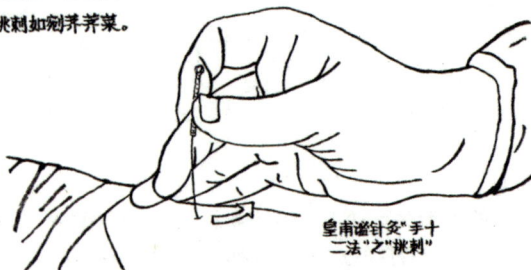

皇甫谧针灸"手十二法"之"挑刺"

皇甫谧针灸"手十二法"之"颤针"

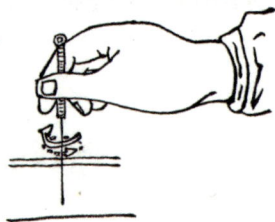

颤针：进针后以小幅度、高频率捻转提插，如手颤般震动针体，也称"震颤术"。

灵台民俗用语：颤针好似人打颤。

挑刺：挑刺如剜荠荠菜

颤针：颤针好似人打颤

皇甫谧针灸"手十二法"

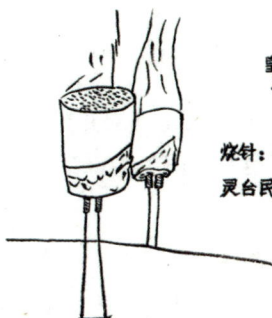

皇甫谧针灸"手十二法"之"烧针"

烧针：针柄上带艾炷的温针。
灵台民俗用语：烧针如放窜天猴。

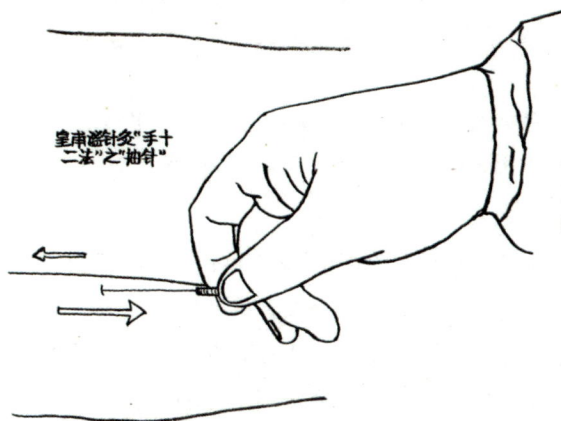

皇甫谧针灸"手十二法"之"抽针"

抽针：针刺穴位后，患者情况正常，可缓慢前后轻缓"抽刺"。
灵台民俗用语：抽针绵绵拉风箱。

烧针：烧针如放窜天猴
抽针：抽针绵绵拉风箱

皇甫谧针灸与《针灸甲乙经》关系研究

李志锋

（甘肃玄晏针灸甲乙经研究有限公司）

DOI：10.12238/BCTR. V6I3. 7494

【摘要】皇甫谧针灸是在《针灸甲乙经》学术思想基础上发展形成的中国古典针灸医学流派。《针灸甲乙经》是理论基础，皇甫谧针灸是临床应用。本文从皇甫谧针灸特点的灵台地域特色以及与《针灸甲乙经》学术特点的对比，以此来论述皇甫谧针灸与《针灸甲乙经》的关系。

【关键词】灵台；皇甫谧针灸；《针灸甲乙经》；关系研究

【中图分类号】R245   【文献标识码】A

灵台地处甘肃平凉崆峒山东南部，沟塬相间，属泾渭河冷温带亚湿润区，主要盛产小麦，长期以来，灵台人民形成了具有灵台地域特色的民俗用语。西晋时期的医学家皇甫谧，正是生活在灵台这片热土上，完成了造福于民的《针灸甲乙经》[1]。

在《针灸甲乙经》学术思想基础上发展形成的皇甫谧针灸流派，是根植于灵台地区、由历代医家私淑皇甫谧传承弘扬《针灸甲乙经》精髓的重要体现。

一、皇甫谧针灸与灵台民俗用语转化

皇甫谧针灸[2]始见于曹魏甘露年间（256—259）皇甫谧编

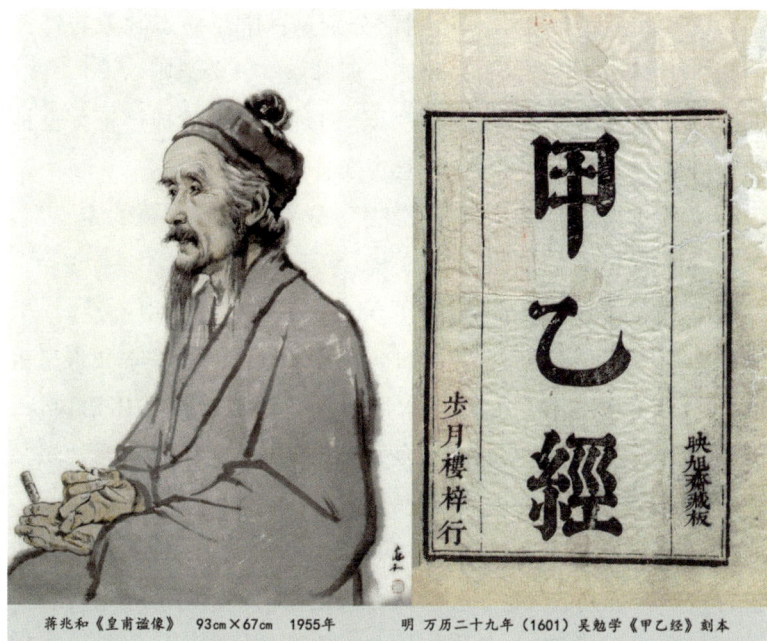

蒋兆和《皇甫谧像》 93cm×67cm 1955年　　明 万历二十九年（1601）吴勉学《甲乙经》刻本

图 2—15

篡三部黄帝书（《素问》《灵枢》亦称《九卷》《针经》《黄帝明堂经》）拓展集成的《针灸甲乙经》（简称《甲乙经》）。（图2—15）

皇甫谧针灸"倡导针刺本神、重视经脉辨证、突出针灸禁忌、讲求针艾并用、发挥针药并重"的治疗思想。临床以"五步骤、三要领、三治则、四要点、手十二法"在针灸界形成了一门独特的针灸理疗体系。

（1）皇甫谧针灸"五步骤"分别是：厘穴、开穴、守穴、解穴、闭穴。

（2）皇甫谧针灸"三要领"分别是：针刺浅，取穴少，留针时间短。

（3）皇甫谧针灸"三治则"分别是：常见病态脉象与针灸治则，阴阳盛衰脉象的针灸治则，经脉虚实针灸治则。

（4）皇甫谧针灸"四要点"分别是：集中精神辨证，全神贯注进针，心手合一候气，体会虚实补泻。

（5）皇甫谧针灸"手十二法"分别是：切、悬、走、刮、飞、捣、颤、留、抽、点、挑、烧。

皇甫谧针灸"手十二法"是灵台人民对《针灸甲乙经》[3]学术思想的传承创新，是皇甫谧针灸临床的辅助手法。本文将皇甫谧针灸"手十二法"专业学术用语转化为灵台民俗用语口诀，有利于大众直观了解皇甫谧针灸，突出皇甫谧针灸的灵台地域文化特征。

（1）切（切法）：《素问》曰："切而散之"。针刺前对穴位进行按压，可宣散气血平衡。灵台民俗用语：拍打醒面用切劲。

（2）悬（悬腕）：悬腕如执虎，持针必须有力。灵台民俗用语：握针悬腕如抓虎。

（3）走（走针）：下针如走蛇，将针缓慢捻转并前后像蛇一样游走。灵台民俗用语：下针走蛇地上行。

（4）刮（刮针）：用指甲沿针柄由下而上频频刮动针柄，促使得气。灵台民俗用语：刮针频频篓凉粉。

（5）飞（飞针）：用于持针、搓捻针柄，搓捻后立即放手离开针柄，一搓（捻）一放或三搓（捻）一放，如飞鸟展翅。灵台民俗用语：飞针如同鸟振翅。

（6）捣（捣针）：将针快速上下提插，以增强穴位刺激的操作方法，也称"雀啄术"。灵台民俗用语：捣针巧妇捣蒜泥。

（7）颤（颤针）：进针后以小幅度、高频率捻转提锚，如手颤般震动针体，也称"震颤术"。灵台民俗用语：颤针好似人打颤。

（8）留（留针）：针刺得气以后，将针体留置于穴内一定时间。一是候气，二是保持针感，三是根据病情可分为静留针法和动留针法。灵台民俗用语：留针坐亭沏热茶。

（9）抽（抽针）：针刺穴位后，患者情况正常，可缓慢上下轻缓"抽刺"。灵台民俗用语：抽针绵绵拉风箱。

（10）点（点刺）：毫针点刺或火针快速点刺。灵台民俗用语：点刺蜻蜓点水面。

（11）挑（挑刺）：使用特制针具在人体特定穴位或浅表挑刺。灵台民俗用语：挑刺如剜荠荠菜。

（12）烧（烧针）：针柄上带艾炷的温针。灵台民俗用语：烧针如放窜天猴。

以上皇甫谧针灸学术特点的具体内容笔者在《皇甫谧针灸学术特点研究》论文中已有具体论述，此处不再重复。

二、《针灸甲乙经》学术特点研究

根据皇甫谧针灸学术特点研究，结合《针灸甲乙经》学术思想传承，《针灸甲乙经》[4]有以下几方面的学术特点：

（1）《针灸甲乙经》是对西晋以前针灸学科发展的升华

《甲乙经》在继承三部黄帝书的基础上，指出"上工治未病，中工刺未成，下工刺已衰，下下工刺方袭"的针灸理论，对针灸经络、腧穴、主治等从理论到临床进行了比较全面系统的整理。明确了中医针灸学的基础规范，发展升华了西晋以前的针灸学科，是我国现存最早[5]的第一本针灸医学专著。例如：《甲乙经》序曰："按：《七略·艺文志》《黄帝内经》十八卷。今有《针经》九卷，《素问》九卷，二九十八卷，即《内经》也。"

(2)《针灸甲乙经》系统论述了中医针灸

《甲乙经》对针灸用针之形状制作、针灸禁忌、针灸经络、孔穴部位考订、针灸临床适应证、针灸操作方法，以及针灸临床经验总结等进行了系统论述，是我国现存"最全"[5]的第一本针灸医学专著。例如：《甲乙经》卷五《针灸禁忌》《九针九变十二节五刺五邪》等。

(3)《针灸甲乙经》系统论述了经络学说

《甲乙经》在西晋以前医学文献的基础上，对人体经络进行了比较全面的整理研究，对人体的十二经脉、奇经八脉、十五络脉以及十二经别、十二经筋等之内容、生理功能、循行路线、走行规律以及其发病特点等作了传统理论的概括和比较系统的论述，成为后世对此学说研究论述的依据。使千百年以来，神秘的经络学说清晰了起来，促使了中医针灸学的发展。例如：《甲乙经》卷二《十二经脉络脉支别》《奇经八脉》等。

(4)《针灸甲乙经》系统整理考订了针灸穴位

《甲乙经》对针灸穴位名称、部位、取穴方法等，逐一进行考订，并重新厘定孔穴位置，同时增补了典籍中未能收入的新穴，使全书定位孔穴达到 356 个，其中双穴 308 个，单穴 48 个，比《内经》（160 穴）增加 196 个穴位，即全身共有针灸穴位 654 个。纠正了西晋以前针灸学著作的一些错误，是我国现存"最准"[5]的第一本针灸医学专著，比较准确地呈现了针灸腧穴，

《铜人腧穴针灸图经》[6]《针灸大成》等后世针灸医学典籍皆以《甲乙经》为参考。《甲乙经》卷三《诸穴》曰："总计654穴，单48穴，双308穴"。

（5）《针灸甲乙经》首创分部依线取穴法

《甲乙经》中将头面、项、胸腹、四肢等划分为三十五条线路，对《内经》以十二经循行路线取穴是一个重要变化，使针灸临床取穴更加直观简便，为后世的针灸学著作树立了典范。例如：《甲乙经》卷七《六经受病发伤寒热病》《足阳明脉病发热狂走》等。

（6）《针灸甲乙经》提出了适合针灸治疗的疾病和症状

《甲乙经》在总结前人经验的基础上，归纳不同疾病的选穴规律，记载了500多个处方，论述了200多种病症的治疗，提出了适合针灸治疗的疾病和症状。分述热病、头痛、痉、疟、黄疸、寒热病、脾胃病、癫、狂、霍乱、喉痹、耳目口齿病、妇人病等，条理清楚，内容丰富，使学习者易于掌握的针灸治疗学的水平。例如：《甲乙经》卷九《肝受病及卫气留积发胸胁满痛》《肾小肠受病发腹胀腰痛引背少腹控睪第八》等。

（7）《针灸甲乙经》阐明针灸方法和临床禁忌

《甲乙经》明确指示："用针之理，必知形气之所在、左右上下、阴阳表里、血气多少、行之逆顺、出入之合"。提示针灸医生为病人施治时，必须掌握时机，根据病人的不同体质、不同病情，采用不同的针刺手法和艾灸技术。要求选穴适宜，定穴准确，操作严谨，补泻手法适当等。例如：《甲乙经》卷五《针道》《针道自然逆顺》等。

（8）《针灸甲乙经》在选穴治疗方面论述了后世形成的子午流注针法理论

《甲乙经》专篇阐述了每日时辰不同与选穴、针刺补泻方法的关系，这一时间医学问题至今在临床上还在应用，并为国际学者所注目和研究。例如：《甲乙经》卷三《面凡二十九穴》等、卷五《针道外揣纵舍》等。

（9）《针灸甲乙经》构建了中医针灸体系的基础理论

《甲乙经》虽以"针灸"二字冠名，然而书中内容的编排顺序却是"卷一论藏象、卷二论经络、卷三论腧穴……"以此类推，如此严密的科学构架，就是现代《针灸学》教材的基础框架，已经具备了构建针灸诊疗体系的各个构件。从而印证了皇甫谧《甲乙经》序言中以此书为"教经"的箴言。《甲乙经》序曰："若必精要，后其闲暇，当撰核以为教经云尔"。

（10）《针灸甲乙经》保存了古代医学文献资料

《甲乙经》不仅保存了《黄帝内经》的内容，成为其古传本之一，而且保存了早已亡佚的《黄帝明堂经》[7]的内容。《甲乙经》中腧穴和腧穴主治部分主要来源于《黄帝明堂经》。《四库全书总目提要》[8]指出：《黄帝明堂经》的多种传本均已亡佚，"惟赖是书存其精要"。《甲乙经》序曰："……其学皆出于《素问》，论病精微。《九卷》是原本经脉，其义深奥，不易觉也。又有《明堂》、孔穴、针灸治要，皆黄帝岐伯选事也。"孙思邈《千金要方》曰："凡欲为大医，必须谙《素问》《甲乙》《黄帝针经》……"。王焘《外台秘要》曰："皇甫士安，晋朝高秀，洞明医术，撰次甲乙，并取三部为定，如此则明堂甲乙，是医人之秘宝，后之学人，宜遵用之。"

（11）《针灸甲乙经》开创分类编撰古医经典的先例

《甲乙经》将三部黄帝书的内容，采用了"使事类相从"的归类方法，把散见于各篇章的一些相类经文汇集一处，对每一个问题的论述都较系统地连贯在一起，使阅读者、研究者一目了然。《甲乙经》序曰："甘露中，吾病风加苦聋，百日方治，要皆浅近，乃撰集三部，使事类相从，删其浮辞，除其重复，论其精要，至为十二卷"。

（12）《针灸甲乙经》构建学术结构识别体系的密码

《甲乙经》中《序例》是《甲乙经》学术结构识别体系的密码[9]。《敦煌卷子》中有一残页，编号为 P3481，原文如下："问曰：脉之缓急小大滑涩之形病何如？对曰：心脉急甚者为瘈，微急为心痛引背……"已知此残页内容分别见于《灵枢》卷一第四，《甲乙经》卷四第二下、《太素》卷十五《五藏脉诊》《脉经》卷三第一，熟读《甲乙经》的人一眼便可决断此文出自《甲乙经》，《序例》是《甲乙经》学术结构的识别码，也是《甲乙经》的身份证。《甲乙经》中《序例》曰："诸问，黄帝及雷公皆曰'问'；其对也，黄帝曰'答'，岐伯之徒皆曰'对'。上章问及对已有名字者，则下章但言'问'、言'对'，亦不更说名字也；若人异则重复更名字，此则其例也"。

三、皇甫谧针灸与《针灸甲乙经》的关系

皇甫谧针灸始见于曹魏甘露年间（256—259）皇甫谧编纂的《针灸甲乙经》，是根植于灵台地区、由历代医家私淑皇甫谧传承弘扬《针灸甲乙经》学术思想发展形成的中国古典针灸医学流派。

《针灸甲乙经》是皇甫谧撰集的针灸医学典籍。公元6世纪，已传到朝鲜、日本等国，是我国现存最早的第一本针灸医学专著。

结　论

皇甫谧针灸是在《针灸甲乙经》学术思想基础上发展形成的中国古典针灸医学流派。《针灸甲乙经》是理论基础，皇甫谧针灸是实践应用。二者密不可分，又有传承创新。

参考文献：

[1]皇甫谧.针灸甲乙经[M].北京:人民卫生出版社,1956.

[2]杨金生.中医针灸传承保护丛书[M].北京:中国中医药出版社,2020.

[3]高鼎,于兰兰,贺靓.中国国家地理·风物中国志·平凉[M].湖南:湖南科技出版社,2019.

[4]赵京生.《甲乙经》的组织结构与针灸学术意义[J].中医文献杂志,2009,27(1):18~22.

[5]吴晓东.小针藏着大智慧《中国中医药大会》开启《针灸天下》旅程[N].中国青年报,2024-04-21.

[6]马继兴.针灸铜人与铜人穴位[M].北京:中国中医药出版社,1993.

[7]谷田伸治.《甲乙经》を构成する"三部"とは何か[J].汉方临床,1989,36(1):251~256.

[8]纪昀.四库全书总目提要[M].北京:中华书局,1965.

[9]黄龙祥.新古典针灸学大纲[M].北京:人民卫生出版社,2023.

文献来源：

李志锋.皇甫谧针灸与《针灸甲乙经》关系研究[J].基础医学理论研究,2024,6(3):142~144.

《针灸甲乙经》与《黄帝明堂经》
《黄帝内经明堂》关系研究

李志锋

（甘肃玄晏针灸甲乙经研究有限公司 甘肃 744400）

DOI：10. 12361/2705 - 0459 - 06 - 04 - 159974

【摘要】按《黄帝明堂经》不见录于《汉书·艺文志》，其早期传本首见于皇甫谧《针灸甲乙经》，隋唐之际，杨上善奉敕撰注《黄帝明堂经》集成《黄帝内经明堂》，而今残存一卷。本文根据《针灸甲乙经》与《黄帝明堂经》及日本尊经阁文库古钞本、日本仁和寺"永仁本""永德本"《黄帝内经明堂》残卷来论述研究三者之间的关系。

【关键词】《针灸甲乙经》；《黄帝明堂经》；《黄帝内经明堂》；关系研究

据日本传钞卷子影钞本，浙江中医药大学图书馆馆藏清代精钞本《黄帝内经明堂》[1]一卷，本书是我国现知最早的针灸腧穴专著《黄帝明堂经》的注本。

《黄帝明堂经》[2]撰人不详，约成书于秦汉之际（大致成书于西汉末年与东汉延平年公元106年之间）。原书已佚，后辑录于皇甫谧《针灸甲乙经》（简称《甲乙经》）及杨上善《黄帝内经明堂》（简称《明堂经》）。此外，孙思邈《千金要方·针灸篇》尚引录了一些其他传本的《黄帝明堂经》文字。其中《针灸甲乙经》一书，虽经历代辗转相传，已有不少脱误之处，但原书基本完整。而且，唐代王焘编辑《外台秘要》卷三十九时，专门辑录了《甲乙经》中腧穴内容，另有一些唐宋医书中也或多或少地引录了一些《甲乙经》腧穴内容，这些资料正可校补现行本《甲乙经》腧穴部分之脱误；杨上善《黄帝内经明堂》[3]原书现仅存序文及卷一肺经部分，另有一些佚文散见于杨上善《黄帝内经太素》（简称《太素》）注文及日本一些古医书中。

一、《黄帝明堂经》首见于《针灸甲乙经》关系研究

《针灸甲乙经》[4]（亦称《黄帝甲乙经》）是曹魏甘露年间皇甫谧结合《黄帝内经》中《素问》《灵枢》（亦称《针经》《九卷》）及腧穴专著《黄帝明堂经》分类归纳，采用"使事类相从，删其浮辞，除其重复，论其精要"编纂而成的针灸学专著，集针灸理论与临床为主要内容的一部类书。皇甫谧采用"使事类相从"的编纂模式，承传《皇览》"随类相从"的编纂方式。《皇览》是一部类书，由魏文帝曹丕组织儒生采用"随类相从"的方式编纂而成。

《针灸甲乙经》结合《黄帝内经》三部经典，《黄帝内经》最早著录于刘歆《七略》及班固《汉书·艺文志》，皇甫谧在《甲乙经》序中统称为《七略·艺文志》。

《针灸甲乙经》序曰："按：《七略·艺文志》《黄帝内经》十八卷。今有《针经》九卷，《素问》九卷，二九十八卷，即《内经》也。亦有所亡失，其论遐远，然称述多而切事少，有不编次。比按仓公传，其学皆出于《素问》，论病精微。《九卷》

是原本经脉，其义深奥，不易觉也。又有《明堂孔穴针灸治要》，皆黄帝岐伯选事也。三部同归，文多重复，错互非一。甘露中，吾病风加苦聋，百日方治，要皆浅近，乃撰集三部，使事类相从，删其浮辞，除其重复，论其精要，至为十二卷。"

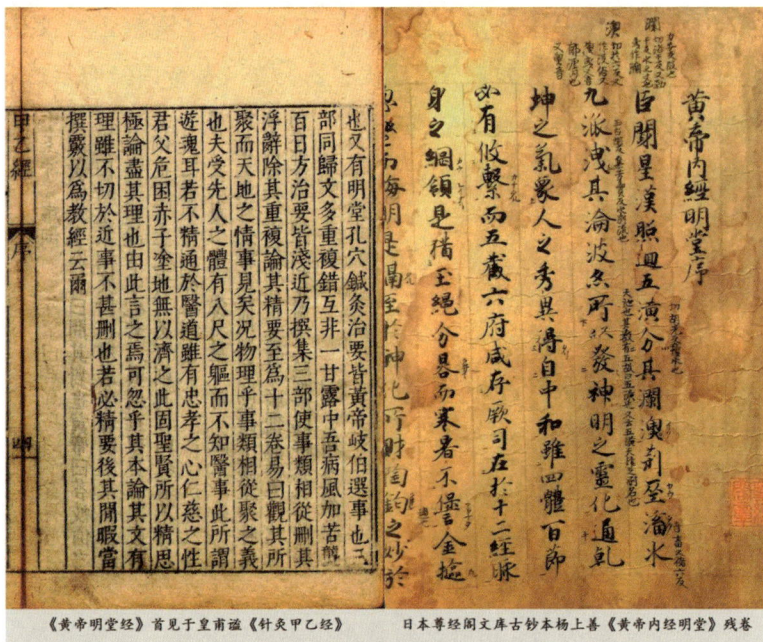

《黄帝明堂经》首见于皇甫谧《针灸甲乙经》　　日本尊经阁文库古钞本杨上善《黄帝内经明堂》残卷

图 2—16

此为《黄帝明堂经》历史上首次被引用，书目中多有皇甫谧引用《明堂孔穴针灸治要》的说法。由于古书无标点，学界曾以为皇甫谧《针灸甲乙经》序言中说自己引用的《明堂孔穴针灸治要》是《黄帝明堂经》的一种早期传本。

日本学者谷田伸治研究《甲乙经》[5]后认为皇甫谧原序言断句应为：《明堂》、孔穴、针灸治要。因此，《明堂》为皇甫谧对《黄帝明堂经》书名的缩写。又因为《明堂孔穴针灸治要》一书

不见于古代书目中，所以这种断句是可信的。（图 2—16）

二、《针灸甲乙经》辑录《黄帝明堂经》价值研究

《甲乙》以《明堂》为贵，《明堂》赖《甲乙》以传。《针灸甲乙经》不仅保存了《黄帝内经》的内容，成为其古传本之一，而且保存了早已亡佚的《黄帝明堂经》（简称《明堂经》）的内容，《针灸甲乙经》中腧穴和腧穴主治部分主要来源于《黄帝明堂经》。

公元 552 年，梁武帝赠送日本《针经》。公元 562 年，吴人知聪携《明堂图》《甲乙经》及其他医药书一百六十多卷到日本。公元 692 年，新罗从中国引入了《脉经》《甲乙经》等一批医书。公元 701 年，日本律法《大宝律令》规定《黄帝明堂经》《针灸甲乙经》为学习医学的标准教材。公元 1136 年，高丽王国（朝鲜半岛）颁布法令《针灸甲乙经》为标准医学教材。

孙思邈《千金要方》[6]曰："凡欲为大医，必须谙《素问》《甲乙》《黄帝针经》……"。

王焘《外台秘要》[7]曰："皇甫士安，晋朝高秀，洞明医术，撰次甲乙，并取三部为定，如此则明堂甲乙，是医人之秘宝，后之学人，宜遵用之。"

纪昀《四库全书提要》[8]评《针灸甲乙经》云："考《隋志》有《明堂孔穴》五卷、《明堂孔穴图》三卷，《又明堂孔穴图》三卷。《唐志》有《黄帝内经明堂》十三卷，《黄帝十二经脉明堂五脏图》一卷……今并亡佚，惟赖是书（《针灸甲乙经》），存其精要，且节解章分，具有条理，亦寻省较易，至今与《内经》并行，不能偏废，盖有由矣。"

三、《黄帝明堂经》与《黄帝内经明堂》关系研究

《黄帝明堂经》对于腧穴的名称，能言简意赅地以腧穴的生理特性来阐明其义。如经渠穴的解释："水出流注，入渠徐行，血气从井出已流注至此，徐引而行，故曰经渠。"著者不但能用腧穴的生理特性而且还能利用解剖知识来阐释穴名，如对"足三里、巨虚上廉、巨虚下廉"三穴名称的解释。

《黄帝内经明堂》[9]系杨上善奉敕重新注解与编撰我国现知最早的针灸腧穴专著《黄帝明堂经》，故实际是一部官修医书。著者广求异本，精校详注，因而其质量较高。该书为考察《黄帝明堂经》的结构、体例、传本源流提供了非常珍贵的资料。从该书残存的卷一内容可以看出，《黄帝明堂经》的注本《黄帝内经明堂》中对经脉、腧穴的排列已经按照经脉气血流注的顺序排列，而不再按头、面、躯干、四肢等进行分部排列。如手太阴肺经腧穴的排列则按"中府、天府、侠白、尺泽、孔窍（最）、列缺、经渠、太渊、鱼际、少商"的顺序，与《黄帝内经》中"手之三阴，从藏走手"的经脉循行方向完全一致，使腧穴理论与经脉理论更有机地结合起来。

唐代对《黄帝内经明堂》修订，有杨上善、杨玄操两种注本。根据《旧唐书·经籍志》载录，杨上善著有《黄帝内经太素》[10]三十卷、《黄帝内经明堂》（全称《黄帝内经明堂类成》）十三卷等医书。杨玄操著成《黄帝八十一难经注》惜后佚，其部分内容见于《难经集注》；另著有《黄帝明堂经》，现存残卷。杨上善同时对《黄帝内经太素》作注。因此，今天出版的图书很多会将《明堂》附在《太素》后一起出版的情况，又有甄权

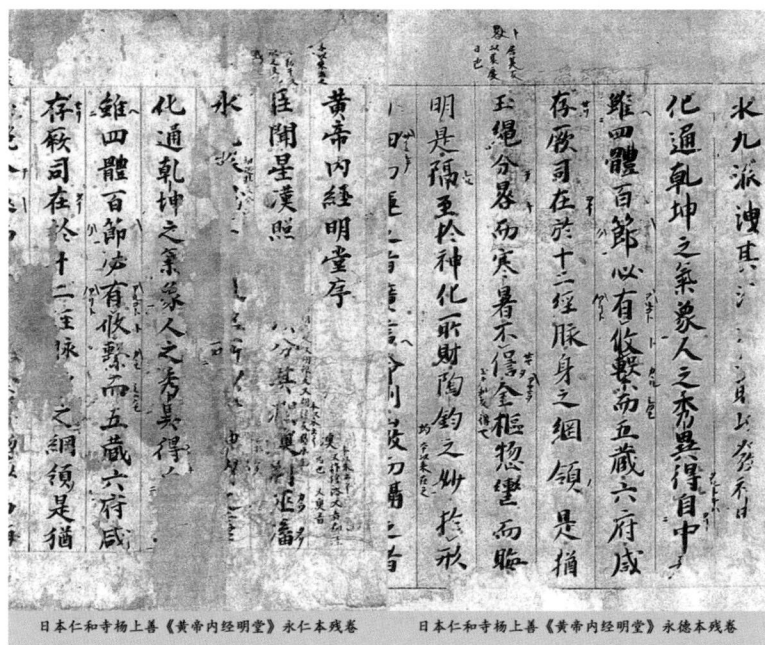

日本仁和寺杨上善《黄帝内经明堂》永仁本残卷　　　日本仁和寺杨上善《黄帝内经明堂》永德本残卷

图 2—17

修《明堂图》(《千金要方明堂三人图》《千金翼方针灸上》) 等作品出现。以上《黄帝内经明堂》原本以及注本修本已经全部亡佚，仅有日本尊经阁文库古钞本《黄帝内经明堂》[11]序文及卷一肺经部分，日本仁和寺两卷《黄帝内经明堂》手钞本残卷注本，一为永仁四年（1296）丹波长高写本，一为永德三年（1383）写本，两本均有缺字，由日本东洋医学研究会影印出版[12]。(图 2—17)

　　1900 年，在我国甘肃敦煌出土的古代医学卷子中，有三片针灸腧穴文献残页，经日本小曾户洋先生考证，确认是《黄帝明堂经》[13]的一种古传本。同时，根据《针灸甲乙经》《医心方》[14]等文献中保存下来的《明堂经》内容，中国中医研究院针灸研究所黄龙祥研究员通过细致考证、校勘研究,并结合王雪苔提供的多年积累的宝贵资料,于1988年将《明堂经》一书辑复,书名为《黄帝明堂经辑校》[15]。

结 论

《针灸甲乙经》是我国现存最早的第一本针灸医学专著。《黄帝明堂经》是首见于《针灸甲乙经》最早的针灸腧穴学专著。《黄帝内经明堂》是杨上善改编注释《黄帝明堂经》的注本,也是《黄帝明堂经》的一个传本。

参考文献:

[1]杨上善.黄帝内经明堂[M].浙江:浙江中医药大学图书馆,2022.

[2]黄龙祥,王德深.《黄帝明堂经》与《黄帝内经》[J].中国针灸,1987(06):43~46.

[3]陈延之.《小品方·黄帝内经明堂》古钞本残卷[M].日本:北里研究所东洋医学综合研究所刊.1992:83-95.

[4]皇甫谧.针灸甲乙经[M].北京:人民卫生出版社,1956.

[5]谷田伸治.《甲乙经》を构成する"三部"とは何か[J].汉方临床,1989,36(1):251~256.

[6]孙思邈.备急千金要方[M].北京:中医古籍出版社,1999.

[7]王焘.外台秘要[M].北京:人民卫生出版社,1959.

[8]纪昀.四库全书总目提要[M].北京:中华书局,1965.

[9]黄龙祥.针灸典籍考[M].北京:北京科学技术出版社,2017.

[10]杨上善.黄帝内经太素[M].北京:人民卫生出版社,1981.

［11］小曾户洋.尊经阁文库所藏の「黄帝内经明堂」最善古钞本——判明した卷首の欠字［J］.日本医史学会总会抄録.1986,（4）:87.

［12］小曾户洋.东洋医学善本丛书［M］.日本:东洋医学研究会,1981.

［13］李金田,朱向东,李应存,等.敦煌医学宝藏奇葩——敦煌医学的学术和研究价值探析［J］.中国现代中药,2013,（2）:166~168.

［14］丹波康赖.医心方［M］.高文铸,校注研究.北京:华夏出版社,2009.

［15］黄龙祥.黄帝明堂经辑校［M］.王雪苔,审定.北京:中国医药科技出版社,1988.

文献来源：

李志锋.《针灸甲乙经》与《黄帝明堂经》《黄帝内经明堂》关系研究［J］.预防医学研究,2024,6（4）:5~7.

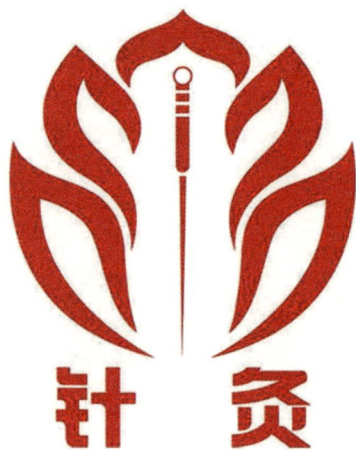

《黄帝内经》与《针灸甲乙经》
腧穴对照研究

李志锋

（甘肃玄晏针灸甲乙经研究有限公司　甘肃省平凉市　744400）

【摘要】腧穴学是皇甫谧对针灸学最重要的贡献之一，我国已知最早腧穴专著《黄帝明堂经》首见于皇甫谧《针灸甲乙经》。《针灸甲乙经》取黄帝三书《素问》《灵枢》《黄帝明堂经》采用"使事类相从、删其浮辞，除其重复，论其精要，至为十二卷"。系统总结了晋以前的针灸治疗经验。本文结合 1983 年甘肃省中医学校秦尚文《皇甫谧对腧穴的贡献》等资料，翔实考证完成《黄帝内经》与《针灸甲乙经》腧穴对照研究。

【关键词】《黄帝内经》；《针灸甲乙经》；《黄帝明堂经》；针灸；腧穴

《针灸甲乙经》（简称《甲乙经》）开创世界针灸医学之先河，全书十二卷，128 篇。一卷至六卷为中医学基本理论与针灸学基本知识；七卷至十二卷为临床治疗部分，包括各种疾病的病因、病机、症状和腧穴主治。卷三腧穴部分共厘定腧穴 349 个（单穴：49，双穴：300）经穴的穴名、定位、归经、针灸禁忌以及针刺深度，并采用分部依线的方法，划分了头、面、项、胸、腹、背、四肢等 35 条线路，按照分部划线取穴与分经取穴两种方式叙述验穴。349 个穴名中，四肢穴名全部归经，胸腹头面穴名有 34 个未明确说明归经外，其余也都归经。《甲乙经》之后，历代针灸学专著，其腧穴部分，基本取材于《甲乙经》，仅穴数略有增加。《甲乙经》载 349 个穴名，至《针灸大成》增至 359 个，《类经图翼》又增加单穴中枢；双穴急脉，成为今天所公认的 361 个经穴。《四库全书总目提要》评价《甲乙经》至今与《内经》并行，不可偏废。

第一部分　针灸典籍作者与腧穴总数统计

《甲乙经》在《内经》136 个穴名基础上增加了 224 个穴名，现将《内经》穴名与《甲乙经》新增穴名列表如下：

典籍名称	单穴	双穴	实际穴位	不明归经	总数
《黄帝内经·素问·气穴论》	16	120	136	尚待考证	365
皇甫谧《针灸甲乙经》	49	300	349	34	349

典籍简介	典籍作者	作者出处
《黄帝内经》由黄帝询问岐伯、伯高、少俞等世外高人撰著而成。	黄帝咨访岐伯、伯高、少俞之徒，内考五脏六腑，外综经络血气色候，参之天地，验之人物，本性命，穷神极变，而针道生焉。	见《黄帝三部针灸甲乙经》序第一段。

典籍简介	典籍作者	作者出处
《针灸甲乙经》原名《黄帝针灸甲乙经》，简称《甲乙经》。此书共12卷128篇，由魏晋时期，今甘肃灵台籍医学家皇甫谧结合《素问》《九卷》《明堂》三部典籍撰著而成。	甘露中，吾病风加苦聋，百日方治，要皆浅近，乃撰集三部，使事类相从，删其浮辞，除其重复，论其精要，至为十二卷。	见《黄帝三部针灸甲乙经序》第三段。注：甘露（公元256年6月—260年5月）是三国时期曹魏君主魏高贵乡公曹髦的第二个年号。

第二部分 《黄帝内经》与《针灸甲乙经》新增穴位名称列表

　　《黄帝内经》（简称《内经》）关于针灸的论述见于《灵枢》，但腧穴内容却甚简略。虽然《素问·气穴论》有365穴之称，但实载孔穴136个，其中单穴16个、双穴120个。这里只统计《内经》穴名与今穴同名俞穴，有些穴名只从位置上描述的未予统计，如髀枢中（环跳穴）、耳后陷中（翳风穴）等[1]。

　　《针灸甲乙经》计正中（任、督脉）单穴49，两侧（十二经脉）双穴300，合计349穴。本文研究《甲乙经》介绍348穴，其中单穴49，双穴299，在《内经》现有136个穴名基础上，增加穴名212个。

名称	《黄帝内经》136 个穴位	《甲乙经》增加 212 个穴位
经脉	《黄帝内经》可见穴位名称	《甲乙经》增加穴位名称
手太阴肺经	膺俞（中府）、云门、天府、尺泽、列缺、经渠、太渊、鱼际、少商	孔最、侠白
穴位数量对比	《黄帝内经》9 穴	《甲乙经》增加 2 穴
手阳明大肠经	商阳、二间、三间、合谷、阳溪、偏历、扶突、巨骨、肩髃、曲池	温溜、下廉、上廉、手三里、肘窌（肘髎）、五里、臂臑、天鼎、禾窌（口禾髎）、迎香
穴位数量对比	《黄帝内经》10 穴	《甲乙经》增加 10 穴
足阳明胃经	人迎、大迎、下关、曲牙、缺盆、天枢、气冲、伏兔、犊鼻、足三里、巨虚上廉、巨虚下廉、丰隆、解溪、冲阳、陷谷、内庭、历兑	头维、承泣、四白、巨窌、地仓、水突、气舍、气户、库房、屋医（屋翳）、膺窗、乳中、乳根、不容、承满、梁门、关门、太乙、滑肉门、外陵、大巨、水道、归来、髀关、阴市、梁丘、条口
穴位数量对比	《黄帝内经》18 穴	《甲乙经》增加 27 穴
足太阴脾经	隐白、大都、公孙、太白、商丘、阴陵泉、大包	周荣、胸乡、天溪、食窦、腹哀、大横、腹结、府舍、冲门、箕门、血海、地机、漏谷、三阴交
穴位数量对比	《黄帝内经》7 穴	《甲乙经》增加 14 穴
手少阴心经	神门、通里	少冲、少府、阴郄、灵道、少海、极泉

名称	《黄帝内经》136 个穴位	《甲乙经》增加 212 个穴位
穴位数量对比	《黄帝内经》2 穴	《甲乙经》增加 6 穴
手太阳小肠经	少泽、前谷、后溪、腕骨、阳谷、小海、肩贞、支正、天窗、天容、窗笼（听宫）	颧窌（颧髎）、臑腧、秉风、天宗、肩外俞、肩中俞、曲垣、养老
穴位数量对比	《黄帝内经》11 穴	《甲乙经》增加 8 穴
足太阳膀胱经	眉头（攒竹）、大抒、谵谵、委中、天柱、命门（睛明）、委阳、承山、飞扬、昆仑、京骨、束骨、通谷、至阴、肺俞、心俞、膈俞、肝俞、脾俞、肾俞、中膂俞	曲差、五处、承光、通天、络却、玉枕、风门、胃俞、三焦俞、大肠俞、小肠俞、膀胱俞、白环俞、上窌（上髎）、次窌（次髎）、中窌（中髎）、下窌（下髎）、会阳、申脉、金门、仆参、跗阳、承筋、合阳、浮郄、殷门、承扶、附分、魄户、神堂、膈关、魂门、阳纲、意舍、胃仓、肓门、志室、胞肓、秩边
穴位数量对比	《黄帝内经》21 穴	《甲乙经》增加 39 穴
足少阴肾经	涌泉、然谷、太溪、大钟、复溜、阴谷	照海、水泉、交信、筑宾、横骨、大赫、气穴、四满、中注、肓俞、商曲、石关、阴都、通谷、幽门、步廊、神封、灵墟、神藏、彧中、疏府
穴位数量对比	《黄帝内经》6 穴	《甲乙经》增加 21 穴
手厥阴心包经	天池、曲泽、内关、间使、大陵、劳宫、中冲	天泉、郄门

名称	《黄帝内经》136 个穴位	《甲乙经》增加 212 个穴位
穴位数量对比	《黄帝内经》7 穴	《甲乙经》增加 2 穴
手少阳三焦经	关冲、液门、中渚、阳池、外关、支沟、天井、天髎	会宗、三阳络、四渎、清冷渊、消泺、肩髎（肩髎）、天窌（天髎）、翳风（翳风）、瘈脉、颅息、角孙、耳门、臑会、和窌（耳和髎）、丝竹空
穴位数量对比	《黄帝内经》8 穴	《甲乙经》增加 15 穴
足少阳胆经	目瞳子（瞳子髎）、上关、浮白、悬颅、完骨、肩解（肩井）、渊腋、阳陵泉、光明、阳辅、绝骨、丘墟、临泣、侠溪、窍阴	听会、悬厘、阳白、颔厌、曲宾（曲鬓）、本神、天冲、率谷、头窍阴、头临泣、目窗、正营、承灵、脑空、风池、辄筋、日月、京门、带脉、五枢、维道、居窌（居髎）、环跳、中渎、阳关、阳交、外丘、地五会
穴位数量对比	《黄帝内经》15 穴	《甲乙经》增加 28 穴
足厥阴肝经	大敦、行间、太冲、中封、蠡沟、曲泉	中都、膝关、阴包、五里、阴廉、章门、期门
穴位数量对比	《黄帝内经》6 穴	《甲乙经》增加 7 穴
任脉	关元、脐中、上脘、下脘、胃脘（中脘）、尾翳、天突、廉泉、玉英（玉堂）	会阴、曲骨、中极、石门、气海、阴交、水分、建里、巨阙、中庭、膻中、紫宫、华盖、璇玑、承浆
穴位数量对比	《黄帝内经》9 穴	《甲乙经》增加 15 穴

名称	《黄帝内经》136 个穴位	《甲乙经》增加 212 个穴位
督脉	龈交、风府、瘖门、大椎、卤会、颠上（百会）、长强	水沟（人中）、兑端、神庭、上星、前顶、后顶、素窌（素髎）、强间、脑户、陶道、身柱、神道、至阳、筋缩、脊中、悬枢、命门、腰俞
穴位数量对比	《黄帝内经》7 穴	《甲乙经》增加 18 穴

根据人民卫生出版社 1979 年 9 月出版《针灸甲乙经校释》一书（上册）记载：《甲乙经》卷三《背自第一椎循督脉下行至脊凡十一穴第七》

大椎，在第一椎陷者中，三阳督脉之会，刺入五分，灸九壮。

陶道，在大椎节下间，督脉、足太阳之会，俯而取之，刺入五分，留五呼，灸五壮。

身柱，在第三椎节下间，督脉气所发，俯而取之，刺入五分，留五呼，灸三壮。（气府论注云：灸五壮）

神道，在第五椎节下间，督脉气所发，俯而取之，刺入五分，留五呼，灸三壮。（气府论注云：灸五壮）

至阳，在第七椎节下间，督脉气所发，俯而取之，刺入五分，灸三壮。

筋缩，在第九椎节下间，督脉气所发，俯而取之，刺入五分，灸三壮。（气府论注云：灸五壮）

脊中，在第十一椎节下间，督脉气所发，俯而取之，刺入五分，不可灸，灸则令人痿。

悬枢，在第十三椎节下间，督脉气所发，伏而取之，刺入三分，灸三壮。

命门，一名属累，在十四椎节下间，督脉气所发，伏而取之，刺入五分，灸三壮。

腰俞，一名背解，一名髓空，一名腰户，在第二十一椎节下间，督脉气所发，刺入三分，留七呼，灸五壮。（气府论注云：刺入三分。热注、水穴注同。热穴注作二寸，缪刺论同）

长强，一名气之阴，在脊端，督脉别络，少阴所结，刺入三分，留七呼，灸三壮。（气府论注及水穴注云：刺入二分）

督脉所发背部诸穴，除了上述十一穴，尚有"灵台""中枢""阳关"三穴，现存最早北宋林亿等校注皇甫谧《针灸甲乙经》刊本已不载此三穴，不知皇甫谧原作删除还是古经脱简，现参考唐代医学家王冰《重广补注黄帝内经素问》一书与人民卫生出版社 1979 年 9 月出版《针灸甲乙经校释》一书（上册）第 348 页（P. 348）抄录于下，以供参考。[2]

"灵台"在第六椎节下间，督脉气所发。俯而取之，刺入五分，灸三壮。

"中枢"在第十椎节下间，督脉气所发。俯而取之，刺入五分，灸三壮。

"阳关"在第十六椎间下间，督脉气所发。坐而取之，刺入五分，灸三壮。

第三部分　《甲乙经》之后历代医学家
新增穴位名称列表

年代	作者	书籍名称	增加单穴	数量	增加双穴	数量	总数
北宋	王唯一	《铜人腧穴针灸图经》	阳关、灵台	2	膏肓俞、厥阴俞、青灵	3	
北宋	王执中	《针灸资生经》			眉冲、督俞、气海、关元、风市	5	2
明代	张景岳	《类经图翼》	中枢	1	急脉	1	

《甲乙经》之后，历代医学家新增 12 孔穴，共计 361 穴。《甲乙经》卷三"足太阳及股并阳跷六穴凡三十四穴第三十五"，实际载录穴位名称 18 个，穴位数 36 个。穴位数与皇甫谧《甲乙经》卷三篇名不相符，此处多出的一个穴位可能是后人所加，所以，《甲乙经》的总穴位数应该为 348 个。[3]

《甲乙经》有 5 个穴位名称归经记载与今人记载不同，这 5 个穴位的归经是：

穴位名称	经脉名称
会阳	督脉气所发（膀胱经穴）
丝竹空	足少阳脉气所发（手少阳经穴）
兑端	手阳明脉气所发（督脉经穴）
颅息	足少阳脉气所发（手少阳经穴）
臑会	手阳明之络（手少阳经穴）

第四部分 《甲乙经》禁刺穴位

《甲乙经》记载 8 个禁刺穴位是：神庭、乳中、鸠尾、脐中、石门、五里、三阳络、承筋。

第五部分 《甲乙经》禁灸穴位

《甲乙经》记载 22 个禁灸穴位是：头维、脑户、风府、承光、瘖门、脊中、心俞、白环俞、丝竹空、承泣、素窌（素髎）、下关、人迎、乳中、渊腋、鸠尾、石门、天府、阴市、伏兔、地五会、阳关。

第六部分 《甲乙经》其他腧穴

《甲乙经》记载郄穴 16 个（与今记载相同）、募穴 11 个（缺少膻中穴）、经脉交会穴 79 个；《内经·灵枢·本输篇》论述五腧穴十一经穴独缺手少阴心经五腧，把手厥阴心包经五腧放在心经论述，乃心不受邪由心包代受之意。《甲乙经》为手少阴心经确定了五腧穴名，使《内经》十二经脉五腧穴的理论趋于完整。

概　述

《甲乙经》腧穴部分辑录的《黄帝明堂经》是我国现存唯一最早腧穴专著；腧穴是针刺治病的部位，是我国古代劳动人民的创举与智慧,《甲乙经》整理前人的腧穴经验,使之系统化、规范化,其对针灸学的发展影响十分深远,直到今天,依然是世界针灸医学研究的准绳。

参考资料:

[1]黄帝内经[M].北京:人民卫生出版社,2013.

[2]皇甫谧.针灸甲乙经[M].北京:人民卫生出版社,2006.

[3]秦尚文.皇甫谧对腧穴学的贡献[J].纪念晋代针灸学家皇甫谧逝世1701周年论文选编.1983:35~37.

文献来源:

李志锋.《黄帝内经》与《针灸甲乙经》腧穴对照表[J].皇甫谧研究,2020,15(2):277~284.

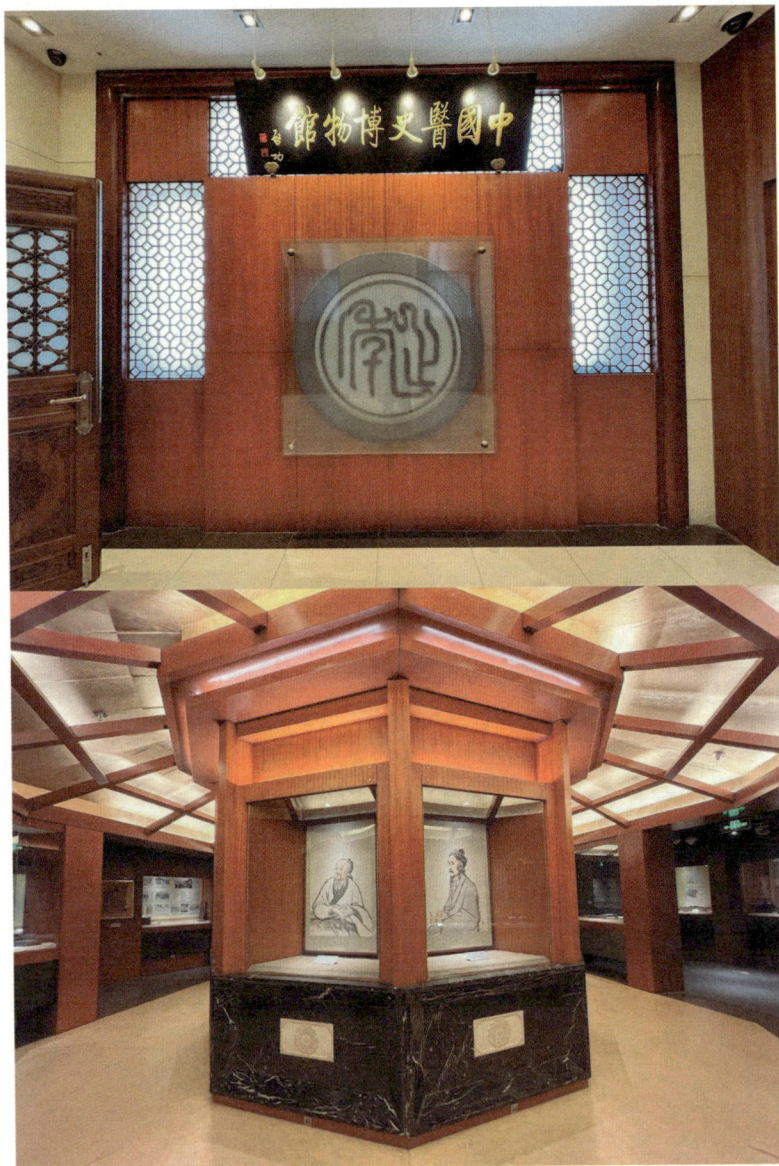

中国医史博物馆《陶弘景画像》《皇甫谧画像》
尺寸:93×67cm,年代:1955年,作者:蒋兆和

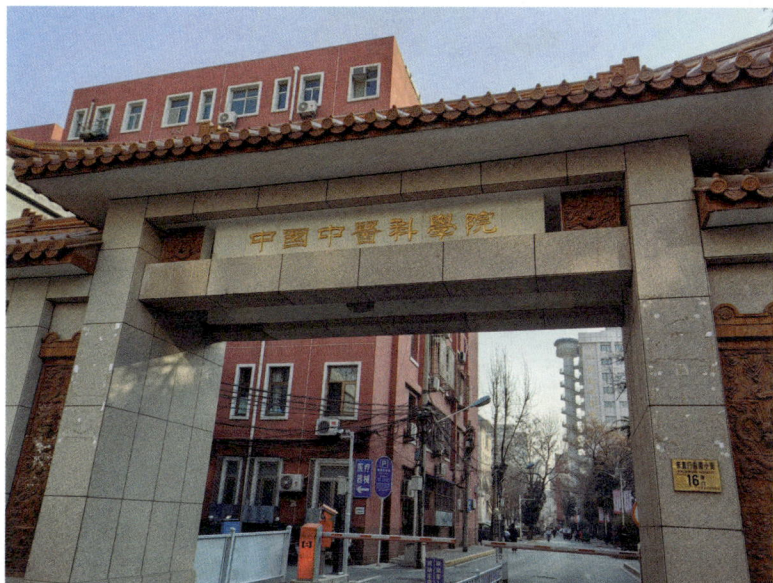

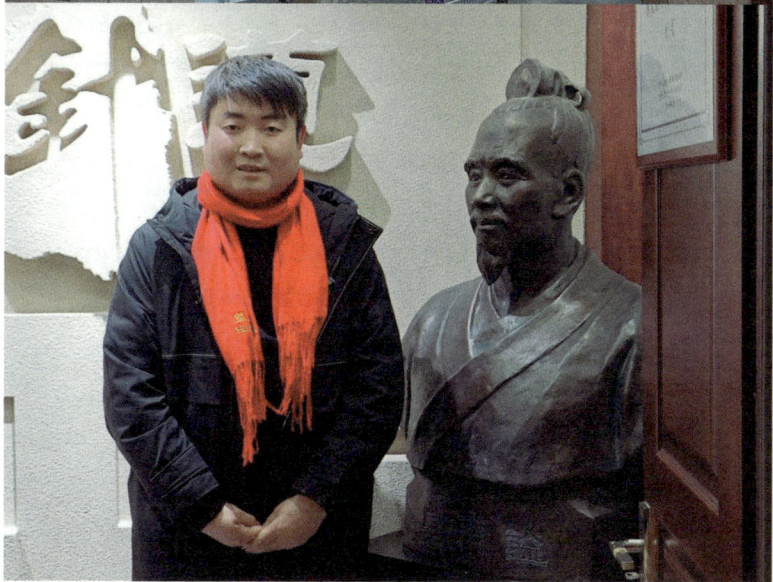

中国中医科学院针灸研究所
中国针灸博物馆皇甫谧雕像

皇甫谧针灸非遗与张鳌坡针灸小镇融合研究

李志锋

（甘肃玄晏针灸甲乙经研究有限公司；甘肃平凉 744400）

【摘要】《四库全书总目提要》盛赞皇甫谧《针灸甲乙经》"与《内经》并行，不可偏废。"皇甫谧针灸是在《针灸甲乙经》学术思想基础上发展形成的中国古典针灸医学流派。2006 年 9 月 30 日，"皇甫谧针灸"列入甘肃省第一批省级非物质文化遗产名录。2021 年 12 月，以皇甫谧文化园与皇甫谧中医针灸传承创新示范中心为主体的张鳌坡针灸小镇开始规划建设平凉灵台皇甫谧医养文化旅游景区。2024 年 11 月 6 日，"平凉灵台皇甫谧医养文化旅游景区"确定为国家 4A 级旅游景区。本文从皇甫谧针灸非遗与张鳌坡针灸小镇融合研究论述平凉灵台皇甫谧医养文化旅游景区对中医针灸发展的积极意义。

【关键词】 皇甫谧针灸；非物质文化遗产；张鳌坡针灸小镇；皇甫谧中医针灸传承创新示范中心；平凉灵台皇甫谧医养文化旅游景区

　　中华医学源远流长，如果有人问起，哪部医学典籍很有名？很多人会答出《内经》和《伤寒论》。其实，并非全貌。根据明万历二十九年（1601）《古今医统正脉全书》辑录《甲乙经》研究，皇甫谧在《甲乙经》自序中提出当时流传的《素问》和《针经》就是《汉书·艺文志》所著录的《黄帝内经》，奠定了《黄帝内经》的历史地位[1]。同时，皇甫谧也是张仲景《伤寒论》验方的推崇者[2]。所以，名列前茅，而且传播历史之久、范围之广、影响之深、研究之难、经久不衰的当数皇甫谧撰集的《针灸甲乙经》（简称《甲乙经》）。（图2—18）

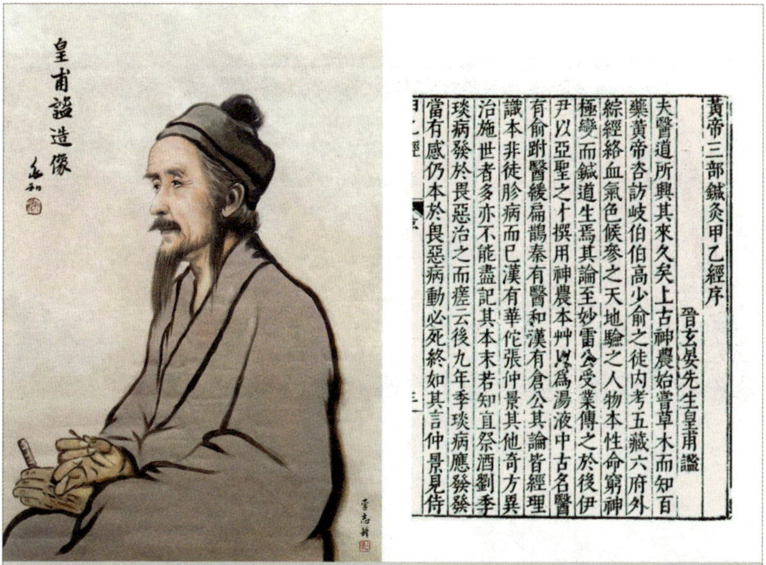

李志锋《皇甫谧造像》油画 60CM×40CM　参考文献：蒋兆和画集　　明万历二十九年（1601）吴勉学刻本《黄帝三部针灸甲乙经》

图2—18

公元5世纪，《甲乙经》传到日本、朝鲜等国，各国先后颁布法令《针灸甲乙经》为标准医学教材。乃至历代医学大家，针灸典籍，皆以《甲乙经》为准绳。时至今日，《甲乙经》依然是中医针灸学的范本与教材。

2006年5月20日，"针灸"列入第一批国家级非物质文化遗产名录。9月30日，"灵台县皇甫谧针灸术"（简称：皇甫谧针灸）列入甘肃省第一批省级非物质文化遗产代表作名录（类别：传统医药，序号：68，编号：Ⅸ－1），并确认两位代表性传承人分别是：孙宏绪、郝定国。

2010 年 11 月 16 日，"中医针灸"列入"人类非物质文化遗产代表作名录"，并确认四位代表性传承人分别是：黑龙江的张缙，北京的程莘农、贺普仁，陕西的郭诚杰。（图 2—19、图 2—20）

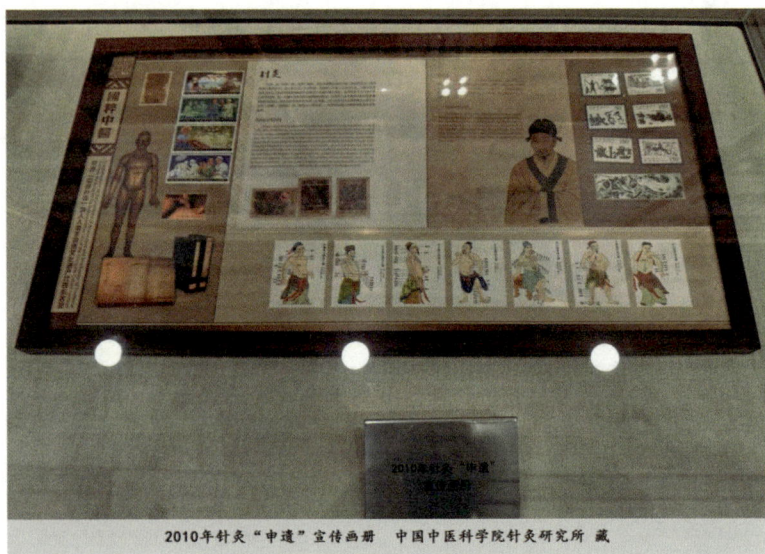

2010年针灸"申遗"宣传画册　中国中医科学院针灸研究所 藏

图 2—19

2011 年 11 月 11 日，针灸（杨继洲针灸）入选第四批国家级非物质文化遗产代表作名录。杨继洲针灸以私淑传承形成了"重视基础理论、辨证选经，循经取穴，讲究手法操作，临证全面，针灸处方精妙"等学术特点[3]。而"皇甫谧针灸"与"杨继洲针灸"同为中医针灸的两座高峰。前者是开山鼻祖，后者是集大成者。

2012 年 8 月 6—9 日，中国针灸学会主办，甘肃中医学院、中国针灸学会针法灸法分会、中国针灸学会砭石与刮痧专业委员会、平凉市人民政府和灵台县人民政府承办"首届皇甫谧故里拜祖大

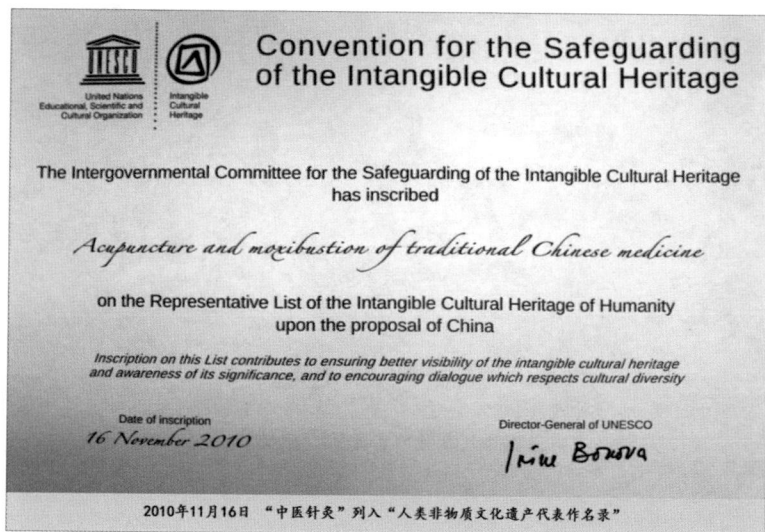

2010年11月16日 "中医针灸"列入"人类非物质文化遗产代表作名录"

图 2—20

典暨《针灸甲乙经》学术思想国际研讨会"在灵台县举行。《针灸甲乙经》首次系统构建了中医针灸的学术框架体系，是皇甫谧撰集的我国现存最早的针灸医学专著，是以《针灸甲乙经》学术思想研讨会等学术研究形成的针灸学派。曾担任卫生部副部长、国家中医药管理局局长王国强提出"皇甫谧故里·针灸学源地"的历史定位，皇甫谧被誉为"世界针灸医学鼻祖"[4]。

一、皇甫谧针灸学术体系构架大纲研究

我国已知最早的古典针灸腧穴专著《黄帝明堂经》首见于《针灸甲乙经》[5]。皇甫谧针灸始见于曹魏甘露年间（256～259）皇甫谧编纂黄帝三书《素问》《灵枢》《黄帝明堂经》于282年拓展集成的《针灸甲乙经》。（图 2—21）

皇甫谧针灸是在《针灸甲乙经》学术思想基础上发展形成

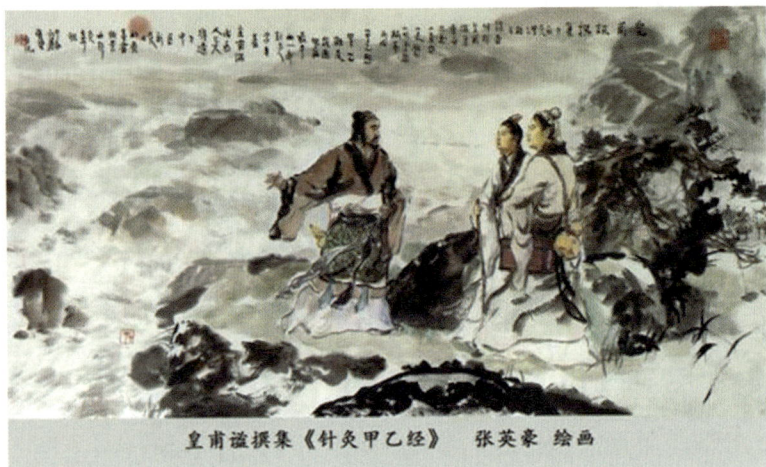

皇甫谧撰集《针灸甲乙经》　张英豪　绘画

图2—21

的中国古典针灸医学流派，是根植于灵台地区、由历代医家私淑皇甫谧传承弘扬《针灸甲乙经》精髓的重要体现。《针灸甲乙经》是理论基础，皇甫谧针灸是实践应用，二者密不可分，又有传承创新[6]。

　　皇甫谧针灸根据《甲乙经》卷五《针灸禁忌第一（上）》中"上工治未病，中工刺未成，下工刺已衰，下下工刺方袭"的理论，倡导针刺本神、重视经脉辨证、突出针灸禁忌、讲求针艾并用、发挥针药并重。笔者私淑皇甫谧，师承郝定国，在郝定国研究皇甫谧针灸"五步骤""三要领"的基础上，结合对陈淑珍《甲乙经》脉学治则、郑魁山《甲乙经》针刺手法启示的思考及自身实践等针灸学术方面的总结，完成了皇甫谧针灸学术体系大纲研究，具体内容为"五步骤、三要领、三治则、四要点、手十二法"[7]。同时，笔者研究了皇甫谧针灸四条传承脉络体系，简称：皇甫谧针灸"四脉传承"。

（一）皇甫谧针灸"五步骤"

皇甫谧针灸"五步骤"分别是：厘穴、开穴、守穴、解穴、闭穴。

（1）厘穴（厘定穴位）：根据患者病情，辨证针灸体位，确定针灸腧穴。

（2）开穴（开穴通经）：施针者用手轻拍患者穴位，舒缓患者情绪，疏通经络感应。

（3）守穴（辨证守穴）：施针者明确针灸禁忌，采用针灸手法，针刺患者腧穴，治疗患者疾病。

（4）解穴（解穴松气）：施针者在拔针前用手轻拍患者腧穴旁的肌肉，防止患者穴位滞针。

（5）闭穴（关闭穴位）：施针者拔针后，用手捂住患者腧穴（建议戴指套），防止气机失衡引起患者不适。

（二）皇甫谧针灸"三要领"

皇甫谧针灸"三要领"分别是：针刺浅，取穴少，留针时间短。

（1）针刺浅：针刺治疗，主要是通过细针轻触人体局部经络穴位，调节人体生命活动物质能量循环的快慢节奏，或释放淤血、邪气等以疏通循环通道等手段，达到祛除病邪、治疗疾病的目的。针刺治疗时，进针深浅不当是大忌，不当的深浅刺入会引发五脏功能失调，成为大病诱因。针刺浅不仅确保了针刺临床的安全，同时有利于脏腑气机的和谐。

（2）取穴少：针灸临床时取穴少，尽量做到少而精，更能保全患者的元气。单穴处方是《甲乙经》的处方特点之一，即1

张处方只有 1 个腧穴，占所有针刺处方的 83.5%（873/1045）；选穴最多至 6 穴，共 3 张处方，仅占 0.3%。《甲乙经》单张处方选穴少可间接说明当时一次针刺的留针时间相对较短，应不超过 2~3 分钟。

（3）留针时间短：《甲乙经》记载 348 穴，在《内经》136 穴的基础上，新增 212 穴，并对其中 147 个（尺泽穴、胆俞穴的留针时间均为《素问·气穴论》所注，故不纳入计数范畴）常用腧穴的留针时间做了明确规定，占 42.2%，以呼吸次数作为留针时间的参照。留针时间以七呼最为多见，共计 65 穴，占留针穴位的 44.2%，如肺俞、关元、三阴交。其次为留针 3 呼，共计 29 穴，占 19.7%，如鱼际、中渚、涌泉。留针时间最长者为二十呼（约一分钟），分别为公孙、内庭、环跳。井穴一般留针时间较少，通常为一至三呼，如厉兑、关冲。总体来看，需要留针的穴位以留针六至七呼居多，共计 86 穴，占留针穴位的 58.5%[8]。

（三）皇甫谧针灸"三治则"

《甲乙经》在诊断学方面尤重望诊和切诊，切诊方面又尤重切脉，且都有相应的针灸治则。《甲乙经》以脉象作为突破口，详细论述了生理病理等不同脉象，并对病理脉象的成因作了详细的论述，据此，提出针灸治疗方法，为后世针灸临床提供了宝贵的经验和坚实的理论基础。

皇甫谧针灸"三治则"分别是：常见病态脉象与针灸治则，阴阳盛衰脉象的针灸治则，经脉虚实治则[9]。

（1）常见病态脉象针灸治则；《甲乙经》卷四《经脉第一下》《病形脉诊第二上》以脉之虚实、徐疾、浮沉、滑涩、大小、审因论治，是脉诊在针灸专科中系统运用的开始。

（2）阴阳盛衰脉象的针灸治则；《甲乙经》卷四《经脉第一上》以脉大位盛，就从泻治；脉小为虚，就从补治。临床必须通晓荥腧在生理病理与治疗上的作用，然后才能传授用针治病的方法，为脉诊在后世针灸学中的广泛运用和发展奠定了基础。

（3）经脉虚实针灸治则；《甲乙经》卷五《针道第四》《针道始终第五》两篇从脉象的大小，推导疾病所在的经脉，依据经脉表里相配的原则，选穴治疗，为后世针灸临床补泻方法提供了理论依据。

故而，在针灸临床上，重视脉象所反映的阴阳气血状况，乃是制定切合病机的针灸治疗原则和方法、提高针灸疗效与临床安全的一个必要条件。对于针灸临床上忽视脉诊的现象，明代汪机《针灸问对》一针见血地指出针灸临床不切脉的危害性[10]。

（四）皇甫谧针灸“四要点”

皇甫谧针灸“四要点”分别是：集中精神辨证，全神贯注进针，心手合一候气，体会虚实补泻[11]。

（1）集中精神辨证；《针灸甲乙经》卷五《针道第四》曰：“凡刺之真，必先治神，五脏已定，九候已明，后乃存针。众脉所见，众凶所闻。外内相得，无以先行。可玩往来，乃施于人”。指出凡用针治病，必须集中精神辨证，将五脏的虚实肯定下来，按三部九候的切脉明确诊断，然后再用针。

（2）全神贯注进针；《针灸甲乙经》卷五《针道外揣纵舍第七》曰：“持针之道，欲端以正，安以静。左手执骨，右手循之，无与肉裹”和“如临深渊，手如握虎，神无营于众物”，指出在持针进针操作的时候，医生必须态度端正，心神安静。在进针之前先用左手执其机体，使其不能移动，右手循按经穴，揣出具有指感的准确穴位，进针时要从容稳准，防止肌肉缠裹针，引起患者疼痛、医者操作困难。

（3）心手合一候气；《针灸甲乙经》卷五《针道第四》曰："夫针之要，勿陈而难入。粗守形，上守神。神乎神，客在门"和"经气已至，慎守勿失。浅深在志，远近若一"。指出用针治病的要领，说起来容易，到实践中操作就比较困难了。

（4）体会虚实补泻；《针灸甲乙经》卷五《针道第四》曰："凡用针者，虚则实之，满则泻之，菀陈则除之，邪胜则虚之"和"刺虚者须其实，刺实者须其虚"，指出用针治病的原则：虚证，寸口部脉虚弱的，应用补的手法；实证，寸口部脉象盛的，应用泻的手法，以泻其邪气；郁积证，脉络郁结不通的，应用放血的手法，以排除郁积之邪而使其通畅；邪气盛的，应用泻的手法，消除其病邪。

（五）皇甫谧针灸"手十二法"

皇甫谧针灸"手十二法"分别是：切、悬、走、刮、飞、捣、颤、留、抽、点、挑、烧[12]。

皇甫谧针灸"手十二法"是灵台人民对《针灸甲乙经》学术思想的传承创新，是皇甫谧针灸临床的辅助手法。本文将皇甫谧针灸"手十二法"专业学术用语转化为灵台民俗用语口诀，有利于大众直观了解皇甫谧针灸，突出皇甫谧针灸的灵台地域文化特征。

（1）切（切法）：《素问》曰："切而散之"。针刺前对穴位进行按压，可宣散气血平衡。灵台民俗用语：拍打醒面用切劲。

（2）悬（悬腕）：悬腕如执虎，持针必须有力。《甲乙经》卷五《针道第四》提出"持针之道，坚者为实"。灵台民俗用语：握针悬腕如抓虎。

（3）走（走针）：下针如走蛇，将针缓慢捻转并前后像蛇一样游走。是催气和补泻的手法。此手法力度不宜过大，以免引起滞针。灵台民俗用语：下针走蛇地上行。

（4）刮（刮针）：用指甲沿针柄由下而上频频刮动针柄，促使得气。《素问·离合正邪论》有"抓而下之"之法，姚止庵注云："抓，以爪甲刮针也。"这种运针法刺激较轻，可作为留针期间增强针感的辅助手法，适用于对针刺敏感的病人。灵台民俗用语：刮针频频篓凉粉。

（5）飞（飞针）：用于持针、搓捻针柄，搓捻后立即放手离开针柄，一搓（捻）一放或三搓（捻）一放，如飞鸟展翅状的辅助手法。主要用于催气、行气。灵台民俗用语：飞针如同鸟振翅。

（6）捣（捣针）：将针快速上下提插，以增强穴位刺激的操作方法，也称"雀啄术"。采用这种手法时，要注意病人反应以免手法过强而引起晕针。同时，应注意刺入部位，如针刺部位内有脏器时，严守针灸禁忌，以防刺伤脏器，引起医疗事故。灵台民俗用语：捣针巧妇捣蒜泥。

（7）颤（颤针）：进针后以小幅度、高频率捻转提锚，如手颤般震动针体，也称"震颤术"。是催气、行气的辅助手法。灵台民俗用语：颤针好似人打战。

（8）留（留针）：针刺得气以后，将针体留置于穴内一定时间。一是候气，二是保持针感，三是根据病情可分为静留针法和动留针法。《素问·离合真邪论》曰："静以久留，以气至为故，如待所贵，不知日暮。"临床根据留针期间可分为间歇行针以及静留针法和动留针法。灵台民俗用语：留针坐亭沏热茶。

（9）抽（抽针）：针刺穴位后，患者情况正常，可缓慢上下轻缓"抽刺"，以增强穴位的刺激量。《甲乙经》曰："风府穴，禁不可灸，灸之令人瘖。"抽针临床禁深刺、忌艾灸（风府穴、脑户穴等），出针为稍停缓出。灵台民俗用语：抽针绵绵拉风箱。

（10）点（点刺）：毫针点刺或火针快速点刺人体浅表阿是穴等穴位。火针点刺指将针在火上烧红后，快速刺入人体，以治疗疾病的方法，手法为快进快出不留针。《甲乙经》继承了《内经》的观点，肯定了"焠刺"是针灸的刺法之一，同时也强调了其适应证为痹证和寒证。"焠刺者，燔针取痹气也""凡刺寒邪用毫针曰以温"。自此，火针疗法得到了进一步发展。灵台民俗用语：点刺蜻蜓点水面。

（11）挑（挑刺）：使用特制针具在人体特定穴位或浅表挑刺。《甲乙经》卷五《针道第四》曰："凡用针者，虚则实之，满则泄之，宛陈则除之，邪胜则虚之。"挑刺历史悠久，操作简便，且具有相对较低的风险和副作用。灵台民俗用语：挑刺如剜荠荠菜。

（12）烧（烧针）：针柄上带艾炷的温针，温针之名首见于《伤寒论》。《甲乙经》曰："仲景论广伊尹汤液为数十卷，用之多验。"灵台民俗用语：烧针如放窜天猴。

皇甫谧针灸"手十二法"不同于明代徐凤《针灸大全》中泉石老人《金针赋》所云之"针刺十四法"以及"青龙摆尾、白虎摇头、苍龟探穴、赤凤迎源"等"治病八法"（烧山火、透天凉，阳中隐阴、阴中隐阳，子午捣臼，龙虎交战，进气与留气，抽添法等八种复式针刺手法），也不同于杨继洲《针灸大成》杨氏针灸"下手八法"（揣、爪、搓、弹、摇、扪、循、捻）。皇甫谧针灸"手十二法"临床可单独使用，也可相互配合使用，医者手法得当，针灸得气迅速，患者有"麻、热、凉、痒"的感觉。同时，笔者根据《针灸甲乙经》学术思想并结合皇甫谧针灸非遗传承临床经验与李小龙"截拳道"思想创立乙针道。乙针道是"皇甫谧针灸"的传承创新，倡导针灸临床双手同时进针并配合温针，临床效果更加显著。

（六）皇甫谧针灸"四脉传承"

皇甫谧针灸"四脉传承"，统称为皇甫谧针灸四条传承脉络体系。皇甫谧针灸"四脉传承"分别是：（1）《针灸甲乙经》为基础学术思想传承；（2）甘肃地区民间针灸师承（私淑）等方式传承；（3）官方认定非遗传承人与名医工作室传承；（4）中医药学术机构传承。

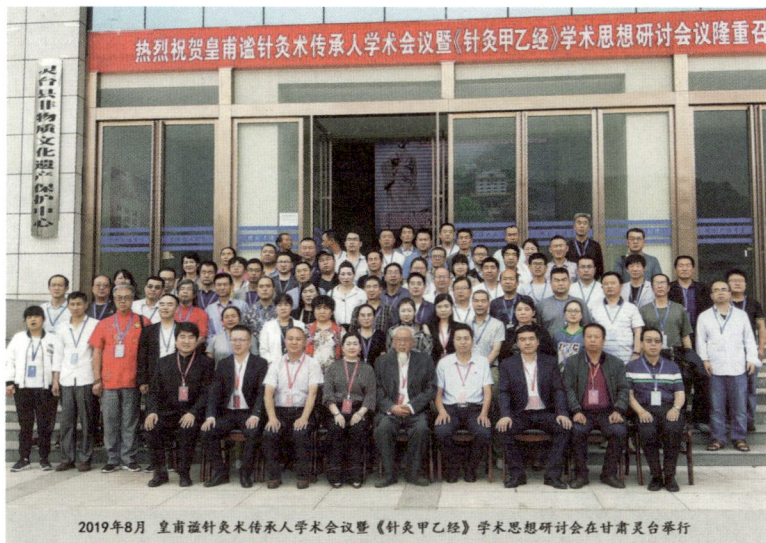

2019年8月　皇甫谧针灸术传承人学术会议暨《针灸甲乙经》学术思想研讨会在甘肃灵台举行

图 2—22

皇甫谧针灸"四脉传承"具体内容见笔者已发表的学术论文《皇甫谧针灸传承源流考》[13]。（图2—22）

二、张鳌坡针灸小镇建设论述

(一)张鳌坡针灸小镇与4A级平凉灵台皇甫谧医养文化旅游景区

2006 年 5 月 20 日,"针灸"列入第一批国家级非物质文化遗产名录。9 月 20 日,中国灵台中医针灸(国际)学术交流大会暨皇甫谧文化节在灵台举行;灵台县在独店镇张鳌坡省级文物保护单位皇甫谧墓的基础上举行了皇甫谧文化园奠基仪式。

2012 年 5 月 18 日,皇甫谧文化园开园典礼在甘肃省平凉市灵台县隆重举行。典礼围绕"弘扬灵台历史文化、打造针灸养生基地"的主题,举行了大型广场文艺表演《中华针灸颂》,上万名游客观看开园典礼并首游皇甫谧文化园[14]。(图 2—23)

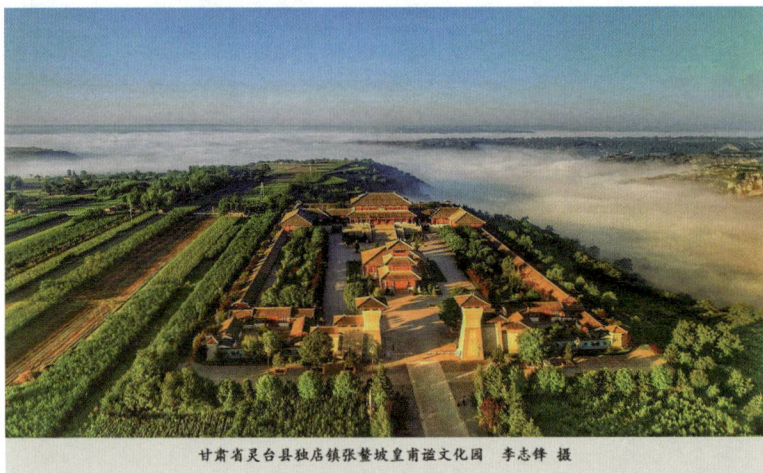

甘肃省灵台县独店镇张鳌坡皇甫谧文化园　李志铎　摄

图 2—23

2021 年 12 月,灵台县独店镇坚持以中医康养产业链高质量发展为目标，深度挖掘皇甫谧文化资源独特优势，聚焦全县中医康养产业链工作布局，张鳌坡针灸小镇开始规划建设。先后保护了"皇甫书窑遗址"等皇甫谧历史文化遗存，建成了皇甫谧中医针灸传承创新示范中心，形成了以皇甫谧文化园为主体辐射的皇甫谧艾草博览园、百草园、栖凤园、名医故事长廊、中医十大名方、静谧居、"子午流注·皇甫谧二十四大贡献"日晷广场、涌泉浣溪等人文景观组成的平凉灵台皇甫谧医养文化旅游景区[15]。（图 2—24）

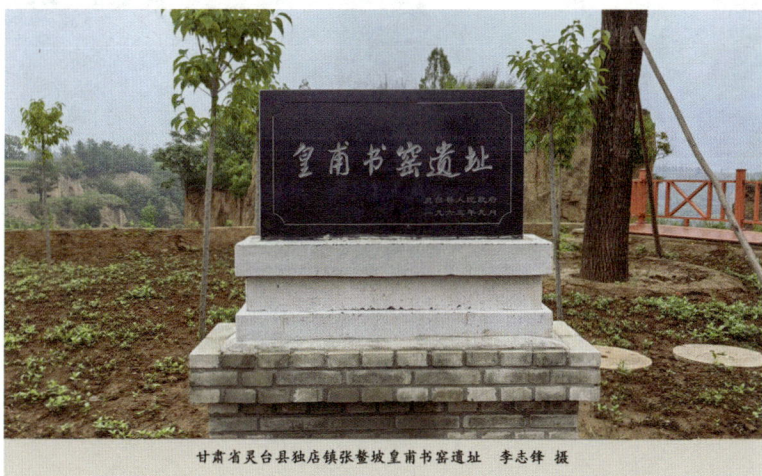

甘肃省灵台县独店镇张鳌坡皇甫书窑遗址　李志锋　摄

图 2—24

2024 年 1 月 12 日，平凉市文化广电和旅游局公布：灵台县张鳌坡针灸小镇评选为国家 3A 级旅游景区[16]。11 月 6 日，甘肃省文化和旅游厅公布：平凉灵台皇甫谧医养文化旅游景区确定为国家 4A 级旅游景区[17]。

（二）"皇甫谧中医针灸传承创新示范中心"未来发展论述

历史遗产"皇甫谧墓"与文化遗产《针甲乙经》及非遗传承"皇甫谧针灸"与"皇甫谧中医针灸传承创新示范中心"共同组成了国家 4A 级旅游景区平凉灵台皇甫谧医养文化旅游景区的核心文化元素[18]。（图 2—25）

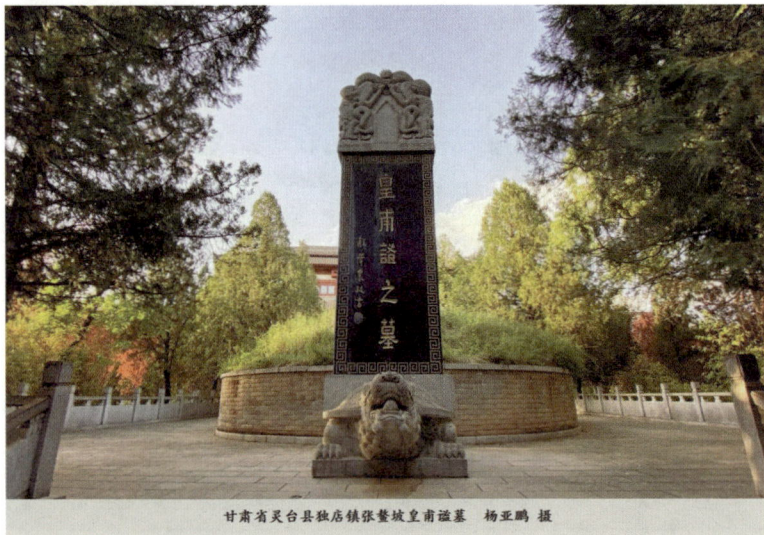

甘肃省灵台县独店镇张鳌坡皇甫谧墓　杨亚鹏 摄

图 2—25

皇甫谧是针灸学鼻祖，《甲乙经》奠定了针灸学的框架。但是，皇甫谧针灸是针灸的一大流派。二者有本质区别，我们可以说任何针灸流派的针灸学术架构出自《甲乙经》。但是，不可说任何针灸流派的学术研究出自皇甫谧针灸。皇甫谧针灸是我们传承学习《甲乙经》发展形成的针灸流派，是"陇派中医"中兼具悠久历史与地域特色非遗传统医药项目的文化瑰宝。二者有本质区别，需要明辨[19]。

　　如果"皇甫谧中医针灸传承创新示范中心"未来发展以皇甫谧针灸"传承、创新、示范"为主题，应当以《甲乙经》为宗，以皇甫谧针灸为基，以皇甫谧针灸非遗传承培训为先导，以皇甫谧针灸学术临床创新为引领，以皇甫谧针灸临床门诊治疗疑难杂症为核心，面向国内，放眼全球，开放传承创新，服务人类健康。从皇甫谧针灸学术架构体系研究、针灸非遗传承、医学文献保护、临床学术研究、技师技能培训、针灸绝技传播推广、康养产品研发、文旅研学交流等多方面同步推进，引导本土民众了解《甲乙经》，知针施灸，更好地传承针祖文化正脉。吸引来此的人们安心扎根，充分体验皇甫谧针灸带来的康养之旅[20]。（图2—26）

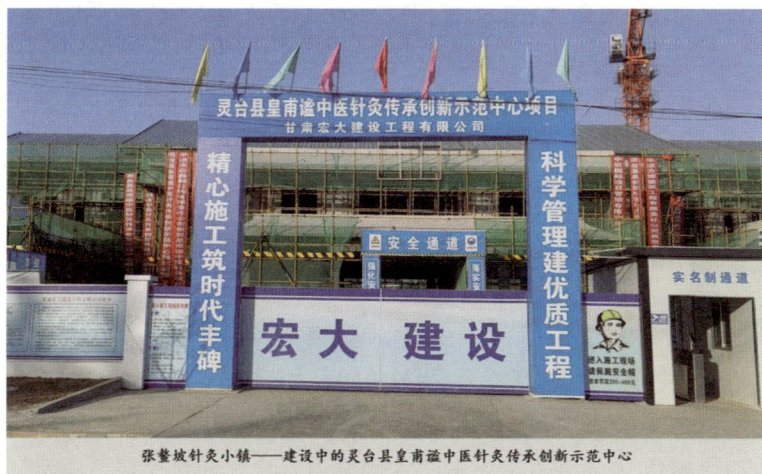

张鳌坡针灸小镇——建设中的灵台县皇甫谧中医针灸传承创新示范中心

图 2—26

综述

　　皇甫谧针灸非遗与张鳌坡针灸小镇融合研究是皇甫谧中医针灸传承创新示范中心的基石，皇甫谧中医针灸传承创新示范中心是引领国家 4A 级旅游景区平凉灵台皇甫谧医养文化旅游景区走向世界的先导。

张鳌坡针灸小镇是集文旅、康养、研学等融为一体的大观园,是"皇甫谧故里·针灸学源地"历史文化名片的综合园,是中华中医针灸学发展与寻根的针道源,是传承中华文明与世界历史文化名人皇甫谧先贤思想与遗著的智慧泉。

【注释】

[1]刘鹏.《黄帝内经》通识[M].北京:中华书局,2024.

[2]赵中玮,万健民,景选龙,等.皇甫谧对张仲景经方运用浅析[J].中国当代医药,2024(1):93～97.

[3]金瑛,周江文,刘江泠.衢江杨继洲针灸[M].见:褚子育.浙江省非物质文化遗产代表作丛书[M].浙江:浙江摄影出版社,2019.

[4]文碧玲.首届皇甫谧故里拜祖大典暨《针灸甲乙经》学术思想国际研讨会在甘肃省平凉市灵台县隆重举行[J].中国针灸.2012,32(11):1003.

[5]李志锋.《针灸甲乙经》与《黄帝明堂经》《黄帝内经明堂》关系研究[J].预防医学研究,2024,6(4):5～7.

[6]黄龙祥.新古典针灸学大纲[M].北京:人民卫生出版社,2023.

[7]李志锋.皇甫谧针灸学术特点研究[J].中医药研究前沿.2024,6(2):16～18.

[8]黄馨云,李璟,顾侃,等.留针时间初探[J].中国针灸,2019,39(4):445～450.

[9]陈淑珍.论《针灸甲乙经》对脉诊的贡献[J].中医文献杂志,2010,(2):25～26.

[10]赵京生,史欣德.针灸与脉诊之关系初探[J].江苏中医,1990,

(6):19～21.

［11］郑魁山.略谈《甲乙经》对针刺手法的启示［J］.甘肃医药,1983,(S):52.

［12］李志锋.皇甫谧针灸与《针灸甲乙经》关系研究［J］.基础医学理论研究,2024,6(3):142～144.

［13］李志锋.皇甫谧针灸传承源流考［J］.现代医学前沿,2024,2(5):34～37.

［14］孟永辉,岳菲菲.传承中医文化甘肃灵台县"皇甫谧文化园"开园［EB/OL］.中国广播网.2012－05－18.

［15］灵台县人民政府.灵台县强县域行动实施方案(2022—2025年)［E］.灵办发〔2022〕30号.2022－07－27.

［16］平凉市文化广电和旅游局.关于确定灵台县康家沟等9家旅游景区为国家3A级旅游景区的通知［E］.平文广旅发〔2024〕18号.2024－01－12.

［17］甘肃省文化和旅游厅.关于确定11家旅游景区为国家4A级旅游景区的通知［E］.甘文旅厅通字〔2024〕49号.2024－11－6.

［18］李志锋.双向遗产与非遗传承形成的皇甫谧针灸文化［J］.科研项目论坛.2024,9(2):14～17.

［19］刘立安.宋以前灸疗学术发展史研究［J］.中国博士学位论文全文数据库.2020,04:1～188.

［20］李志锋.世界历史文化名人皇甫谧研究［J］.新楚文化.2024,27(9):20～23.

棲鳳寺碑記

咸寧初謐自新安再遷本宗登崆峒問青牛士詭養生法觀星泉研針
經後居鳳凰山稼穡讀書臺集成甲乙經太康三年謐叔世任氏之
教化書駕終費孝經主薄葬秋月卒明萬曆三十七年晉地張鳳池來
靈任知縣感謐之奇才倡脩靈臺志書臺為一勝鄉賢張敕與眾共脩
棲鳳寺供仰謐世之神位勸導桑梓勤研學敕常為眾秉正義奔走志四
方呼民疾邑人稱业張敕坡民國廿四年潛山張東野重脩志載曰棲
鳳寺縣北十五里張敕坡莊寺西即接鳳凰山以得名

二零二三年歲次癸卯冬十一月十五日
靈臺皇甫謐針灸傳承人李志鋒謹撰
西府鳳翔呂永寧書丹

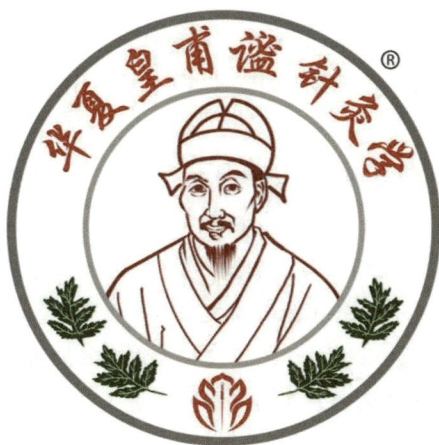

李鼎教授对《针灸甲乙经》当代学术的贡献

李志锋

（甘肃玄晏针灸甲乙经研究有限公司　平凉市　744000）

DOI：10. 12361/3029 – 1119 – 02 – 10 – 138304

【摘要】我国现知最早古典针灸腧穴专著《黄帝明堂经》首见于《针灸甲乙经》。《黄帝明堂经》撰人不详，原书已佚，后辑录于皇甫谧《针灸甲乙经》及杨上善《黄帝内经明堂》。国家级非物质文化遗产针灸项目代表性传承人李鼎教授提出"《甲乙》以《明堂》为贵，《明堂》赖《甲乙》以传"奠定了《针灸甲乙经》当代学术地位并出版学术专著《针灸甲乙经理论与实践》促进了《针灸甲乙经》的学术发展。

【关键词】《黄帝明堂经》；《针灸甲乙经》；《针灸甲乙经理论与实践》；李鼎；中医针灸；非物质文化遗产

国家级非物质文化遗产针灸项目代表性传承人李鼎教授提出"《甲乙》以《明堂》为贵，《明堂》赖《甲乙》以传"并出版学术专著《针灸甲乙经理论与实践》奠定了《针灸甲乙经》当代学术地位[1]。中国中医科学院针灸研究所黄龙祥研究员在《针灸典籍考》[2]以及丛书《图说中医》之《针灸》一书中更加肯定了《针灸甲乙经》辑录《黄帝明堂经》的学术地位[3]。

《黄帝明堂经》撰人不详，约成书于秦汉之际，原书已佚，后辑录于皇甫谧《针灸甲乙经》（简称《甲乙经》）及杨上善《黄帝内经明堂》（简称《明堂经》）。此外，孙思邈《千金要方》、王焘《外台秘要》辑录了《甲乙经》中腧穴内容，另有一些唐宋医书中也或多或少地引录了一些《甲乙经》腧穴内容，这些资料可校补现行本《甲乙经》腧穴部分之脱误；杨上善《黄帝内经明堂》[4]原书现仅存序文及卷一肺经部分，日本仁和寺两卷《黄帝内经明堂》手钞本残卷注本，一为永仁四年（1296）丹波长高写本，一为永德三年（1383）写本，两本均有缺字，由日本东洋医学研究会影印出版[5]。

一、李鼎教授对《针灸甲乙经》当代学术地位的历史贡献

国家级非物质文化遗产针灸项目代表性传承人李鼎教授提出"《甲乙》以《明堂》为贵，《明堂》赖《甲乙》以传"。突出了《针灸甲乙经》辑录《黄帝明堂经》的学术地位与历史价值。

《针灸甲乙经》是曹魏甘露年间皇甫谧结合《黄帝内经》中《素问》《灵枢》（亦称《针经》《九卷》）及腧穴专著《黄帝明堂经》分类归纳，采用"使事类相从，删其浮辞，除其重复，论其精要"编纂而成的针灸学专著，集针灸理论与临床为主要内容的一部类书，全称《黄帝三部针灸甲乙经》。皇甫谧采用"使事类相从"的编纂模式，承传《皇览》"随类相从"的编纂方式。《皇览》是一部类书，由魏文帝曹丕组织儒生采用"随类相从"的方式编纂而成。（图2—27）

《黄帝明堂经》首见于《针灸甲乙经》，《针灸甲乙经》序曰："按：《七略·艺文志》《黄帝内经》十八卷。……其学皆出

于《素问》，论病精微。《九卷》是原本经脉，其义深奥，不易觉也。又有《明堂孔穴针灸治要》，皆黄帝岐伯选事也。"[6]

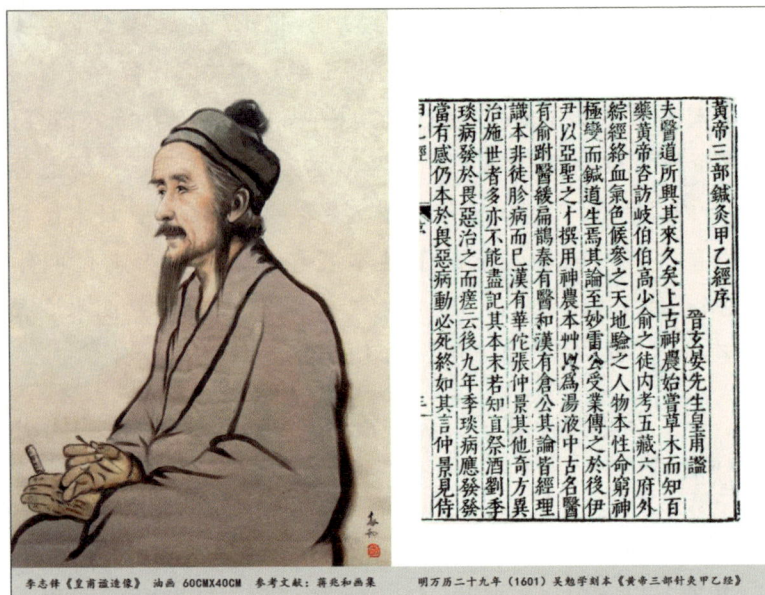

李志样《皇甫谧造像》 油画 60CMX40CM 参考文献：蒋兆和画集   明万历二十九年（1601）吴勉学刻本《黄帝三部针灸甲乙经》

图 2—27

此为《黄帝明堂经》历史上首次被引用，书目中多有皇甫谧引用《明堂孔穴针灸治要》的说法。由于古书无标点，学界曾以为皇甫谧《针灸甲乙经》序言中说自己引用的《明堂孔穴针灸治要》是《黄帝明堂经》的一种早期传本。日本学者谷田伸治研究《甲乙经》后认为皇甫谧原序言断句应为：《明堂》、孔穴、针灸治要。而古书中并不见《明堂孔穴针灸治要》书目。因此，《明堂》为皇甫谧对《黄帝明堂经》的书名缩写[7]。（图2—28）

中国中医科学院赵京生教授在其著作《针意》"《甲乙经》针灸学术意义"一文中说明：皇甫谧《甲乙经》自序中"明堂孔穴针灸治要"是指《黄帝明堂经》、腧穴以及针灸治疗，更加确定了《甲乙经》是《黄帝明堂经》的传本。

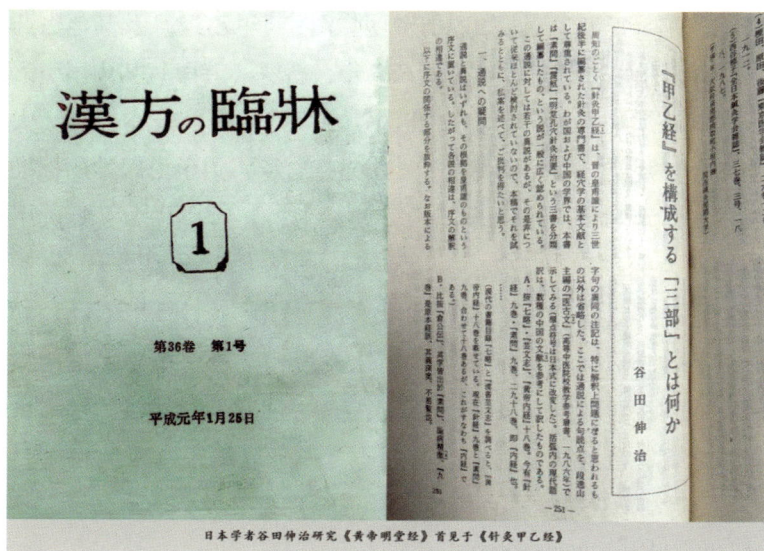

日本学者谷田伸治研究《黄帝明堂经》首见于《针灸甲乙经》

图 2—28

　　《针灸甲乙经》不仅保存了《黄帝内经》的内容，成为其古传本之一，而且保存了早已亡佚的《黄帝明堂经》（简称《明堂经》）的内容，《针灸甲乙经》中腧穴和腧穴主治部分主要来源于《黄帝明堂经》[8]。

　　日本丹波康赖在《医心方》中以《黄帝明堂经》为"正经"[9]。《黄帝明堂经》之所以能在各家"明堂"中脱颖而出绝非偶然，该书本身就是综合汉以前各家之说进行规范化研究腧穴理论与临床的学术专著，而此专著更是其他各家"明堂"所不备[10]。

　　世界针灸学会联合会主席刘保延教授在中央电视台《中国中医药大会》第八期《针灸天下》栏目访谈中提出：《针灸甲乙经》是皇甫谧撰集的我国现存最早、"最全"、"最准"的第一本针灸医学专著。

公元 562 年，吴人知聪携《明堂图》《甲乙经》及其他医药书一百六十多卷到日本。公元 692 年，新罗（韩国）从中国引入了《脉经》《甲乙经》等一批医书。公元 701 年，日本律法《大宝律令》规定《黄帝明堂经》《针灸甲乙经》为学习医学的标准教材。公元 1136 年，高丽王国（朝鲜半岛）颁布法令《针灸甲乙经》为标准医学教材[11]。唐代孙思邈《千金要方》、王焘《外台秘要》，清代纪昀《四库全书提要》对《针灸甲乙经》均有极高赞誉。《针灸甲乙经》首次系统构建了针灸学术框架体系，北宋林亿在校注《甲乙经》序言中云："晋皇甫谧博综典籍百家之言，沉静寡欲，有高尚之志。……取黄帝《素问》《针经》《明堂》三部之书，撰为《针灸经》十二卷，历古儒者之不能及也。"[12]（图 2—29）

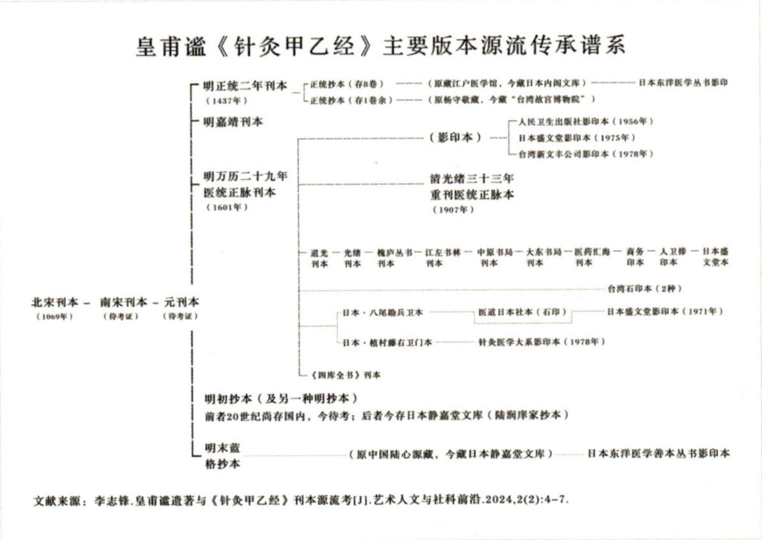

图 2—29

1900年，我国甘肃敦煌出土的针灸腧穴文献残页经过日本小曾户洋考证，确认是《黄帝明堂经》的一种古传本[13-14]。同时，根据《针灸甲乙经》《医心方》等文献中保存下来的《明堂经》内容，中国中医科学院针灸研究所黄龙祥研究员通过细致考证、校勘研究，并结合王雪苔提供的多年积累的宝贵资料，于1988年将《明堂经》一书辑复，书名为《黄帝明堂经辑校》[15]；同时，黄龙祥在《针灸典籍考》以及丛书《图说中医》之《针灸》一书中指出皇甫谧对针灸学的最大贡献是将隐含在《明堂经》与《素问》《灵枢》中的腧穴特点凸显了出来，同时，也发出了至今无人能读懂皇甫谧的感叹。而如今《黄帝明堂经》的唯一传本是《针灸甲乙经》。因此，李鼎教授提出"《甲乙》以《明堂》为贵，《明堂》赖《甲乙》以传"的历史性定论[3]。

二、李鼎教授《针灸甲乙经理论与实践》的学术贡献

2011年6月，人民卫生出版社出版李鼎教授学术专著《针灸甲乙经理论与实践》并作为针灸专业研究生的中医经典理论教材，通过对《针灸甲乙经》原文的注释、按语等提高学生阅读古医籍的能力和理论思维能力，进一步加深对原著的理解，以助古为今用。（图2—30）

《针灸甲乙经理论与实践》作为针灸专业研究生的重要学习材料，旨在提升学生的中医古典文献阅读和理论思考能力。该书在保持原书核心内容的基础上，融入了近年来《针灸甲乙经》研究的新成果，包括文献研究和史学成果，以及教学实践的精华。它在深度和广度上寻求平衡，特别强调了针灸方面的内容，同时对《针灸甲乙经》中涉及的脉诊部分进行了适度简化，以

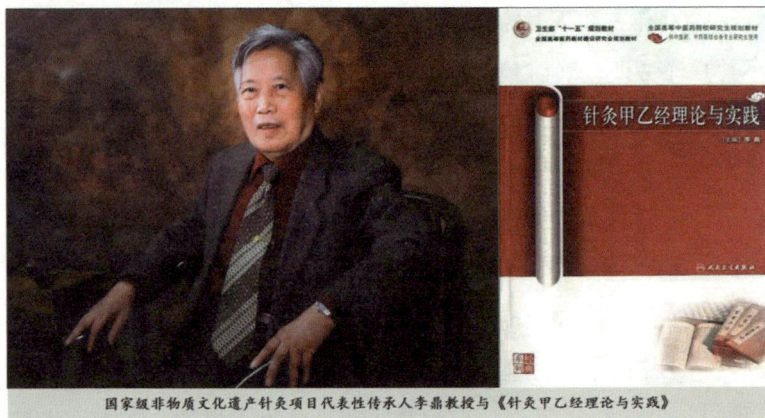

国家级非物质文化遗产针灸项目代表性传承人李鼎教授与《针灸甲乙经理论与实践》

图 2—30

适应现代针灸教学的实际需求[1]。

（一）《针灸甲乙经理论与实践》学术研究

《针灸甲乙经》详细论述了中医基础理论、经络理论、腧穴理论等，这些理论主要来源于《黄帝内经》等古典医学文献。《针灸甲乙经》从第七卷到第十二卷，详细记录了针灸临床治疗各种疾病的具体方法。这些内容基于《黄帝明堂经》等古代医学著作，为临床实践提供了详细的指导。《针灸甲乙经理论与实践》更进一步地为高校学习者指明了方向。如该书"导论"篇目（三）"如何学习应用《针灸甲乙经》"。同时，该书厘清了针灸经典的理论渊源，将《素问》《灵枢》《黄帝明堂经》的文献相承关系揭示出来，并介绍了针灸临床的操作步骤，为针灸实践提供了操作指南[1]。

（二）《针灸甲乙经理论与实践》学术影响

《针灸甲乙经》是我国现存最早的针灸学专著，对后世的针灸学发展产生了深远影响[16]。从晋代到宋代，许多针灸书籍都是在此基础上发展而来，如王惟一《铜人腧穴针灸图经》、杨继洲《针灸大成》等[12]。而《针灸甲乙经理论与实践》是李鼎教授对《针灸甲乙经》的再次解读研究、传承发展，促进了以《针灸甲乙经》为基础的中医针灸学在高校的学术发展。如该书"导论"篇目"《针灸甲乙经》的主要学术特点及对临床的指导意义"。

概　述

《针灸甲乙经》是我国现存最早的第一本针灸医学专著；《黄帝明堂经》是首见于《针灸甲乙经》最早的针灸腧穴学专著。《针灸甲乙经理论与实践》是李鼎教授传承《针灸甲乙经》的学术专著。

李鼎教授是我国著名的中医针灸学家，是我国高等针灸教育的主要奠基人之一，是国家级非物质文化遗产针灸项目代表性传承人。他提出"《甲乙》以《明堂》为贵，《明堂》赖《甲乙》以传"奠定了《针灸甲乙经》当代学术地位并出版学术专著《针灸甲乙经理论与实践》促进了《针灸甲乙经》的学术发展。

2006年5月20日，中国国务院公布我国第一批《国家非物质文化遗产名录》，"针灸"即其九个项目之一。

2010年11月16日，中国申报的"中国针灸"项目，正式通过联合国教科文组织保护非物质文化遗产政府间委员会审议，入选《人类非物质文化遗产代表作名录》。

2012年8月6—9日，"首届皇甫谧故里拜祖大典暨《针灸甲乙经》学术思想国际研讨会"在甘肃灵台举行。曾担任卫生部副部长、国家中医药管理局局长的王国强提出"皇甫谧故里·针灸学源地"的历史定位，皇甫谧被誉为"世界针灸医学鼻祖"[12]。

致敬，缅怀李鼎教授为我国高等针灸教育、国家级非物质文化遗产"针灸"以及人类非物质文化遗产代表作名录"中医针灸"做出的杰出贡献。

参考文献：

[1]李鼎.针灸甲乙经理论与实践[M].北京:人民卫生出版社,2011.

[2]黄龙祥.针灸典籍考[M].北京:北京科学技术出版社,2017.

[3]黄龙祥,黄幼民.针灸[A].见:张志斌,李经纬.图说中医[M].北京:人民卫生出版社,2011:116.

[4]杨上善.黄帝内经太素[M].北京:人民卫生出版社,1981.

[5]小曽戸洋.尊経閣文庫所藏の「黄帝内経明堂」最善古鈔本判明した巻首の欠字[J].日本医史学会総会抄録.1986,(4):87.

[6]皇甫谧.针灸甲乙经[M].北京:人民卫生出版社,1956.

[7]谷田伸治.《甲乙経》を构成する"三部"とは何か[J].汉方临床,1989,36(1):251～256.

[8]黄龙祥,王德深.《黄帝明堂经》与《黄帝内经》[J].中国针灸,1987(06):43～46.

[9]丹波康赖.医心方[M].高文铸,校注研究.北京:华夏出版社,2009.

[10]李宝金,武晓冬,黄龙祥.经外奇穴标准化的目标、路径与标志性成果[J].中国针灸,2020,40(11):1241～1244.

[11]李志锋.《针灸甲乙经》与《黄帝明堂经》《黄帝内经明堂》关系

研究[J].预防医学研究,2024,6(4):5~7.

[12]李志锋.世界历史文化名人皇甫谧研究[J].新楚文化.2024,
　　(9):20~23.

[13]李金田,朱向东,李应存,等.敦煌医学宝藏奇葩敦煌医学的学
　　术和研究价值探析[J].中国现代中药,2013,(2):166~168.

[14]小曽户洋.东洋医学善本丛书[M].日本:东洋医学研究
　　会,1981.

[15]黄龙祥.黄帝明堂经辑校[M].王雪苔,审定.北京:中国医药科
　　技出版社,1988.

[16]赵京生.《甲乙经》的组织结构与针灸学术意义[J].中医文献
　　杂志,2009,27(01):18~22.

文献来源：

李志锋.李鼎教授对《针灸甲乙经》当代学术的贡献[J].现代
医学前沿,2024,2(10):4~7.

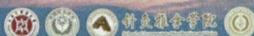

2024 李鼎教授学术思想研讨
暨针灸理论传承创新与发展论坛
10月26日 中国·上海

2024年10月26日（周六）08:30-17:00

会议地点：上海中医药大学（浦东蔡伦路 1200 号标准化大楼辅楼 201 室）

时间	议题	讲者	单位	
	开幕式 主持人：赵琛			
08:30-08:45	领导致辞			
	主持人：赵京生 赵琛			
08:45-09:15	特邀报告	刘保延	中国中医科学院	教授
09:15-09:45	针灸科学研究和创新发展	景向红	中国中医科学院	教授
09:45-10:15	源自针灸临床的靶标发现科学路径	杨永清	上海中医药大学	教授
10:15-10:30	茶 歇			
	主持人：纪军 虎力			
10:30-11:00	冲脉穴归经变化及其思考	赵京生	中国中医科学院	教授
11:00-11:30	年轻针灸文献人的机遇与使命	黄龙祥	中国中医科学院	首席研究员
11:30-12:00	经典经络综合层次视角下的经络表型观	徐 平	上海中医药大学	教授
12:00-13:00	午 餐 地点：标准化大楼辅楼			
	主持人：蔡英文 毛慧娟			
13:00-13:30	心有灵犀论膏肓--谈谈膏肓四关与脐灸	高树中	山东中医药大学	教授
13:30-14:00	李鼎、刘玉檀两位老师对华佗夹脊穴的考证及运用	胡 军	世界针灸学会联合会副主席 美国中医公会荣誉会长	教授
14:00-14:30	近代穴位解剖的建立及其知识史意义	张树剑	中国中医科学院	教授
14:30-14:50	美国针灸发展历程与学术脉络	陈业孟	美国纽约中医学院	教授
14:50-15:10	对足太阳支脉"至耳上角"的认识	叶明柱	上海市针灸学会文献分会副会长	
15:10-15:20	茶 歇			
	主持人：李海英 张潮			
15:20-15:40	国学国医 学以致用--李鼎老师承渊源与治学思路	邱 浩	北京中医药大学	副教授
15:40-16:00	人书俱老 温婉而通--李鼎教授创作的篆书校训赏	张 静	上海中医药大学	教授
16:00-16:20	李鼎循经取穴、调气治神的心路历程与思维逻辑探寻路	蔡英文	上海交通大学	副教授
16:20-16:40	李鼎教授对《针灸甲乙经》当代学术地位的历史贡献	李志锋	甘肃非遗皇甫谧针灸传承人	
16:40-17:00	汉墓出土文献"脉"论与《内经》卫气理论的渊源	张 潮	上海中医药大学	副教授

主办单位：上海中医药大学
中国针灸学会针灸文献专业委员会
承办单位：上海中医药大学针灸推拿学院
上海市针灸学会

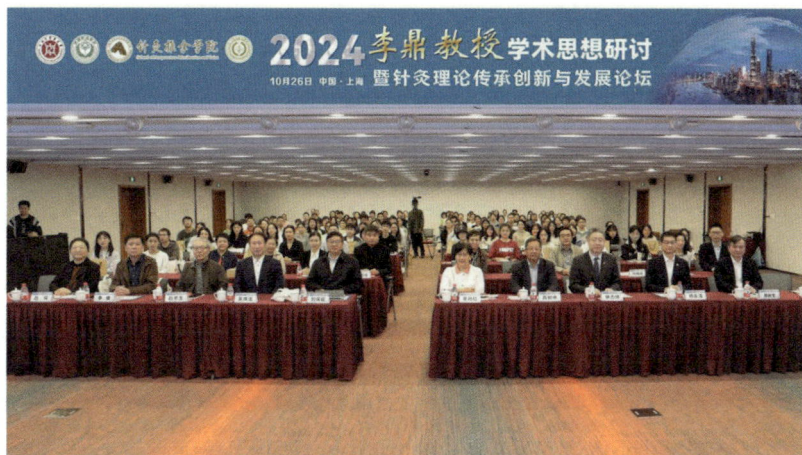

2024年10月26日，上海中医药大学、中国针灸学会针灸文献专业
委员会联合主办，上海中医药大学针灸推拿学院、上海市针灸学会
承办的2024李鼎教授学术思想研讨暨针灸理论传承创新与发展论坛
在上海中医药大学中医药国际标准化大楼举办

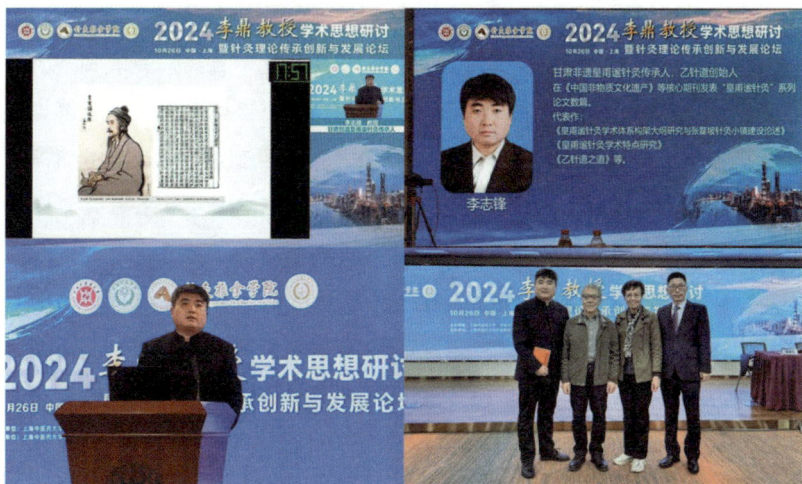

李志锋主讲"李鼎教授对《针灸甲乙经》当代学术地位的历史贡献"
供图：上海中医药大学针灸推拿学院

皇甫谧针灸传承人李志锋创立乙针道对中医临床思想的促进研究

杨鹏[1]　胡小刚[1*]　谢斌[2]　行斐[3]　刘昱坤[4]　张婷[5]

（[1] 平凉市中医医院，甘肃省 744000；[2] 天水市中医医院，甘肃省 741000；[3] 三门峡市中医院，河南省 472000；[4] 郑州大学省医临床医学院，河南省 450000；[5] 宝鸡市妇幼保健院，陕西省 721004）

【摘要】中国魏晋时期，皇甫谧根据黄帝三书《素问》《灵枢》《黄帝明堂经》撰集而成《针灸甲乙经》。《针灸甲乙经》是我国现存最早的针灸医学专著，2010 年 11 月 16 日，"中医针灸"列入世界非遗，皇甫谧被誉为"世界针灸医学鼻祖"。出生于皇甫谧故里甘肃省灵台县的甘肃非遗皇甫谧针灸传承人李志锋根据《针灸甲乙经》学术思想并结合皇甫谧针灸非遗传承临床经验与李小龙"截拳道"思想创立乙针道。乙针道是中医临床的一种哲学思维体系，包括中医（针灸）临床技术创新和中医临床思维深化等。本文从"技术创新、临床思维、哲学与实用"等方面来论述乙针道对中医临床思想的促进作用。

【关键词】皇甫谧针灸；李志锋；乙针道；中医临床；非物质文化遗产；传承创新

引　言

《晋书》卷五十一列传第二十一《皇甫谧传》记载："皇甫谧，字士安，幼名静，安定朝那人（今甘肃省灵台县），汉太尉嵩之曾孙也。出后叔父，徙居新安（今河南省义马市）"。皇甫谧是我国魏晋时期著名的医学家、文学家、史学家、哲学家，是我国现存最早针灸学专著《甲乙经》的撰集者，享有"世界针灸医学鼻祖"的赞誉，是我国古代历史上唯一与孔子齐名的世界历史文化名人[1]。

2006 年 5 月 20 日，"针灸"列入第一批国家级非物质文化遗产名录。9 月 20 日，2006 中国灵台中医针灸（国际）学术交流大会暨皇甫谧文化节在皇甫谧故里灵台县举行。9 月 30 日，"灵台县皇甫谧针灸术"（简称：皇甫谧针灸）列入甘肃省第一批省级非物质文化遗产代表作名录（类别：传统医药，序号：68，编号：Ⅸ－1）[2]，并确认两位代表性传承人分别是：孙宏绪、郝定国[3]。

皇甫谧针灸始见于曹魏甘露年间（256－259）皇甫谧编纂三部黄帝书（《素问》《灵枢》《黄帝明堂经》）创新拓展集成的《针灸甲乙经》（简称《甲乙经》）。是根植于灵台地区、由历代医家私淑皇甫谧传承弘扬《针灸甲乙经》学术思想发展形成的中国古典针灸医学流派。

1989 年 11 月出生于皇甫谧故里灵台县的李志锋，私淑皇甫谧、师承郝定国，通过学习、实践、传承皇甫谧针灸，结合李小龙截拳道哲学思维等各家中医学术流派思想体系精华于 2019 年创立乙针道[3]。乙针道基于皇甫谧医哲理论，并结合现代临床实践，形成了一套独特的针药结合、医哲并用的中医临床方法与理论相结合的中医临床思想体系。

（一）技术创新

1. 提出"脉气治则"与"针道兵法"相结合的针灸研究

针灸临床的重要原则出自《灵枢经》中倡导的"凡将用针，必先诊脉"[5]。乙针道根据皇甫谧针灸中的"五步骤"（厘穴、开穴、守穴、解穴、闭穴）、"三要领"（针刺浅，取穴少，留针时间短）、"三治则"（常见病态脉象与针灸治则，阴阳盛衰脉象的针灸治则，经脉虚实治则）、"四要点"（集中精神辨证，全神贯注进针，心手合一候气，体会虚实补泻）、"手十二法"（切、悬、走、刮、飞、捣、颤、留、抽、点、挑、烧）[6]提出"针刺守神、不脉不刺、以气论针"的中医针灸临床治疗模式。而以"脉气"论针灸的临床研究源自皇甫谧针灸中的"三治则"原理，此原理明确了针灸临床的安全性。

皇甫谧针灸"三治则"分别是：常见病态脉象与针灸治则，阴阳盛衰脉象的针灸治则，经脉虚实治则[7]。

（1）常见病态脉象与针灸治则；《甲乙经》卷四《经脉第一下》《病形脉诊第二上》以脉之虚实、徐疾、浮沉、滑涩、大小、审因论治，是脉诊在针灸专科中系统运用的开始。

（2）阴阳盛衰脉象的针灸治则；《甲乙经》卷四《经脉第一上》以脉大位盛，就从泻治；脉小为虚，就从补治。临床必须通晓荣腧在生理病理与治疗上的作用，然后才能传授用针治病的方法，为脉诊在后世针灸学中的广泛运用和发展奠定了基础。

（3）经脉虚实针灸治则；《甲乙经》卷五《针道第四》《针道始终第五》从脉象的大小，推导疾病所在的经脉，依据经脉表里相配的原则，选穴治疗，为后世针灸临床补泻方法提供了理论依据。

故而，在针灸临床上，重视脉象所反映的阴阳气血状况，乃是制定切合病机的针灸治疗原则和方法、提高针灸疗效与临床安全的一个必要条件。对于针灸临床上忽视脉诊的现象，明代汪机《针灸问对》一针见血地指出针灸临床不切脉的危害性[8]。

针灸临床又如同兵法实战。针灸用穴如用兵，灵活多变，变化随症。《黄帝内经·灵枢顺逆篇》中，早已将兵法和中医针刺疗法联系在了一起。"兵法曰：无迎逢逢之旗，无击堂堂之阵。刺法曰：无刺熇熇之热，无刺漉漉之汗。"皇甫谧《针灸甲乙经》卷五《针道第四》引《灵枢经》中《九针十二原》曰："其来不可逢，其往不可追。知机道者，不可挂以发。不知机者，叩之不发。知其往来，要与之期。"

2. 改进中医针灸临床单针温针灸为双针温针灸并倡导左右手同时持针的"双手针"同刺手法

皇甫谧是张仲景《伤寒论》验方的推广者[3]，温针之名首见于张仲景《伤寒论》。温针亦称烧针，是针刺与艾灸相结合的治法，即针柄上带艾炷的针刺温通疗法。[6]

单针温针灸在中医临床上使用已久，但缺点是艾炷的质量大于单针的承受能力，容易造成针柄跌倒致使患者皮肤烫伤，从而造成患者心理恐惧而拒绝针灸。李志锋通过观察患者心理反应，将"单针温针灸"改成为一根艾炷带双针的"双针温针灸"，从而化解了单针温针灸受力小、温度高、针柄容易跌倒、患者被烫伤的情况。

乙针道的思想是"没有固定的穴位，只有阴阳的平衡"。李志锋倡导针灸师"双手针"左右手同刺手法，其原理是单手行针忽略了人体阴阳平衡的协调性、医师和病人之间的相互联系性。双手同刺行针有利于经络平衡以及气机循环的通畅，既体现了左手阳、右手阴的正负两极关系，又形成了物理现象中的两极闭合产生电流回路运动的现象[9]。同时，"双手针"不仅是人体阴阳大小周天的循环，更是地球引力与人体力量的平衡矫正，这也是针灸临床的核心所在。但是，无论是"双针温针灸"还是"双手针"同刺手法都增加了针灸师临床的难度。为化解这一难题李志锋通过实践建议针灸师要经常练习中国武术（例如：寸拳）并配合练习双手剑、双节棍等增加身体与双手的协调性和爆发力。而且，乙针道讲求医者针刺须"稳、准、快、轻"，使患者基本无痛达到得气的效果。

（二）临床思维

1. 提出"望、闻、切、答"的中医临床脉诀

李志锋创立乙针道"望、闻、切、答"，并非标新立异，而是对中医"望、闻、问、切"四诊法学习的补充与转化。

（1）望诊

关于望诊，中医诊断学的基本理论知识是完备的，但是要补充说明的是课本的诊断知识是零散的、是单纯的医学性的诊断知识，并没有系统地涵盖《黄帝内经》《针灸甲乙经》等经典著作天人合一的思想核心。如果我们仔细看《黄帝内经》，不难发现，将人与天地万物紧密联系是其最突出的特点，或者说天地万

物的变化都在影响人的变化。因此，学习望诊，首要的是先去亲近自然，先去学会望诊自然，正如春夏秋冬的四季、山川河流、树木花草的交替变化，望诊东西南北、高原盆地的起伏变化，望诊大自然的五颜六色、蔚蓝的天空和变化无穷的白云，望诊挂满星星的天空和皎洁的月亮，还有每天东升西落的太阳，还有颇为令人感慨的潮起潮落等。而这些天地自然的变化，无不影响着与之共存的人。

如果我们再去细读《黄帝内经》与《针灸甲乙经》，这些典籍中的多数文章如同四季中变化的每一幅风景画面，只是用了当时较为容易记录的文字来描述，而这些文字，就是对人体生命运行规律的朴素认识。如果不断地去应用这些思想望诊，假以时日将望诊的体会与人相结合，再以《黄帝内经》等经典著作的原文为引导，就会成为望诊的高手，正所谓望而知之谓之神。所以，望诊的临床实际意义在于其望外知内，透过外在的表象而看清内在的根本变化，是望诊的基本要求，修炼望外知内的能力，也是提高诊疗水平所必要的。正如扁鹊的洞垣之术，也是对中医望诊的智慧表现形式[10]。

（2）闻诊

中医是天人医学，是道法自然，在五脏五音的对应中，也有明确的记载，古人对于声音的研究同样是深刻的，但现在临床对于闻诊中声音的判别，有所退化，这是作为中医人应该重视和注意的。

人有七窍，笛有七孔。虽然创造笛子的人未必是按照这个思维来创造，但是二者却有相同的类比性。吹气进去，笛子可以组合发出各种不同的声音，人体内在的气机循环与体内，同样可以发出不同的声音。所以人类发声的基本原理和笛子更为相近。那么这与闻诊有什么联系？

举个最简单的例子，张飞说话和林黛玉说话的声音完全是不同的，如果我们再没有见到他们，就根据他们的声音来判断，我们能够判断出他们容易发生什么疾病或者已经发生了什么疾病吗？答案是显而易见的。比如高血压患者和便秘患者，他们的讲话声音是非常高亢的，或者是较为洪亮的。但如果是脏器下垂或者贫血的患者，他们讲话的声音就是比较低沉或者细小的。当然，如果作为一个临床经验丰富的人，我们就可以更进一步细致地区分不同声音对应的不同脏腑气血盛衰的具体情况，进而来准确判断患者所患疾病。

（3）切诊

自古以来，中医脉诊就有着非常神奇的色彩，同时也是中医诊断疾病非常重要的手段。现代医学研究脉诊是符合全息对应关系的。同样，脉诊作为中医的一部分，也是被中国人民所接受和信赖的，一位优秀的中医，绝对也是脉诊高手，正如同古代的名医大家，对于脉诊的研究和应用，都是非常传神的。28脉的"浮、沉、迟、数、滑、涩"等是对脉象的最规范和最标准的定义和描述，而临床的脉象比这种描述要更为灵活。初学脉诊时，都在对应着书上的基本内容对照，能对上的十分之一二，不中的十分之八九。而问题出在我们单纯去认识脉象，而忽略了人，李志锋在乙针道中提出"以气诊脉、内观藏象"。脉象存在于人身，是人体内在变化的外在反应。就像电影《大话西游》中的故事一样，要进入患者的身体里面去观察，根据脉象来观察内部五脏六腑气血变化的情况，来诊断疾病，所谓脉象，均是以脉取象，而非以脉找象。找象即着相，已经完全脱离了脉诊的核心。因此，在脉诊的同时，要明确寸关尺正如同三指下平躺着一个人，左右手分别是人的左右各半，而脉管里的气血运行变化，就是从头至脚的变化，脉象异常处，便是疾病藏身处。所以，脉诊即是以手为眼，测知五脏六腑的变化。

（4）答诊

乙针道"望、闻、切、答"，少了问，多了答。其实问也就是答，答也就是问，合二为一称为"问答"。这是在传统中医"望、闻、问、切"四诊法的基础上，李志锋根据《针灸甲乙经》的学术构架体系，将"问"转化成了"答"的环节，即"医患对答"。等同于黄帝问道崆峒山时，广成子举荐岐伯与黄帝的"岐黄对答"模式。强调医患之间的互动，以利于患者就诊的心理舒适感与医者洞明患者病情的空间感[11]。

乙针道问答的背后是医师与患者的主动与被动。问是医师主动去问，答是患者被动回答。但是这个"问"不是盲目地随意地去问，而是有针对性地去问，就像我们平时所见，临床经验非常丰富的医师，三两个问题就问完了疾病的情况。而"望、闻、切、答"是医师诊断清楚疾病，只需回答医师所诊断的疾病或者所讲述的症状是否与患者一致。或者说医师没有全部说出的症状患者再做以补充。而"望、闻、切、答"的顺序，就更显中医的神奇，更能解释"医患不二"的关系，也充分展现了乙针道的核心思想"月照无私地，法空不二门"。更简单地说，这种诊断疾病的模式更接地气，更加亲近人民群众。

2. 提出"方药属性"与"针药结合"的中医治疗模式

乙针道建立了方药的五行属性，强调"天、地、人、气、神"在人体生命科学中的重要性，注重治疗效果和患者的感受，平衡顺应人体气血运行与脏腑循环的规律。

中医理论的实践，最终是要落实在用药上，对药物的搭配使用，同样深刻地体现出医师对于中医理论的应用水平和对中药的清晰认识。对于乙针道用药思维的体会，李志锋说："乙针道药方是医师合理架构适合自身与患者病机平衡的思想构架。没有相似的汤液，只有脏腑的和谐。没有完美的药性，只有归经的合理。"

天地间的草木金石，都是一种生命力量的凝聚。所谓以药治病，最为贴切的理解是用金石草木的能量场来相助人体的能量场，因为人与天地万物同一。经络的发现是中国医学伟大的贡献，药物归经，是将人与药物完美合一的伟大创举。因此，临床用药的心法是清晰地了解每一种药物的生命状态，进而寻找到药物与人体合一的经络，即用药物归经理论将药物与人体紧密联系起来。

关于中医的临床具体使用，李志锋在乙针道中提出："只有将中药的属性与针灸经络属性紧密结合，才能让'一针二灸三吃药'三者结合起来发挥更大的实效。"即切脉后，不宜针灸者，服用中药。而能针灸者，针药结合。从而形成了方药属性与针药结合的治疗模式。如黄芪归于督脉，丹参归于任脉，川芎归于手厥阴心包经，羌活归于足太阳膀胱经，细辛归于足少阴肾经，伸筋草归于足厥阴肝经等等。正如同李志锋老师善用黄芪、丹参、川芎、葛根。按照归经理论的认识，黄芪、丹参是调通人体任督二脉，也就是道家内观认识中的小周天，再辅助于其他经脉的药物，以任督二脉为主线，其余经脉协助，如此用药，直接是接近人体内在气机循环的本来状态，并且使药物活化，不再是单一的某药治疗某病，这也是乙针道用药"属性"的一大特点[12]。

对于药量的把握，古人常说："中医不传之秘在于量"。乙针道对药的剂量大小，是需要根据患者的身高，脉粒的强弱感传到身体具体部位的尺寸来进行换算，这种科学的模式非常符合皇甫谧《针灸甲乙经》核心思想。在《甲乙经》卷一《阴阳二十五人形性血气不同第十六》篇中，有非常详细的讲解。

3. 提出"疗效至上""医学用语"与"民俗用语"转化相结合的医患交流模式

根据我国实际情况，医患交流的障碍是医师专业术语与患者生活用语的交流落差。李志锋提出医师当以"大医精诚，疗效至上"为核心，医患交流时，公开透明，当面说明："就诊有效，继续复诊。就诊无效，更换医师。"这样缓解了医患矛盾的发生。同时，李志锋提出"医学用语"与"民俗用语"转化相结合的医患交流模式，有利于化解医患交流的障碍。

"医学用语"与"民俗用语"转化的模式以皇甫谧针灸"手十二法"（切、悬、走、刮、飞、捣、颤、留、抽、点、挑、烧）为例；例如将皇甫谧针灸"手十二法"中的"走针""挑刺""烧针"的医学用语转化为灵台民俗用语。"走针"即下针如走蛇，将针缓慢捻转并前后像蛇一样游走；灵台民俗用语：下针走蛇地上行。"挑刺"即使用特制针具在人体特定穴位或浅表挑刺；灵台民俗用语：挑刺如剜荠荠菜。"烧针"即针柄上带艾炷的温针；灵台民俗用语：烧针如放窜天猴[4]。

（三）哲学与实用

道文化是传统中医的基础，如水之智，尚道无派。乙针道正是传承创新中国传统医学的智慧精华从而形成的一门中医临床思想体系。乙针道，就是你心灵贯通人体生命密码的自然思维，用针灸在浩瀚无垠的经络海洋中无拘无束地表达自我的另一种认知，而这种认知犹如皓月当空、手指月光，直达真知。

乙针道的体系形成具体是针法：没有固定的穴位，只有阴阳的平衡。药方：医者合理架构适合自身与患者病机平衡的思想框架。架构：没有相似的汤液，只有脏腑的和谐。没有完美的药性，只有归经的合理。核心：顺缘助力，逆缘止步。心法：大医精诚，疗效至上。本质：太虚本相，医患不二。要领：如风无形，若水穿尘。思想：月照无私地，法空不二门。[13]

乙针道不仅深入研究中医理论层面，同时，打破了传统中医的一些固定模式，上升维度，提出了"似风无形、若水穿尘"的哲学治疗理念，强调治疗的灵活性和个体化，不拘泥于固定的形式，而是追求阴阳平衡[14]。通过甘肃玄晏针灸甲乙经研究有限公司等学术机构传播以及笔者等医师传承者的临床实践，乙针道展现了其在治疗中的实用价值[1]。这种哲学与实用的结合，使乙针道成为一种全方位展现中医临床哲学与技术的体系，而这种体系如同李小龙截拳道"以无法为有法，以无限为有限"的武学思维一样，注重于"实用"与"效果"，而抛弃了复杂的形式，从而真实传递出了患者就诊后的实效性，深得患者的信任与支持[15]。

概　述

综上所述，非物质文化遗产皇甫谧针灸传承人李志锋创立的乙针道不仅是一种中医（针灸）临床治疗方法，更是一种综合性的中医治疗思想体系[2]。它融合了传统中医的思想精髓和现代临床实践的经验，形成了一套独特且有效的治疗模式，促进了中医临床思想的研究，展现了中华医学的神奇魅力，彰显了中华民族大医精诚的智慧光芒[16]。

参考文献：

[1]李志锋.世界历史文化名人皇甫谧研究[J].新楚文化,2024(9):20～23.

[2]李志锋.「非遗撷英」皇甫谧针灸术[N].甘肃日报,2023-08-29.

[3]李志锋.皇甫谧针灸传承源流考[J].现代医学前沿,2024,2(5):34～37.

[4]李志锋.皇甫谧针灸与《针灸甲乙经》关系研究[J].基础医学理论研究,2024,6(3):142～144.

[5]赵志恒,赵曼霖.基于"经脉"内涵的"凡将用针,必先诊脉"之"脉"解[J].针灸临床杂志.2024,40(09):88～91.

[6]李志锋.皇甫谧针灸学术特点研究[J].中医药研究前沿.2024,6(2):16～18.

[7]陈淑珍.论《针灸甲乙经》对脉诊的贡献[J].中医文献杂志,2010,(2):25～26.

[8]赵京生,史欣德.针灸与脉诊之关系初探[J].江苏中医,1990,(6):19-21.

[9]钱芝铭.双手行针法对108例糖尿病的疗效观察[A];《糖尿病（消渴病）中医诊治荟萃——全国第五次中医糖尿病学术大会论文集》[C];1999.

[10]杨必安,曹丽娟,韩雨欣,等.《黄帝内经》络脉病诊治与尺肤诊关联性研究[J].中国中医药现代远程教育.2024,22(17):60～62+106.

[11]黄龙祥.《针灸甲乙经》体例选释[J].针灸学报.1985(01):53
～54.

[12]顾国祥,殷忠勇.黄煌教授"方－病－人"诊疗模式的整体观内
涵探微[J].南京中医药大学学报,2024(09):875～879.

[13]江幼李.道文化与中医学术的关系[J].中医杂志.1995(08):
456～459.

[14]尹永佩,连亚菲,刘福根,等.以影释武:李小龙武道哲学的身体
叙事及时代价值[J].上海体育大学学报.2024,48(04):58～
69+100.

[15]李小龙.李小龙生命哲思录[M].萧浩然,译.武汉:长江文艺出
版社,2024.

[16]朱艳坤.皇甫谧,要把金针度与人[A].见:高鼎,于兰兰,贺靓.
中国国家地理·风物中国志·平凉[M].湖南:湖南科技出版
社,2019:144.

作者简介：

杨鹏,男,汉族,1991年5月生,陕西省千阳县人,主治医
师,中西医结合科,研究方向:华夏皇甫谧针灸学与乙针道。

胡小刚,男,汉族,1984年8月生,甘肃省平凉市崆峒区人,
副主任医师,中西医结合科,研究方向:华夏皇甫谧针灸学与顽
固性失眠针药结合治疗。

谢斌,男,汉族,1994年1月生,甘肃省天水市秦州区人,
住院医师,中医骨伤科学,研究方向:中医药防治骨关节疾病。

行斐,女,汉族,1982年2月生,河南省三门峡市湖滨区人,
主治医师,治未病中心,研究方向:华夏皇甫谧针灸学与中医学。

刘昱坤,男,汉族,2006年2月生,陕西省宝鸡市凤翔区人,

郑州大学省医临床医学院 2024 级临床医学专业学生，研究方向：临床医学。

张婷，女，汉族，1987 年 6 月生，陕西省宝鸡市凤翔区人，主管护师，儿童呼吸科，研究方向：儿科护理。

文献来源：

期刊：《中国中医药现代远程教育》　文章编号：2024102908

期刊简介：

《中国中医药现代远程教育》是国家中医药管理局主管、中华中医药学会主办的国家级科技期刊，以服务中医药远程教育与传承创新为宗旨。其 2022 年知网复合影响因子 0.494，入选中国科技核心期刊（遴选）数据库，系该领域统计源核心期刊。

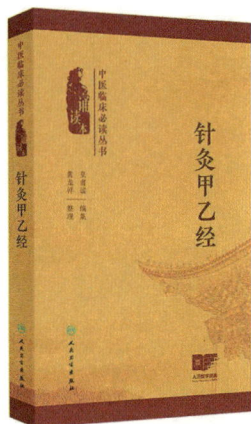

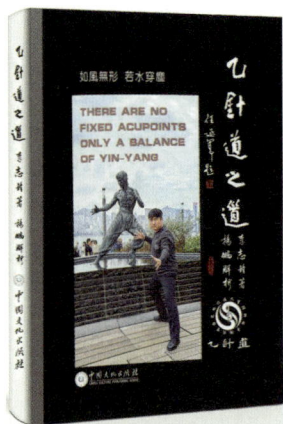

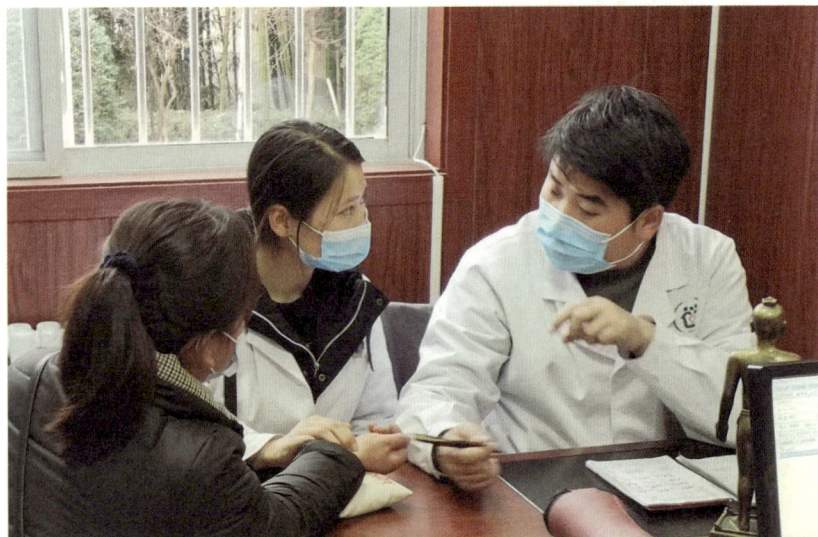

皇甫谧针灸传承人李志锋向罗春瑶医师讲述华夏皇甫谧针灸学与乙针道

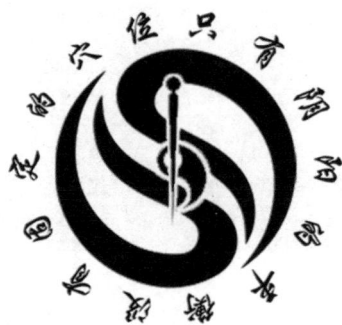

李小龙：以无法为有法，以无限为有限
李小龙电影《龙争虎斗》中国香港上映　1973年7月26日

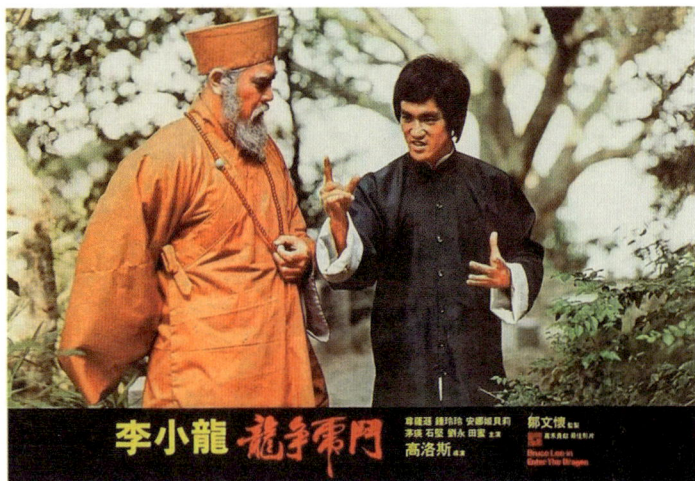

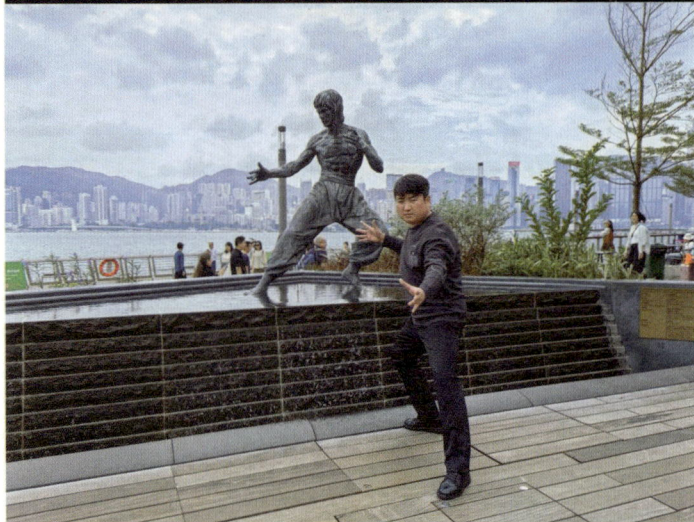

中国香港星光大道李小龙塑像
摄影：高娟　2023年10月28日

皇甫谧针灸传承人李志锋
创立乙针道学术体系研究

李聪[1]   魏莹[2]   赵欣怡[3]

([1] 宝鸡市妇幼保健院代家湾分院，陕西省721004；[2] 宝鸡市渭滨区八鱼镇卫生院，陕西省721000；[3] 广西中医药大学赛恩斯新医药学院，广西壮族自治区530000)

【摘要】甘肃非遗皇甫谧针灸传承人李志锋根据《针灸甲乙经》学术思想、皇甫谧针灸学术特点与李小龙"截拳道"哲学思维创立乙针道。杨鹏医师跟随李志锋老师学习乙针道得其真传并深受广大患者的认可。笔者跟诊杨鹏医师并根据临症笔记以此来论述研究李志锋创立乙针道的学术体系。

【关键词】皇甫谧针灸；李志锋；乙针道；杨鹏；非物质文化遗产

引　言

2006年9月30日，"灵台县皇甫谧针灸术"（简称：皇甫谧针灸）被列为甘肃省第一批非物质文化遗产保护项目。杨鹏医师跟随甘肃非遗皇甫谧针灸传承人、乙针道创始人李志锋老师学习乙针道得其真传并深受广大患者的认可。乙针道是华夏皇甫谧针灸学推广者、甘肃非遗皇甫谧针灸传承人李志锋根据《针灸甲乙经》学术思想、皇甫谧针灸学术特点与李小龙"截拳道"哲学

思维创立的中医临床哲学体系。笔者跟诊杨鹏医师并根据临症笔记以此来研究乙针道的学术体系。①（图2—31）

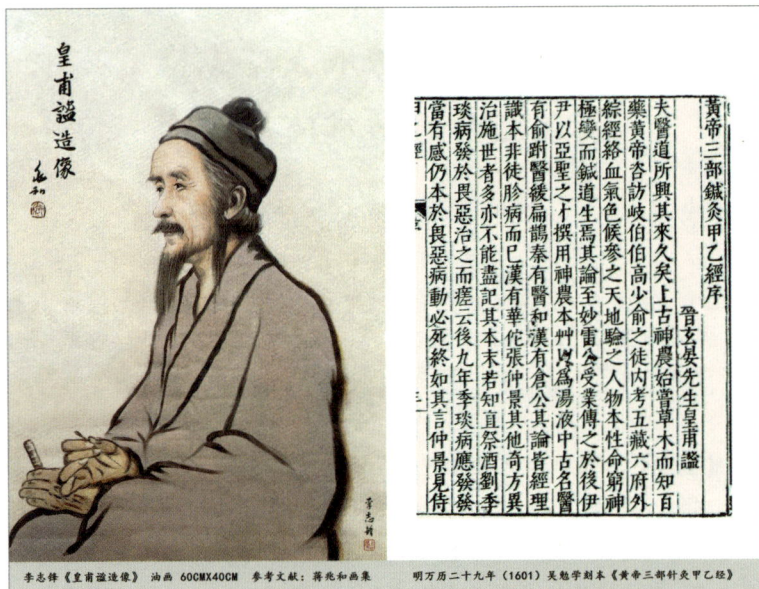

李志锋《皇甫谧造像》 油画 60CM×40CM 参考文献：蒋兆和画集　　明万历二十九年（1601）吴勉学刻本《黄帝三部针灸甲乙经》

图2—31

杨鹏医师说：李志锋老师私淑针灸鼻祖皇甫谧、师承第一批甘肃非遗皇甫谧针灸代表性传承人郝定国。乙针道的理论传承与创新是继承了《针灸甲乙经》的精华，结合现代临床实践加以创新，既传承了经典又适应时代需求。以皇甫谧撰集《甲乙经》中岐黄对答的模式为基础，在传统脉学"望、闻、问、切"的基础上，重新加入了"天、地、人、气、神"，形成"望、闻、切、答"的模式，开启医患对答的哲学思维，避免患者将病末说成病根的错解，以更加精准地厘清病机。②其次，乙针道脉学诊断细化，乙针道将人体脉学中的寸、关、尺分为左、中、右，上、中、下，强与弱，冷与暖，充分结合寸、关、尺三部分的强弱，分析强弱对比部位所属的经络，以此判断病情。同时，乙针道倡导哲学辨证中药方剂与针灸临床思路，乙针道合理构架中药处方的精准性与合理性，临床善于针药并用，针以助药，药以助针，相互为用，发挥综合治疗优势。同时，建立了针灸临床的哲学思维与针灸禁忌。改进中医针灸临床单针温针灸为双针温针灸，倡导左右手同时持针的"双手针"同刺手法，提升治疗效果。[③]更为重要的是，乙针道强调医德与医缘的重要性：乙针道讲求顺缘助力、逆缘止步。医者以圣人为宗，为民慈悲心，精准诊断，疗效至上，真诚为人民服务为宗旨。（图2—32）

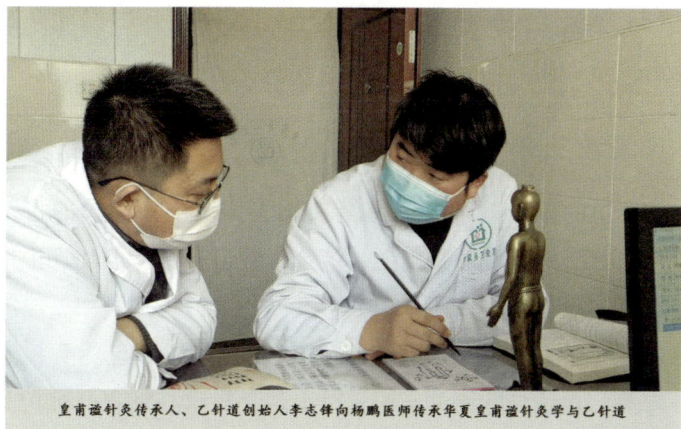

皇甫谧针灸传承人、乙针道创始人李志锋向杨鹏医师传承华夏皇甫谧针灸学与乙针道

图2—32

一、乙针道"望、闻、切、答"的解析模式

"望、闻、问、切"是中医诊疗疾病的根本手段和核心，乙针道传承创新为"望、闻、切、答"的解析模式，并非李志锋老师标新立异，而是对中医"望、闻、问、切"四诊法学习的补充，更是对"天人合一"的深度解答，也突出了中医不是看

"病"的问题，实质上是看"人"的问题。正如作为科班出身的大多数中医学子来说，同样按照中医"四诊"学习了中医的诊断疾病的基础理论知识，但是用之临床，不仅仅出现了脉诊心中了了，指下难明。同时还有望诊时的不知所"望"和"闻"诊时的不知所闻，以及问诊的不知所问。然而，面对古人留下的浩瀚医学经典原著，历代中医学者都在强调传承，学习，但是我们传承到了什么？学习到了什么？中医的核心思维学到了没有？这是至关重要的。因此，杨鹏医师将自己学习乙针道的亲身体会与实践来阐述分享给我们跟诊的学生，从而对于中医"四诊"学习进行了更深层次的理解，笔者结合中医"四诊"以此来论述乙针道"望、闻、切、答"的解析模式。④

1. 望诊

乙针道的望诊思维没有完全独立于传统中医望诊的特殊体系，是在传统中医望诊基础上，结合乙针道自身特点和理论形成的，主要体现在以下方面：

（1）望色：观察患者面色等颜色变化。如面色赤青，赤色与心有关，青色与肝相关，若同时出现，提示心脏和肝脏相关的病机，比如心血不畅、肝气郁结等。

（2）望形态：关注患者的身体形态、姿态等。若患者呼吸凝重，提示肺气不利、气机不畅等问题，也与心脏功能异常影响呼吸有关。结合经络脏腑：将望诊所见与经络脏腑理论紧密联系。例如通过面色及身体表现，结合寸关尺脉象所对应的经络脏腑，判断具体病变脏腑经络。如寸心弱、关肝强，判断为手少阴心经弱、足厥阴肝经强，进而推断出心脏、脑血管等方面的问题，以及出现脾气烦躁、睡眠不足等症状。

（3）整体观念：从整体上把握患者的情况，综合望诊的各个方面，包括神色形态等，结合闻、切、答等其他诊断方法，全面分析病情，避免片面判断。

2. 闻诊

乙针道的闻诊思维与传统中医闻诊思维有相通之处，主要从以下方面进行病情判断：

（1）语言声：若患者语气低微，多考虑为内伤虚症；细语反复，是神思不足；妄言谵语，往往与热盛神昏有关；高声骂詈、不避亲疏，则是癫狂症。

（2）呼吸声：呼吸微弱，提示正虚；气粗，是肺胃有热；呼多吸少，一般为痰阻；喉间如拉锯声，多为痰喘症；吸气困难、似欲断绝但得引长一息为快，是肾虚不能纳气。

（3）咳嗽声：咳嗽声音洪大而有力，属实，常见于外感咳嗽；咳嗽声音低弱而无力，属虚，多见于劳伤久病；夜间咳嗽频繁，为阴咳，多属肺阴虚。

（4）胃肠音：正常情况下，健康人的小肠音如流水声，大肠音如远方雷声，均有一定的节律。若胃肠音出现高亢、低沉、杂乱或消失等异常情况，可判断肠道传导功能异常。

（5）口气：口内出气秽臭，多为胃有湿热；嗳气带酸腐气，提示胃有宿食。

（6）汗气：汗出腥膻，多是风湿热邪久蕴皮肤，或汗后衣物不洁；汗出臭秽，是瘟疫或暑热火毒炽盛。

在论述的以上几点外，同时"闻诊"还有"痰涕之气"与"二便之气"。

3. 切诊

乙针道的切诊思维主要体现在以下方面：

（1）脉象部位对应经络脏腑：继承传统脉学的寸口诊法，将寸、关、尺部位与经络脏腑相对应。比如左手寸部对应心脏和小肠，关部对应肝和胆，尺部对应肾和膀胱；右手寸部对应肺和大肠，关部对应脾和胃，尺部对应肾和三焦。通过感知不同部位的脉象变化，判断相应脏腑经络的病变情况。

（2）脉象特征分析：关注脉象的浮、沉、迟、数、虚、实等特征。如浮脉提示病邪在表，沉脉多主病在里，迟脉常表示寒证，数脉多与热证相关，虚脉说明正气不足，实脉往往代表邪气亢盛等，以此分析病情的性质和状态。

（3）强弱对比判断：将人体脉学中的寸、关、尺分为左、中、右，上、中、下，强与弱，冷与暖等进行分析。结合寸、关、尺三部分的强弱对比，判断所对应的经络脏腑的状况。例如寸心弱、关肝强，判断为手少阴心经弱、足厥阴肝经强，进而推断出心脏等方面的问题。

（4）结合人迎脉：参考《甲乙经》中的人迎寸口脉法，通过对比人迎脉与寸口脉的大小盛数及脉象躁急来确定病变的手足阴阳经，以此分辨阴阳、脏腑、经络，来确定针刺的补泻手法、治疗频率等。[5]

4. 答诊（问诊）

乙针道关于四诊的顺序是"望、闻、切、答"，少了问，多了答。其核心元素来源于《甲乙经》中《序例》"对答"的模式。其实问即是答，答也是问。只是问答的背后是医者与患者的主动与被动。问是医者主动去问，答是患者被动回答。但是这个"问"不是盲目地随意地去问，而是有针对性地去问，就像我们平时所见，临床经验非常丰富的医者，三两个问题就问完了疾病的情况。而"望、闻、切、答"是医者诊断清楚疾病，只需回答医者所诊断的疾病或者所讲述的症状是否与患者一致。或者说医者没有全部说出的症状患者再做以补充。而"望、闻、切、答"的顺序，就更显中医的神奇，更显中医与患者的医患不二的关系，更简单地说，这种诊断疾病的模式更加的接地气，更加的亲近人民群众，也深受广大患者的信任与支持。⑥

乙针道的答诊思维主要体现在以下方面：

（1）开启医患对答：以皇甫谧《针灸甲乙经》中岐黄对答的模式为基础，形成"望、闻、切、答"的诊疗模式。在完成"望、闻、切"得出初步结论后，医者询问患者"请问您还有什么要补充的吗"，让患者进行补充说明，避免患者将病末说成病根，从而更精准地厘清病机。

（2）注重患者反馈：通过患者的回答，进一步验证或修正"望、闻、切"所作出的判断，使病机判断的准确性更高。患者内心对医者准确判断的认可，也有助于提高治疗效果，因为精神正、神志通，更有利于配合后续的治疗。

（3）整体辨证思维：将"天、地、人、气、神"融入诊疗思维中，不单纯局限于对疾病症状的判断，而是从更宏观的角度去理解患者的病情，考虑患者所处的环境、自身的气场和精神状态等因素对疾病的影响，以达到全面、准确地把握病情，制订更有效的治疗方案。

二、乙针道的针药临床构架思路

关于中医的临床具体使用，李志锋在乙针道中提出："只有将中药的属性与针灸经络属性紧密结合，才能让"一针二灸三吃药"三者结合起来发挥更大的实效。"即切脉后，不宜针灸者，服用中药，而能针灸者，针药结合，从而形成了方药属性与针药结合的治疗模式。如黄芪归于督脉，丹参归于任脉，川芎归于手厥阴心包经，羌活归于足太阳膀胱经，细辛归于足少阴肾经，伸筋草归于足厥阴肝经等等。正如同李志锋老师善用黄芪、丹参、川芎、葛根。按照归经理论的认识，黄芪、丹参是调通人体任督二脉，也就是道家内观认识中的小周天，再辅助于其他经脉的药物，以任督二脉为主线，其余经脉协助，如此用药，直接是接近人体内在气机循环的本来状态，并且使药物活化，不再是单一的某药治疗某病，这也是乙针道用药"属性"的一大特点。

1. 乙针道针灸临床思路

（1）以皇甫谧针灸为基础，注重临床实效

乙针道理论根植于皇甫谧的经典针灸学术体系，尤其强调《针灸甲乙经》的指导作用。他通过临床实践对皇甫谧的针灸方法进行优化，例如在穴位定位、针刺手法及治疗时机选择上结合现代医学需求，提出更精准的操作规范。其研究特别关注针灸的"时间医学"特性，认为治疗需根据患者体质和疾病发展的不同阶段动态调整。

（2）突出针灸临床脉诊的重要性

A. 判断经络脏腑状态：乙针道把脉学的寸、关、尺细分为左、中、右，上、中、下，通过各部分的强弱对比，判断经络脏腑的状况。比如，若左手关部脉强，意味着肝经气血偏盛；右手寸部脉弱，提示肺脏功能不足。这样细致的分析，能精准定位病变脏腑，为后续治疗提供方向。

B. 确定疾病性质和发展趋势：乙针道重视切脉对疾病性质的判断，像浮脉多提示病邪在表，沉脉主病在里，迟脉常代表寒证，数脉多与热证相关。通过脉象变化，还能了解疾病的发展趋势。若原本虚弱的脉象逐渐有力，说明病情好转；反之，脉象变得更虚弱或紊乱，提示病情加重[⑦]。

C. 指导针刺补泻手法：乙针道在针刺治疗时，会参考人迎脉与寸口脉的对比来确定针刺补泻手法。若人迎脉大于寸口脉，采用泻法以疏散邪气；若寸口脉大于人迎脉，或许会运用补法来扶助正气，切脉结果直接关系到针刺治疗的效果和方向。

D. 辅助综合诊断：乙针道切脉结果与望、闻、答等其他诊断方法相互印证，形成完整的诊断体系。比如患者面色潮红、呼吸气粗，再结合数脉，可综合判断为实热证；若患者言语低微、精神萎靡，脉象又虚弱，更能明确是虚证，使诊断更准确全面。

E. 预防医疗事故：乙针道突出临床脉诊的重要性。强调若不切脉而盲目施针，会因对患者身体状况判断失误，出现诸如针刺过深、刺激强度过大等问题，导致气胸、出血或损伤重要脏器等医疗事故。切脉可帮助医生全面了解患者身体状况，避免这些风险[⑧]。（图2—33）

（3）以哲学辨证为核心，重视实效反应

李小龙截拳道"以无法为有法，以无限为有限"的哲学思维，注重于"实用"与"效果"。乙针道秉持"没有固定的穴

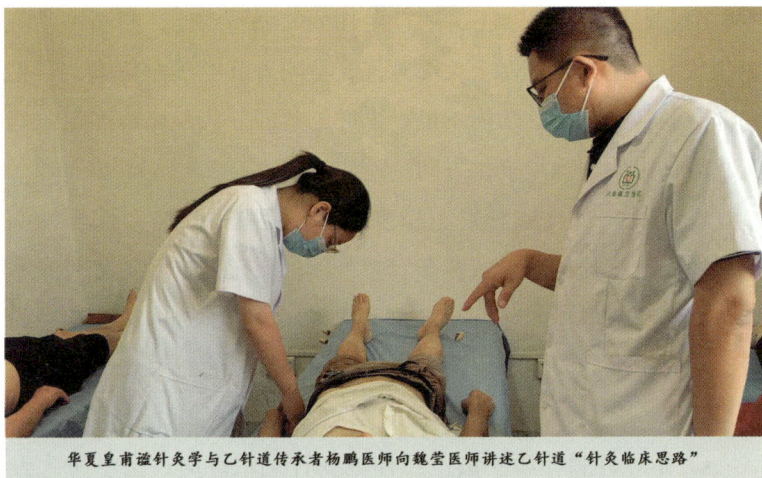

华夏皇甫谧针灸学与乙针道传承者杨鹏医师向魏莹医师讲述乙针道"针灸临床思路"

图 2—33

位，只有阴阳的平衡"这一理念，认为人体是一个有机的整体，阴阳平衡是健康的基础，疾病的发生往往是阴阳失衡的结果。乙针道以此为基础，更强调通过针法来调节人体的阴阳平衡，而非局限于传统固定穴位的针刺。同时，乙针道在诊断时更注重对患者整体状态的把握，通过观察患者的面色、脉象、气息、症状等多方面，综合判断其阴阳失衡的状况，而不是仅仅依据具体穴位对应的病症来诊断[⑨]。

（4）改良温针灸，倡导"双针"同刺，提出"双向遗产"

乙针道改进传统温针灸为"双针温针灸"，倡导"双手针"同刺手法，强调左右手协同施针以增强疗效。其原理是单手行针忽略了人体阴阳平衡的协调性、医师和病人之间的相互联系性。双手同刺行针有利于经络平衡以及气机循环的通畅。既体现了左手阳，右手阴的正负两极关系，又形成了物理现象中的两极闭合产生电流回路运动的现象。同时，"双手针"不仅是人体阴阳大小周天的循环，更是地球引力与人体力量的平衡矫正，这也是针灸临床的核心所在。同时，李志锋出版非遗专著《皇甫谧针灸》并于弟子杨鹏合著出版《乙针道之道》，提出"双向遗产"概念，即传统医学需同时继承文化遗产（如古籍文献）和非物质文化遗产（如师徒传承的实践经验)[10]。

（5）强调针灸禁忌与安全性

乙针道的重要特点之一是系统梳理针灸操作的禁忌与梳理特殊人群，李志锋在《乙针道禁忌》中明确了特殊人群（如孕妇、体弱者）和特殊病症（如急性感染、出血倾向）的禁忌范围，主张在保证安全性的前提下提升疗效。这一思想体现了中医"治未病"的理念，避免过度治疗。

（6）注重自然与生命的整体观

乙针道的治疗哲学强调人体与自然的协调，认为针灸不仅是局部刺激，更需通过调节气血、平衡阴阳实现整体疗愈。在治疗过程中，乙针道会根据患者当下的阴阳失衡情况，根据时令节气、子午流注等实际情况灵活选择针刺的部位。比如，对于阳气过盛的患者，会选择在相对属阴的部位针刺以泻阳；对于阴气过盛者，则在相对属阳的部位针刺以补阳或泻阴，以促使阴阳恢复平衡，而这些部位不一定是传统意义上的固定穴位。李志锋在临床中常结合地球磁场、季节变化等自然因素，调整针灸方案，体现了"天人合一"的传统中医思想。

2. 乙针道中药临床思路

乙针道的处方构架模式是"精气，脏腑，经络，情志"相结合。主张"治病主筋骨、调血通经络、神明开心窍",注重"慈悲心"与疗效相结合,强调针灸、药物的协同应用。以"建设框架楼层"的思维,辨证患者的病情。以《甲乙经》中《精神五脏论第一》为要,即"人无神而不立"。以黄芪、丹参、川芎、葛根四味药为基础,构建"天、地、人、气、神"五决主方,结合五行属性,形成针药并施的综合疗法。同时,乙针道认为,节气交替前后人体易感不适,患者病情易加重。

乙针道"精气、脏腑、经络、情志"相结合的处方构架模式具体内容如下:

(1)精气

A. 评估精气状态:通过观察患者的精神状态、面色、眼神、脉象等,判断精气的盛衰。如精神萎靡、面色无华、脉象虚弱,多提示精气不足;而精神亢奋、面红目赤、脉象洪大有力,是精气有余但有邪气扰动。

B. 调精补气:针对精气的不同情况进行调理。对于精气不足者,选取如关元、气海等具有补气固精作用的穴位,或使用黄芪、丹参等补气填精的中药;对于精气失调、有邪气干扰的情况,采用相应的针刺手法或中药来祛邪扶正,平衡精气。

(2)脏腑

A. 辨脏腑虚实:依据望、闻、问、切四诊信息,辨别脏腑的虚实寒热等病变。例如,出现食欲不振、腹胀便溏、四肢乏力等症状,多为脾虚;若有腰膝酸软、头晕耳鸣、失眠多梦等表现,是肾虚。

B. 脏腑同治:根据脏腑之间的相生相克关系和整体联系进行处方。如肝木克脾土,当肝郁脾虚时,既疏肝理气又健脾和胃，针刺可选太冲、足三里等穴位，用药可搭配柴胡、白芍、白术、茯苓等。

（3）经络

A. 查经络气血：查看经络循行部位是否有疼痛、麻木、肿胀、结节等异常，以及皮肤的色泽、温度变化等，判断经络气血的通畅情况和虚实状态。如足太阳膀胱经循行的腰部疼痛，是膀胱经气血阻滞。

B. 疏通经络：根据经络病变，选取相应经络上的穴位进行针刺、艾灸等治疗，以疏通经络气血。如治疗上肢经络不通，可选取手阳明大肠经的合谷、曲池等穴位，或配合推拿按摩等手法。

（4）情志

A. 析情志病因：了解患者的情绪状态，如抑郁、焦虑、愤怒、恐惧等，分析情志与疾病的关系及对脏腑经络的影响。如长期焦虑导致肝气郁结，出现胸胁胀痛、月经不调等；过度恐惧易伤肾，出现腰膝酸软、尿频等症状。

B. 调情志治病：采用心理疏导、音乐疗法等方式调节患者情志，同时配合针灸和中药治疗。如针对肝郁气滞的抑郁情绪，针刺太冲、膻中穴，中药选用柴胡疏肝散等，以疏肝理气、调畅情志。

三、乙针道与传统中医的区别分析

李志锋创立的乙针道与源远流长、博大精深的传统中医之间存在着一些不容忽视的区别，主要体现在以下多个关键方面：

1. 诊疗思维

（1）乙针道：乙针道突破了传统中医诊疗思维的定式，在传统"望、闻、问、切"的基础上大胆创新，巧妙地将问诊环节升级为"答诊"，以"脉气"为核心，形成了"望、闻、切、答"的全新模式。在完成望、闻、切初步诊断后，医者会主动询问患者"请问您还有什么要补充的吗"，这种方式给予患者充分表达自身感受的机会，有效避免了患者因表述不清，将疾病的次要症状当作根本病因的情况。同时，乙针道开创性地融入了"天、地、人、气、神"的整体思维理念。它不仅关注患者自身的生理和心理状态，还将患者所处的自然环境、社会环境以及人体的气场和精神层面都纳入诊疗的考量范围之内，从多个维度对病情进行综合分析，使诊疗过程更加全面、细致，能更精准地把握疾病的本质。（图2—34）

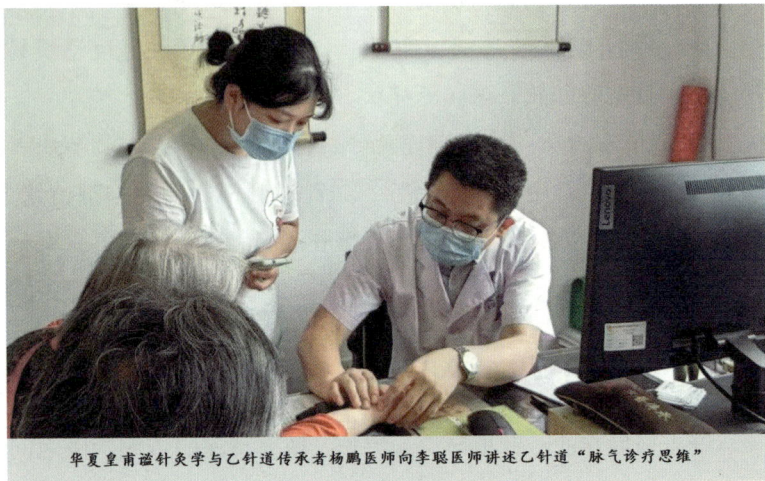

华夏皇甫谧针灸学与乙针道传承者杨鹏医师向李聪医师讲述乙针道"脉气诊疗思维"

图2—34

（2）传统中医：传统中医主要依靠"望、闻、问、切"这四种基本的诊断方法来收集病情信息。通过观察患者的面色、舌苔、神态，聆听患者的声音、呼吸、咳嗽等，询问患者的症状、病史、生活习惯，触摸患者的脉象、肌肤等，然后从整体观念出发，将人体看作一个有机的整体，各脏腑、经络、气血之间相互关联、相互影响。再依据辨证论治的原则，对收集到的信息进行综合分析，判断疾病的性质、部位、发展阶段等，从而制订相应的治疗方案。然而，传统中医并没有像乙针道那样，专门设置固定的"答"这一环节，也没有明确、系统地提出"天、地、人、气、神"这样的表述。尽管传统中医也强调人与自然的和谐统一，注重患者的精气神状态，但在具体的诊疗模式中，缺乏乙针道这种较为独特的、成体系的思维方式。

2. 切诊方法

（1）乙针道：乙针道在切诊方法上展现出了独特的精细化和深度化。它将传统脉学中的寸、关、尺部位进一步细化为左、中、右，上、中、下多个维度。通过仔细感知这些细分部位脉象的强弱变化，来精准判断经络脏腑的具体状况。例如，通过对比不同部位脉象的差异，能够判断出是哪条经络出现了气血阻滞，或是哪个脏腑功能出现了亢进或虚弱。此外，乙针道尤为重视人迎脉与寸口脉的对比分析。通过对这两种脉象的大小、盛衰、频率以及脉象的躁急程度等方面进行细致对比，能够准确地确定病变所在的手足阴阳经，进而依据这些判断来确定针刺治疗时的补泻手法以及治疗的频率和强度，使针刺治疗更具针对性和精准性。

（2）传统中医：传统中医的切诊主要以寸口脉为主，通过感受脉象的浮、沉、迟、数、虚、实等不同特征来判断病情。浮脉通常提示病邪在表,沉脉多主病在里,迟脉常表示寒证,数脉多与热证相关,虚脉说明正气不足,实脉往往代表邪气亢盛等。虽然传统中医也有人迎寸口脉法等其他切诊方法,但在实际应用中,寸口脉法最为普遍。相比之下,人迎寸口脉法并没有被广泛地应用于日常诊疗,而且在应用方式和重视程度上,与乙针道存在明显的差异。传统中医在运用人迎寸口脉法时,更多的是将其作为一种辅助诊断手段,而乙针道则将其视为切诊中的关键环节,深入研究并广泛应用于临床实践。(图2—35)

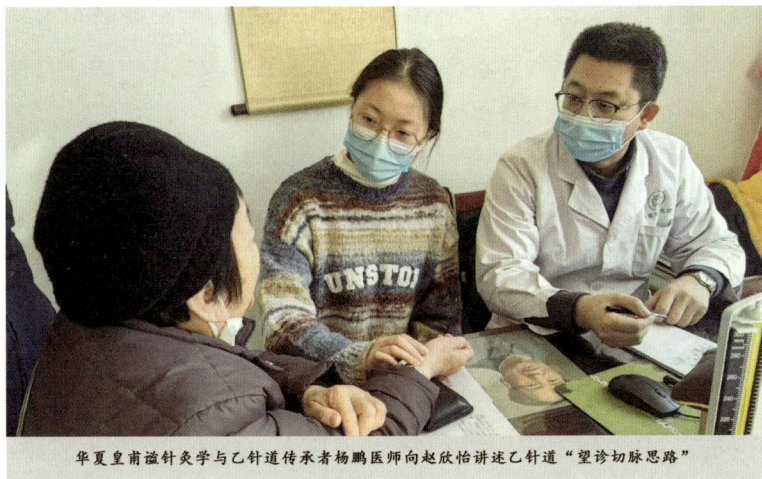

华夏皇甫谧针灸学与乙针道传承者杨鹏医师向赵欣怡讲述乙针道"望诊切脉思路"

图 2—35

3. 诊法侧重点

(1)乙针道:由于其独特的"答"诊环节,更注重患者的主观表达和反馈,通过与患者的对答,深入了解患者感受及疾病相关情况,同时突出"天、地、人、气、神"整体思维在四诊中的指导作用，强调从多维度综合判断病情。

（2）传统中医：四诊中"问"诊也注重患者反馈，但没有像乙针道"答"诊那样突出和强调。传统中医四诊更强调通过医者自身的观察和经验积累，对患者整体状态进行综合判断，以确定疾病的病因、病位、病性等。

4. 处方构架

（1）乙针道：乙针道构建了别具一格的处方构架模式，即"精气、脏腑、经络、情志"或者"骨架、脏腑、经络、情志"。在这种模式中，精气或骨架被视为极为重要的因素。精气是人体生命活动的物质基础，精气的盛衰直接影响着人体的健康状况。乙针道在制定处方时，充分考虑精气的状态，通过调整精气来达到治疗疾病的目的。同样，骨架作为人体的支撑结构，其状态也与脏腑、经络的功能密切相关。当骨架出现问题，如脊柱侧弯、关节错位等，会影响到经络气血的运行，进而导致脏腑功能失调。乙针道强调将骨架或精气与脏腑、经络、情志等要素紧密结合起来，综合分析病情，一张处方常在9味药左右（瘟疫例外），制订出全面且针对性强的治疗方案。

（2）传统中医：传统中医一般以脏腑经络辨证为基础，根据阴阳、表里、寒热、虚实八纲辨证等理论来确定疾病的性质和治疗原则。在制定处方时，主要围绕中药的配伍或者穴位的选取展开。对于中药处方，会根据患者的具体病情，按照君、臣、佐、使的原则，选用合适的中药进行配伍，以达到协同治疗的效果。对于针灸处方，则会依据经络穴位的理论，选取相应经络上的穴位进行针刺或艾灸。虽然传统中医也高度重视精气神等在人体健康中的重要作用，强调人体的整体平衡和协调，但并没有形成像乙针道这样明确、独特的处方构架模式。传统中医在处方制定上更侧重于经验的积累和灵活运用，根据不同的病症和患者个体差异进行个性化的治疗。

5. 选穴用药思路

（1）乙针道针药结合模式：乙针道针灸临床有独特手法和选穴思路，更聚焦于"子午流注"结合非遗皇甫谧针灸与药物结合对疾病治疗。选穴依据其对经络与骨架、精气等独特关系的理解，注重特定穴位与骨架结构、精气运行的联系。用药时根据其处方构架模式，强调药物对精气、脏腑、经络、情志的综合调节，形成独特的用药配伍，以恢复机体平衡。

（2）传统中医：传统中医选穴遵循经络学说和穴位主治特点，根据辨证结果选取相应穴位。用药依据中药的性味归经、功效主治，按照君臣佐使原则进行配伍，注重药物之间的协同和拮抗作用。治疗手段多样，针药结合只是其中一种方式。目的是通过多种疗法的综合运用，调整人体阴阳平衡、气血运行，恢复脏腑功能，达到扶正祛邪的效果。

总 结

乙针道作为李志锋学术思想的集中体现，融合了古典针灸理论与中医药现代创新，通过临床实践验证与理论创新，构建了兼顾传统精髓与现代科学性的中医哲学思维体系。其核心在于"守正创新"——既严格遵循经典理论，又灵活应对当代医疗需求，同时注重安全性、整体性和传承的可持续性。其核心在于通过技术改良（如双针手法）、理论整合（如五行方药）与文化传播。

系统总结皇甫谧针灸传承创新发展形成的乙针道学术理论框架体系，结合现代中医药科研方法推动其科学化、哲学化，以增强针灸与中药"合二为一"在当代医疗体系中的适用性，从而推动华夏皇甫谧针灸学的当代转化，使中医主要针灸流派、"陇派中医"传统医药非遗项目"皇甫谧针灸"焕发新的契机。

【注释】

①李志锋.世界历史文化名人皇甫谧研究[J].新楚文化,2024(9):20~23.

②李志锋.皇甫谧针灸传承源流考[J].现代医学前沿,2024,2(5):34~37.

③李志锋.「非遗撷英」皇甫谧针灸术[N].甘肃日报,2023-08-29.

④顾国祥,殷忠勇.黄煌教授"方-病-人"诊疗模式的整体观内涵探微[J].南京中医药大学学报,2024(9):875~879.

⑤杨必安,曹丽娟,韩雨欣,等.《黄帝内经》络脉病诊治与尺肤诊关联性研究[J].中国中医药现代远程教育.2024,22(17):60~62+106.

⑥黄龙祥.《针灸甲乙经》体例选释[J].针灸学报.1985(1):53~54.

⑦赵志恒,赵曼霖.基于"经脉"内涵的"凡将用针,必先诊脉"之"脉"解[J].针灸临床杂志.2024,40(9):88~91.

⑧赵京生,史欣德.针灸与脉诊之关系初探[J].江苏中医,1990,(06):19~21.

⑨尹永佩,连亚菲,刘福根,等.以影释武:李小龙武道哲学的身体叙事及时代价值[J].上海体育大学学报.2024,48(4):58~

69 + 100.

⑩钱芝铭.双手行针法对 108 例糖尿病的疗效观察[A];《糖尿病(消渴病)中医诊治荟萃——全国第五次中医糖尿病学术大会论文集》[C];1999.

作者简介：

李聪，女，汉族，1995 年 3 月生，陕西省宝鸡市金台区人，中医执业医师，现供职于陕西省宝鸡市妇幼保健院代家湾分院中医科。研究方向：华夏皇甫谧针灸学与乙针道。

魏莹，女，汉族，1995 年 1 月生，陕西省宝鸡市麟游县人，中医执业医师，现供职于陕西省宝鸡市渭滨区八鱼镇卫生院中医科。研究方向：华夏皇甫谧针灸学与乙针道。

赵欣怡，女，汉族，2005 年 3 月生，陕西省宝鸡市岐山县人，广西中医药大学赛恩斯新医药学院 2023 级中医学专业学生。研究方向：华夏皇甫谧针灸学与乙针道。

附 录

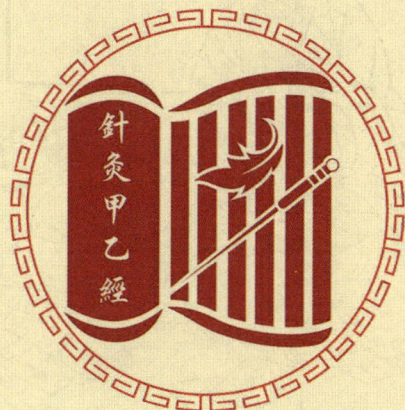

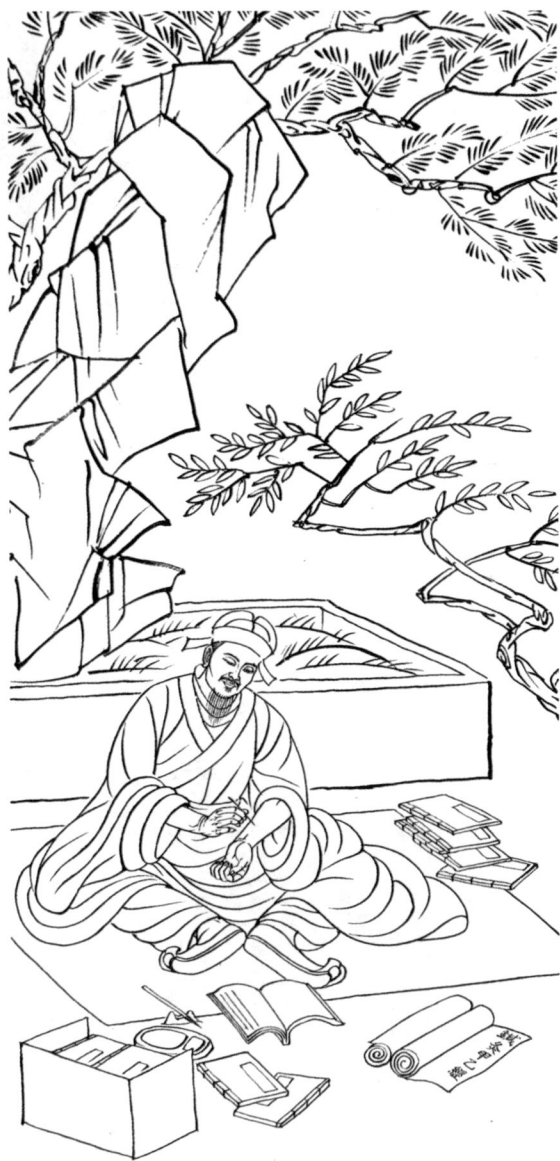

段兼善《皇甫谧试针图》

《甲乙针经临床治要》入选
皇甫谧针灸非遗论坛活动

  《甲乙针经临床治要》是皇甫谧针灸传承人李志锋通过亲身试针、临床研究撰集而成的十二卷中医针灸验方书籍，此书广征博采，把中国文化几千年发展长河中所积累的思想光芒、宝贵经验、绝学绝技尽可能辑录入书，重新认识，使这些思想文化通过针灸的形式服务人体健康，从而成为皇甫谧《针灸甲乙经》及历代针灸医学典籍具体运用的一部分，如八卦针法、太乙神针、鬼门十三针、子午流注针法、针灸祝由术、烧山火针法、透天凉针法等，其中不乏国内已经失传而在海外找到的针灸验方。该书收录近千种疑难杂症的皇甫谧针灸治疗方法，思想、方法、案例、体会、图示相辅相成，让研习者既能知其然，又知其所以然。其中书中的《皇甫谧脉诀》《皇甫谧十二针法》《刺时论》《刺法论》《灸法论》《病源论》《气血论》《方剂论》《医道论》《医心论》《释患论》《逝终论》等篇目是此书精华的集中体现。

  2019 年 6 月，《甲乙针经临床治要》载入湖南科学技术出版社出版的《中国国家地理·风物中国志·平凉》一书（《皇甫谧，要把金针度与人》）。

  2023 年 5 月，《甲乙针经临床治要》入选中国针灸学会，甘肃省科协，平凉市委、市政府主办，灵台县人民政府承办的"弘扬皇甫谧针灸文化·推动大健康产业发展"论坛非遗展示活动。

李志锋《甲乙针经临床治要》载入《风物中国志·平凉》

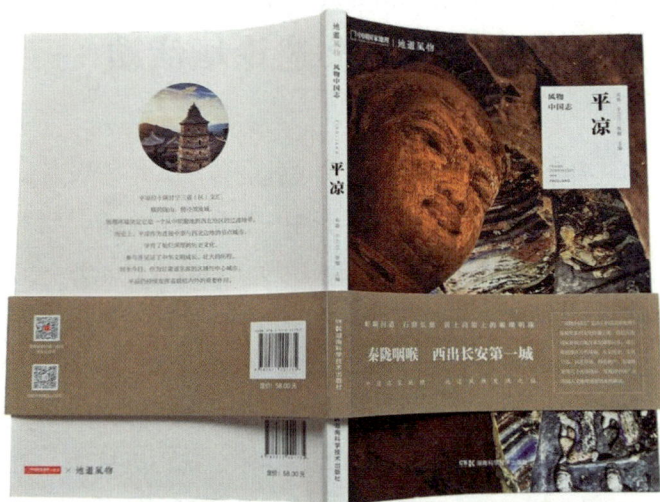

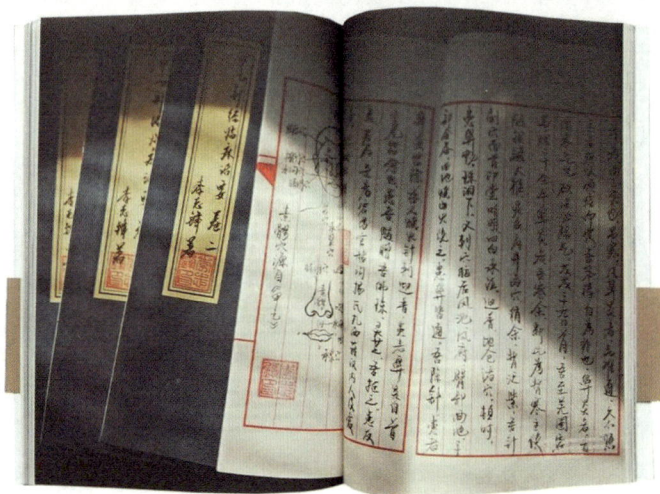

李志锋《甲乙针经临床治要》入选皇甫谧针灸大健康论坛

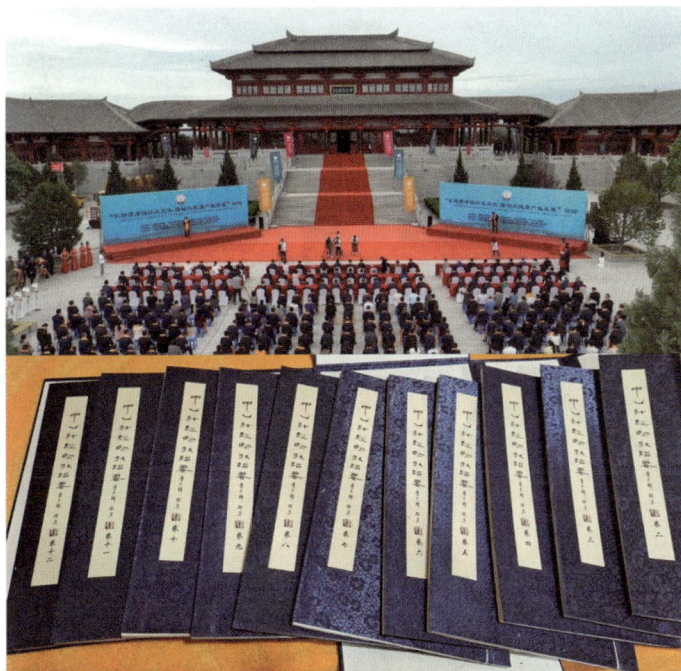

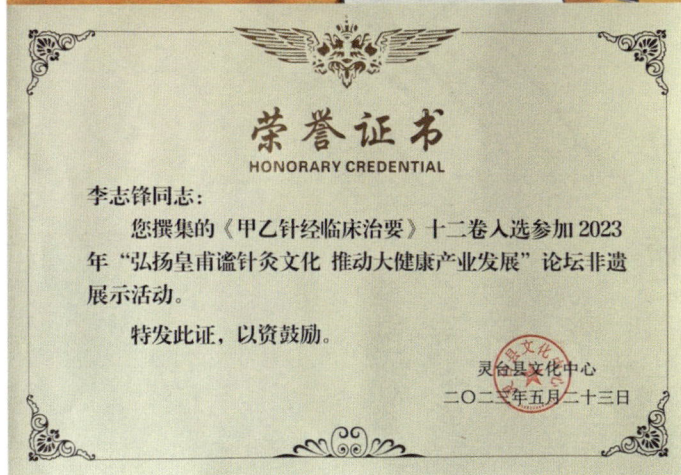

荣誉证书
HONORARY CREDENTIAL

李志锋同志：

　　您撰集的《甲乙针经临床治要》十二卷入选参加2023年"弘扬皇甫谧针灸文化 推动大健康产业发展"论坛非遗展示活动。

　　特发此证，以资鼓励。

灵台县文化中心

二〇二三年五月二十三日

李志锋撰集《甲乙针经临床治要》 李海文 绘画

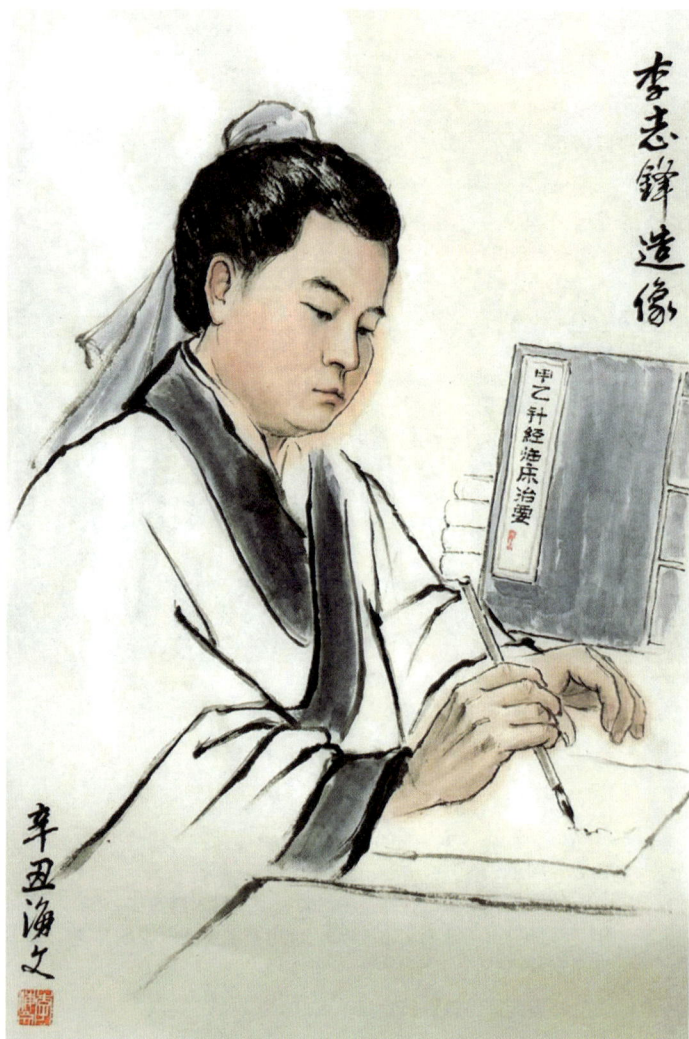

《针灸甲乙经》珍本捐赠仪式在
灵台县博物馆举行

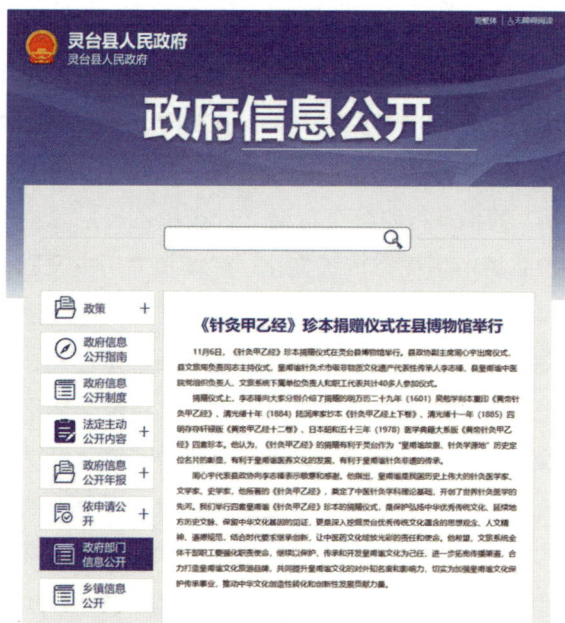

2024 年 11 月 6 日，《针灸甲乙经》珍本捐赠仪式在灵台县博物馆举行。县政协副主席周心宇出席仪式，县文旅局负责同志主持仪式，甘肃非遗皇甫谧针灸传承人李志锋、县皇甫谧中医院党组织负责人、文旅系统下属单位负责人和职工代表共计 40 多人参加仪式。

捐赠仪式上，李志锋向大家分别介绍了捐赠的明万历二十九年（1601）吴勉学刻本《黄帝针灸甲乙经》、清光绪十年（1884）陆润庠家钞本《针灸甲乙经》、清光绪十一年（1885）四明存存轩锓版《黄帝甲乙经十二卷》、日本昭和五十三年（1978）医学典籍大系版《黄帝针灸甲乙经》四套珍本。他认为，《针灸甲乙经》捐赠给灵台县博物馆有利于灵台作为"皇甫谧故里、针灸学源地"历史定位名片的彰显，有利于皇甫谧医养文化的发展，有利于皇甫谧针灸非遗的传承。

周心宇代表县政协向李志锋表示敬意和感谢。他指出，皇甫谧是我国历史上伟大的针灸医学家、文学家、史学家，他所著的《针灸甲乙经》，奠定了中医针灸学科理论基础，开创了世界针灸医学的先河。我们举行四套皇甫谧《针灸甲乙经》珍本的捐赠仪式，是保护弘扬中华优秀传统文化、延续地方历史文脉、保留中华文化基因的见证，更是深入挖掘灵台优秀传统文化蕴含的思想观念、人文精神、道德规范，结合时代要求继承创新，让中医药文化绽放光彩的责任和使命。他希望，文旅系统全体干部职工要强化职责使命，继续以保护、传承和开发皇甫谧文化为己任，进一步拓宽传播渠道，合力打造皇甫谧文化旅游品牌，共同提升皇甫谧文化的对外知名度和影响力，切实为加强皇甫谧文化保护传承事业，推动中华文化创造性转化和创新性发展贡献力量。

文献来源：

[1]《针灸甲乙经》珍本捐赠仪式在县博物馆举行.[DB/OL].灵台县人民政府网.2024-11-08.

[2]皇甫谧针灸传承人李志锋向灵台县博物馆捐赠《针灸甲乙经》珍本[N].周口日报,2024-11-11.

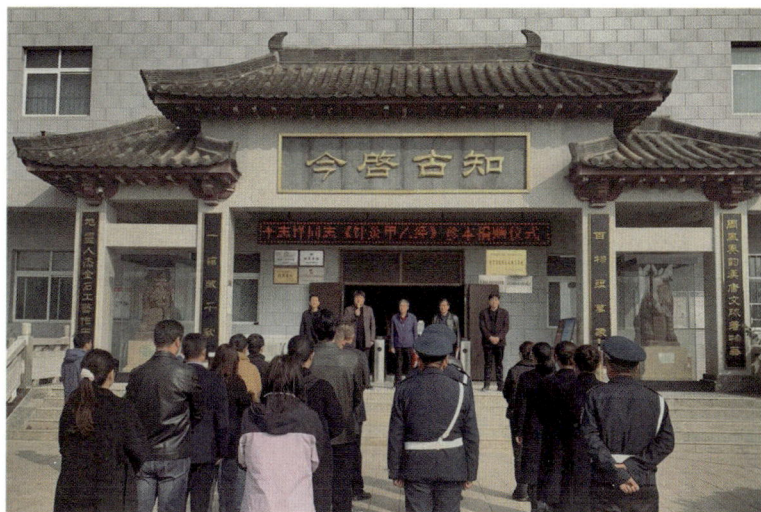

收藏证书

THE COLLECTION CERTIFICATE

李志锋同志：

　　承捐赠明万历二十九年（1601年）吴勉学刻本、清光绪十年（1884年）陆润庠手抄本、清光绪十一年（1885年）四明存存轩锓版、日本昭和五十三年（1978年）东洋医学大系版本共4套《针灸甲乙经》（作者：皇甫谧）已被我馆永久收藏。深荷厚意，特发此证，以资谢旌！

　　此致

馆长（签名）：姜从华

LB2024004

灵台县博物馆
2024年11月6日

中國針象鼻祖

皇甫谧

壬午春三年沈鹏

《皇甫谧针灸》获北京国际
网络电影展年度荣誉影片奖

12 月 28 日,"光年杯"第十四届北京国际网络电影展荣誉盛典在中央新闻电影纪录制片厂(集团)举行。

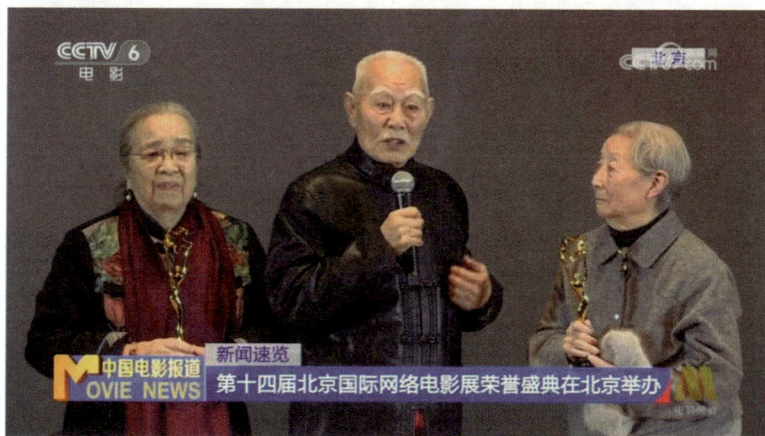

(中国电影报道)第十四届北京国际网络电影展荣誉盛典在北京举办

国家一级导演胡玫、国家一级导演沈东、电影发行人讲武生、中央戏剧学院教授高雄杰、国家一级演员颜丹晨、国家一级导演颢然、著名编剧袁媛作为光年杯第十四届北京国际网络电影展终审评审现场亮相。著名表演艺术家李明启、师伟、张勇手、巩汉林、梁丹妮等共同出席见证揭晓第十四届北京国际网络电影展"光年杯"荣誉。

中国夏衍电影学会会长江平,中国广播艺术团优秀青年演员龚洁主持现场。

甘肃非遗皇甫谧针灸省级代表性传承人郝定国指导，李志锋导演的甘肃非遗纪录片《皇甫谧针灸》荣获第十四届北京国际网络电影展年度荣誉影片奖。

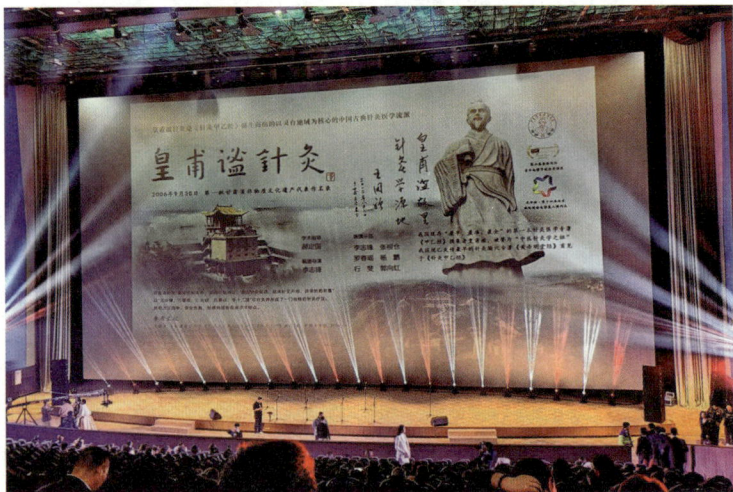

第十四届北京国际网络电影展年度荣誉影片《皇甫谧针灸》

2024 年 8 月 20 日，李志锋导演《皇甫谧针灸》荣获第六届香港国际青年电影节短片单元优秀导演奖。

纪录片《皇甫谧针灸》根据李志锋发表的学术论文《皇甫谧针灸非遗与张鳌坡针灸小镇融合研究》改编而成。影片围绕皇甫谧针灸理论的源起与发展，讲述了皇甫谧针灸源自魏晋时期皇甫谧集黄帝三书（《素问》《灵枢》《黄帝明堂经》）拓展集成的我国现存最早针灸学专著《黄帝三部针灸甲乙经》，是传承我国最早腧穴专著《黄帝明堂经》的中国古典针灸医学流派。细腻描绘了皇甫谧针灸"五步骤、三要领、三治则、四要点、手十二法"等学术特点。

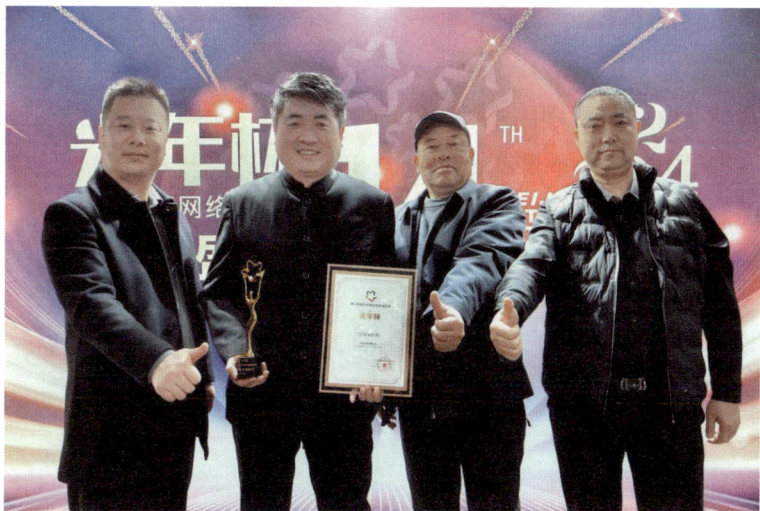

第十四届北京国际网络电影展《皇甫谧针灸》剧组代表
（左起）刘海欧，李志锋，张根仓，卢亚强

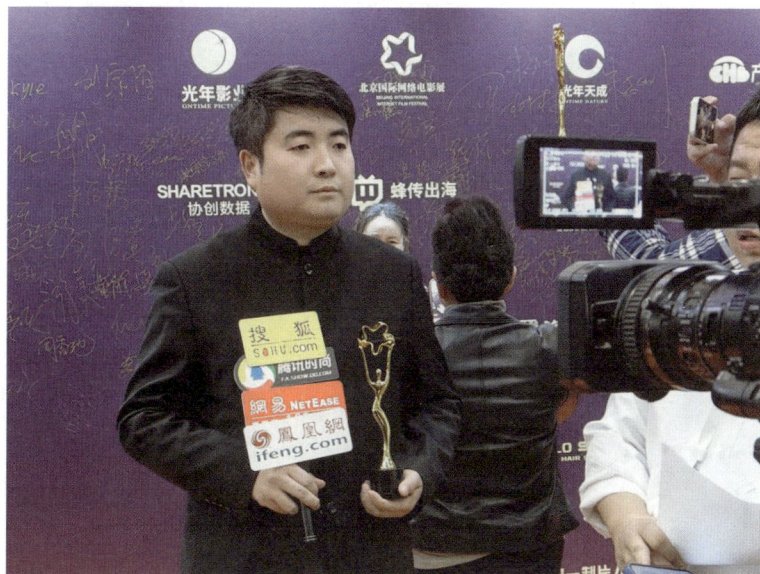

纪录片《皇甫谧针灸》导演李志锋接受媒体采访

纪录片《皇甫谧针灸》导演、甘肃非遗皇甫谧针灸传承人李志锋在采访中说：皇甫谧针灸是在《针灸甲乙经》学术思想基础上发展形成的中国古典针灸医学流派，是根植于灵台地区、由历代医家私淑皇甫谧传承弘扬《针灸甲乙经》精髓的重要体现，是中医领域具有重要历史渊源和鲜明地域特色的针灸流派之一，是"陇派中医"首批非遗传统医药项目的文化瑰宝和人类非遗"中医针灸"不可或缺的组成部分。看见中国，看见针灸，"皇甫谧故里·针灸学源地"灵台欢迎世界各地的朋友们前来康养研学，观光旅游！共同感受皇甫谧针灸文化的神奇魅力。

文献来源：

[1][中国电影报道]新闻速览　第十四届北京国际网络电影展荣誉盛典在北京举办[EP/OL].央视网.2024－12－30.

[2]李晓明.李志锋导演《皇甫谧针灸》获北京国际网络电影展年度荣誉影片奖[N].平凉日报.2024－12－31.

[3]胡哲敏.李志锋导演《皇甫谧针灸》获北京国际网络电影展年度荣誉影片奖[N].信息日报.2025－01－04.

[4]任芯仪.李志锋凭借《皇甫谧针灸》香港国际青年电影节获优秀导演奖[N].北京青年报.2024－09－23.

岐黄年经

李志锋　撰

昊昊伏羲 離離 神農 陰陽懵懵天地重重

澤趾成紀結卦瑤琴省在黃帝问道崆峒

大智廣成上慧養生陰陽五行運轉輪迴

天降聖尊高人居蓬岐黃眾行對卷北地

陰符內外本部三經玄隱遺密鳳鳴封神

秦嶺渭水湯湯濟濟物集非像澄此內觀

天有五氣地有五賊陰陽之道至妙星嶠

性命之道一靈心繫明化浮塵神明韻握

鏡心瞭存長生不滅有病有人竊權玄機

塵色性空混元歸一迷我心智無病无人

心印烙色阴阳碰撞魂魄颠倒执念囤上
旦夕有声上玄有霾馨入明窍色侵方寸
极乐性散净土神廉心生圣德惠众及仙
天人合一百变基缘惊雷烈火水化鱼鳖
大道甲乙莫不蠢然佐任众生智慧康健
壮我华夏气度非凡感通灵境紫气青鸾
凡兴无私法空不二阴阳相盛昭昭明玄

录李志钧岐言本经原文

后记：针道·针意·针法

全世界人都有一个"灵台"符号（灵台穴），《皇甫谧针灸》终于出版。作为一名针灸学徒，我心中虽有千言万语想要倾诉，但也深知学术探索之路永无止境。回顾近二十年的研究历程，我始终聚焦于皇甫谧针灸临床实效研究，而本书正是这一探索的阶段性总结。

皇甫谧针灸是在《针灸甲乙经》学术思想基础上发展形成的中国古典针灸医学流派，是根植于灵台地区、由历代医家私淑皇甫谧传承弘扬《针灸甲乙经》精髓的重要体现。中国中医科学院首席研究员黄龙祥教授在《中国古典针灸学大纲》中明确指出，"刺道"与"押手"构成了古典针灸学的核心特质。而"刺道"与"押手"在皇甫谧针灸"五步骤"中充分体现了其作为古典针灸医学流派的特点。不过，若想深入了解皇甫谧针灸，我们首先需要厘清《甲乙经》的形成要素。

一、皇甫谧撰集《针灸甲乙经》思潮源流

（一）魏晋士人的生存重构

皇甫谧作"曹人之梦"身患风痹之症，正始十年（249）高平陵之变后，司马氏屠戮曹爽三族，致"天下名士减半"（《三国志·魏书·王凌传》注引《汉晋春秋》）。时年三十四岁的皇甫谧亲历政局之剧变。作《释劝论》《让征聘表》遂七拒征辟，将经世抱负转向医学，开创士人"身隐而道不隐"之存身范式（《晋书·皇

甫谧传》载其居贫，躬自稼穑，带经而农，遂博综典籍百家之言。沉静寡欲，始有高尚之志，以著述为务，自号玄晏先生）。

（二）疫疠激发的医道革新

汉魏时期，长达近50年的瘟疫横行（217－267）致"白骨露于野，千里无鸡鸣"之惨（曹操《蒿里行》），同时，战乱与地球第二寒冷季并行，促医林完成三重嬗变：自仲景"勤求古训"至皇甫谧厘定348腧穴（见《甲乙经·卷三》）；整合《内经》《明堂》理论，构建"经脉、腧穴、刺法、禁忌"之完整体系；《甲乙经》奠定针灸理论基础，其学术影响后世渐及民间。医道由此脱方技之窠臼，立"上疗君亲，下救贫贱"（张仲景《伤寒论序》）之济世宏旨。

（三）学术方法与理论创新

1. 文献编纂的系统化重构

皇甫谧承袭《皇览》"随类相从"的编纂原则，对《素问》《灵枢》《明堂》三经进行系统性整合。通过"删重复、论精要"的方式（如合并《素问》《灵枢》雷同针灸内容）与重构腧穴四位一体的诊疗范式。现存敦煌残卷P3481与《医心方》卷二所载《明堂经》内容，均需参照《甲乙经》方能准确释读，足证其文献保存价值。

2. 临床经验的学理转化

据《晋书·皇甫谧传》载，皇甫谧在高平陵之变后罹患风痹仍坚持著述。文献虽未明确记载刺环跳穴疗法其自疗风痹经历推动针灸理论创新。但《甲乙经·卷十》详载环跳穴"主腰胁痛不得转侧"的深刺技法，与《灵枢·周痹》理论形成互证，并补充了皇甫谧《让征聘表》中"躯半不仁"的身疾论述，为

— 297 —

后世针灸学在神经学观察下，形成"症候辨识、文献互参、技法改良"的实证路径。

3. 时空诊疗体系建构

皇甫谧融合郑玄注经考据法与《淮南子·时则训》四时学说，构建三才诊疗体系：年循四时（春取荥穴）、月法盈亏（望前补法）、日察旦暮（平旦诊脉）。其中《甲乙经·卷二》考订"手太阴肺经起于中焦"的经脉学说影响深远。

4. 医学传承与学科建制

《甲乙经》完整保存早期医籍特征，如《素问·离合真邪论》"淖渗"异文，更使《黄帝明堂经》借其辑录传世。日本《医心方》引《明堂》与《甲乙经》内容吻合。其将《素问》"形气相干"说转化为"邪客皮毛、传舍经络、内连五脏"的辨治程序，推动针灸学从经验技术向系统学科转型。"经脉辨穴"原则直接影响宋代太医局设立针灸专科，《宋史·选举志》载针科必修《甲乙》《铜人》二经。

二、皇甫谧针灸学术源流

皇甫谧针灸肇始于曹魏甘露年间皇甫谧所著《针灸甲乙经》。该典籍通过系统整合《素问》《灵枢》《黄帝明堂经》三部经典，构建起完整的针灸理论体系。在甘肃灵台地区（皇甫谧故里），后世医家秉承皇甫谧学术精髓，通过"倡导针刺本神、重视经脉辨证、突出针灸禁忌、讲求针艾并用、发挥针药并重"的创新实践，逐步形成这一具有鲜明地域特色的非物质文化遗产。作为皇甫谧针灸非遗传承人，我师承郝定国先生（甘肃省第一批省级非遗皇甫谧针灸代表性传承人），在其提炼的"五步骤"（厘穴、开穴、守穴、解穴、闭穴）与"三要领"（针刺浅、取穴少、留针时间短）基础上，结合陈淑珍《甲乙经》脉学治则研究、郑魁山针刺手法启示及个人临床实践总结的皇甫谧针灸"手十二法"，系统归纳出皇甫谧针灸学术体系四大维度：（一）三治则：常见病态脉象调治、阴阳盛衰脉象调节、经脉虚实辨证；（二）四要点：精神集中辨证、全神贯注进针、心手合一候气、虚实分明补泻；（三）手十二法：切、悬、走、刮、飞、捣、颤、留、抽、点、挑、烧；（四）诊疗规范：五步骤与三要领的临床应用。上述内容统称为皇甫谧针灸"五步骤、三要领、三治则、四要点、手十二法"。

　　源于皇甫谧《针灸甲乙经》理论体系的针灸学术呈现出三大核心特征：（一）以"血气"理论为基础构建"平人（《黄帝内经》）、病人"动态调节系统；（二）依托"分肉之间"（《灵枢·官针》）与"骨空"（《素问·骨空论》）等解剖结构实施气机调控；（三）将"治神"理念（《针灸甲乙经·卷五》）贯穿刺灸全过程。这些特征与黄龙祥教授提出的古典针灸"刺道"理论（《中国针灸学术史大纲》）及"押手"技法（《实验针灸表面解剖学》）形成学理呼应。前者通过血气盛衰确立诊疗基准，后者借手法规范实现精准调治，二者共同构成"形神共调"的皇甫谧针灸学术特质。

三、"刺道"理论与《甲乙经》的体系化构建

1. 血气调控的学术原点

　　《甲乙经》以"血气"为核心，系统整合《灵枢》《素问》《明堂》的针灸理论，提出"刺输不离脉，刺穴不离道"的操作准则。其将脏腑气血阴阳列为第一卷基础理论，确立"血气盛衰"作为针灸调控靶点，并通过"脉输气穴"实现动态调节，

这与黄龙祥所强调的"刺道"之"守机"理念高度契合。卷五"针道"篇详述的九针使用规范及补泻原则，更成为"刺道"操作的技术蓝本。

2. 虚空结构的诊疗应用

《甲乙经》对"分肉之间""骨空"等虚空结构的系统阐释，与古典针灸"行气舍神"的特点深度呼应。其卷二梳理的十二经脉与奇经八脉循行路径，特别强调"脉度"与"经筋"的交互关系。书中提出经筋虽不属经络系统，但通过筋结处的虚空结构（如肉肓、分腠）实现气机调节，此与"刺道"中"分刺法""燔针劫刺"的临床应用形成直接对应。

四、"押手"功能与《甲乙经》的操作规范

1. 候气与调气的技术规范

《甲乙经》卷五明确提出"用针之理，必知形气之所在"的操作要求，建立押手感知"脉动之处"的候气标准。其记载的"揣穴""弹努"等手法，通过触诊分肉间隙激发经气，与《难经》《针灸大成》中押手的"候气"功能一致。书中对四肢远端腧穴的精确定位要求，如手太阴经"少商""太渊"的取法，充分体现"虚空中行气"的操作智慧。

2. 治神与操作的统一性

皇甫谧首次将"治神"纳入针灸操作体系，要求术者"审示病人接受治疗前后的神态反应"。在治疗"癫狂""惊痫"等病症时，强调押手需配合刺手调控针感方向，如"按之在前，使气在后"的操作要领，既实现"气至病所"的疗效，也奠定后世"飞经走气"（《金针赋》：青龙摆尾、白虎摇头、苍龟探穴、赤凤迎源）手法的理论基础。

五、《甲乙经》的系统化贡献及其现代启示

1. 学术框架的奠基性

通过"事类相从"的编纂方法，《甲乙经》将针灸理论系统划分为基础理论（脏腑、血气、经络）与临床应用（疾病分类、刺灸法）两大体系。卷七至卷十二首创的"以病统穴"诊疗范式，为"刺道"理论的临床转化提供结构化支撑。

2. 腧穴体系的规范化

《甲乙经》厘定的 348 个腧穴，采用"分区划线"定位法：头部按督脉、足太阳经等分线排列，四肢依经脉循行划分。这种兼顾经络理论与解剖直观的定位体系，成为后世《千金要方》《针灸大成》押手触诊的重要依据。

3. 理论与实践的循环验证

《甲乙经》中建立的"诊与疗双重检验规则"，通过脉诊判断血气状态，再以针刺疗效反证理论。如对"痹症"的治疗，既遵循"血气不通"病机理论，又通过"分刺法"验证经筋气机调节的有效性，形成"理法方穴"的完整闭环。这种"极于一"的思维特质，以血气为原点，通过刺道与押手协同实现"虚空中行气"的动态平衡。不仅为现代针灸提供理论基石，更启示未来研究应关注筋膜间隙、体液循环等"虚空结构"与实体器官的交互关系，以突破现代医学过度依赖解剖定位的局限。

《甲乙经》通过系统化整理与理论创新，使"刺道""押手"从经验技术升华为科学范式。其"事类相从"的学术框架与"血气为本"的核心理念，至今仍是针灸学科传承与创新的核心基因。虽然《皇甫谧针灸》初步构建了流派研究框架，但真正要参透针灸三层境界的奥义，仍需在《甲乙经》建构的学术基

因中持续探索。毕竟，那些在书桌上与《针意》《针灸古典聚珍》（全套 42 册）相伴的日夜早已昭示：针灸之道的真谛，永远在经典与实践的对话中生长。在这些字字珠玑的书页中，千年针灸智慧如同薪火般代代相传：从《黄帝内经》中"天人相应"的哲学框架，到《针灸甲乙经》初步创立针灸理论体系，再到《铜人腧穴针灸图经》将理论具体应用于实践，最后到《针灸大成》对前人成果的总结归纳，针灸学术早已超越了单纯的技术层面，升华为一种融合天地人三才观念的生命认知体系。正是这种认知，促使我将本书后记命名为"针道·针意·针法"。

一、针道之源：典籍奠基与理论建构

（一）《内经》：针道的哲学根基

《黄帝内经》作为针灸理论的源头，将针刺纳入"人与天地相参"的宏观宇宙观。书中提出"法天则地，合以天光"，明确了针道源于对自然规律的效法。《灵枢·九针十二原》指出，"微针"不仅是治疗工具，更是沟通天地之气与人体气血的桥梁，旨在通经脉、调血气。其构建的经络、腧穴、气血、阴阳理论体系，以及"虚则补之，实则泻之"等治则，为针道奠定了坚实的哲学与临床基础。

书中对九针的详细论述，体现了"因病制宜"的理念。从用于浅表泻热的镵针，到治疗关节病症的大针，不同形制的针具对应不同病症，至今仍是针灸器具创新的灵感源泉。同时，《内经》强调针刺需顺应天时、结合体质，将针道提升到顺应自然节律的生命科学高度。

（二）《甲乙经》：针道的体系化整合

魏晋皇甫谧所著《针灸甲乙经》，首次系统整合《素问》

《灵枢》《黄帝明堂经》及汉魏医家的针灸理论，被誉为"针灸学的第一部百科全书"。全书 12 卷，详细阐述脏腑经络、腧穴定位、刺灸禁忌等内容，尤其在腧穴研究上成果斐然。书中厘定 348 个腧穴，并对每个穴位的位置、主治、刺灸方法进行精准描述，纠正了汉代文献中腧穴位置的混乱，推动针道从理论走向临床实践。

皇甫谧《针灸甲乙经》《论寒食散方》倡导针药结合，反对偏废。其对刺法的论述，如"刺荣无伤卫，刺卫无伤荣"，强调针刺层次与气血平衡，为后世针法的精细化发展奠定基础。《甲乙经》的出现，标志着针道成为具有完整理论、规范和操作体系的独立学科。

（三）《铜人图经》：针道的标准化与可视化

北宋王惟一奉旨编纂《铜人腧穴针灸图经》，并铸造针灸铜人模型，开启了针道标准化、可视化的新时代。该书以经络为纲，详细标注各经腧穴的定位、主治和刺灸法，结合解剖学知识，使腧穴定位更具科学性。

针灸铜人的创制是医学教育史上的创举。铜人"外刻经络腧穴，内有脏腑模型"，习医者可通过实际操作验证腧穴位置，有效解决了腧穴定位的难题。王惟一的贡献在于将抽象的针道转化为直观、可验证的实体系统，推动针灸从经验医学向规范医学发展。

二、针意之辨：从得气到境界的心灵体悟

（一）《内经》"得气"论：针意的初始维度

"针意"的核心在于"得气"。《灵枢·九针十二原》提出

"刺之要，气至而有效"，"得气"既指患者出现酸麻胀重等感觉，也指医者对针下气机的敏锐感知。医者通过针体的沉紧、虚滑，判断患者气血盛衰，实现医患之间的气机互动。

《素问·宝命全形论》将针意提升到天人相感的境界，强调"治神"的重要性。医者需以专注之心感知患者气血，以意导气，达到心神凝聚的状态，这是针意的核心所在。

（二）《针灸大成》：针法中的意韵流转

明代杨继洲所著《针灸大成》，将"针意"融入针法之中。书中收录徐凤的"三才针法"（"浅、中、深"三层针刺方法）"飞经走气四法"（青龙摆尾、白虎摇头、苍龟探穴、赤凤迎源）等，不仅是技术操作，更是医者意念与手法的有机结合。例如"青龙摆尾"法，通过调整针尖方向引导经气，需医者"心平手稳，法活机圆"，以意驭针，方能发挥最佳疗效。

杨继洲强调"手法"与"针意"的统一，认为"迎随"不仅是针刺方向的顺逆，更是对气血运行规律的深刻领悟。医者需以意感知气血虚实，实现"意到气到"的治疗境界。

（三）赵京生《针意》：现代视角下的针意阐释

赵京生教授在《针意》中，从现代科学视角对传统针意理论进行解构与升华。他提出"针意"包含三层内涵：医者的意念运用、针刺手法的治疗意图，以及针刺疗效的内在机制。通过对"得气""候气""调气"等概念的深入考辨，揭示针意是建立在传统气论与临床经验基础上的生命感知艺术。

赵京生指出，"针法是形，针意是神；针法是技，针意是道"。同样的针刺手法，因医者对"补泻之意"的理解和意念贯注不同，治疗效果也会有所差异。这种将传统哲学与现代认知科学相结合的研究，为针意理论注入了新的活力，使其在当代临床中仍具有重要指导意义。

三、针法之要：技术迭代与经验传承

（一）从九针到现代针具：针法的物质基础

针法的发展与针具的革新密切相关。从《内经》的九针到《针灸大成》以毫针配合温针为主流，再到现代的电针、穴位注射等技术，针具材质也从青铜、金银演变为不锈钢。尽管形式不断变化，但"以针调气"的核心始终未变。

（二）经典刺法的传承与创新

《甲乙经》规范的刺灸深度、留针时间，以及《铜人图经》对不同病情的精准处理，至今仍是临床重要准则。《针灸大成》的"十二字分次第手法"（爪切、指持、口温、进针、指循、爪摄、退针、指搓、指捻、指留、指摇、指拔）总结为"下手八法"（揣、爪、搓、弹、摇、扪、循、捻）（《针灸大成》卷四杨氏补泻）。将针刺过程细化，每个环节都融入医者的意念，体现"以意引气"的理念。我学习《甲乙经》临床实践总结的皇甫谧针灸手十二法（切法、悬腕、走针、刮针、飞针、捣针、颤针、留针、抽针、点刺、挑刺、烧针），更是对针灸经典刺法的传承与创新。

当代针灸界的石学敏"醒脑开窍"针法、贺普仁"贺氏三通法"等创新成果，虽融入现代医学理念，但仍遵循"虚则补之、实则泻之"的经典治则。黄龙祥研究员指出，现代针法的创新都能在古典文献中找到源头，强调传承与创新的紧密联系。

（三）《针灸古典聚珍》：针法研究的文献基石

黄龙祥的《针灸古典聚珍》是针灸文献研究的重要著作。

该书精选 67 种针灸典籍，按专题分类，辑录历代医家对针法的论述，并加以校注和按语，清晰呈现针法理论的演变脉络。书中对"针法"与"针意"关系的梳理尤为深刻，通过对古代文献的解析，揭示出针刺手法中蕴含的身心同治智慧，为针法研究提供了坚实的学术基础。

四、针道·针意·针法的统一：从典籍到临床的境界升华

（一）"针道成真"：典籍传承的终极指向

"针道成真"并非单纯指技术的熟练，而是医者通过研习典籍、临床实践，领悟针灸调和阴阳、扶正祛邪、天人合一的本质。历代典籍强调针道的整体性与动态性，如《铜人图经》根据经络辨证治疗头痛，体现"辨证求经，循经取穴"的核心思想。

黄龙祥认为，针灸之道始于技术，终于道艺。医者需从典籍中汲取"法天则地"的思维方式，将自然环境、患者体质等因素纳入诊疗，实现超越技术、顺应自然的境界。

（二）"针意空明"：临床实践的心灵境界

"针意空明"是医者在针刺过程中达到的"虚静"状态。轻针慢捻，慢针细捻，针意自然。《内经》强调医者需"静意视义，观适之变""必一其神，令志在针"，排除杂念，专注感知。临床中，医者以"空明"之心感知患者气血，根据虚实调整针刺手法，实现"以意随气"。这种境界既依赖典籍理论指导，也需要医者长期修炼，达到"心手相应"。

（三）三者合一：针灸传承的现代启示

在针灸国际化的背景下，"针道·针意·针法"的统一具有

重要意义。一方面，需以文献研究为根基，传承传统精髓；另一方面，借助现代阐释，实现传统与现代的融合。例如在疼痛治疗中，结合传统经验与现代解剖学知识；在手法操作中，通过"针意"调控神经反应同时，针灸教育应回归"道技并修"，注重培养医者的哲学思维和心灵感知能力。只有具备"虚静、专一、慈悯"之心，才能真正领悟针道的深层内涵，推动针灸学在当代的传承与发展。

结语：千年针道的当代叩问

合上古籍，针灸铜人在灯光下泛着温润的光泽。从《内经》《甲乙》中蕴含的天人之道到现代的理论阐释，针灸学凝聚着历代医家的智慧结晶。针道本是一门叩问生命哲思与灵魂价值的艺术。"针道成真针意空"，这既是对生命规律的持续探索，也是临床实践中的觉知与领悟。

在技术至上的时代，针灸"亦道亦技"的双重属性更显其独特魅力。它始终围绕激发人体自愈力这一核心命题，而当代学者通过典籍研究、临床验证与创新实践，不断回应这一命题。愿后世学者以典籍为指引，以临床为根基，在针道中感悟天地，在针意中体悟本心，在针法中达至自在，让千年针灸之道在当代焕发出新的生机与活力。

李志铎

2025 年 5 月于西府凤翔